胎教优生全知道

Taijiao Yousheng Quanzhidao

岳然/编著

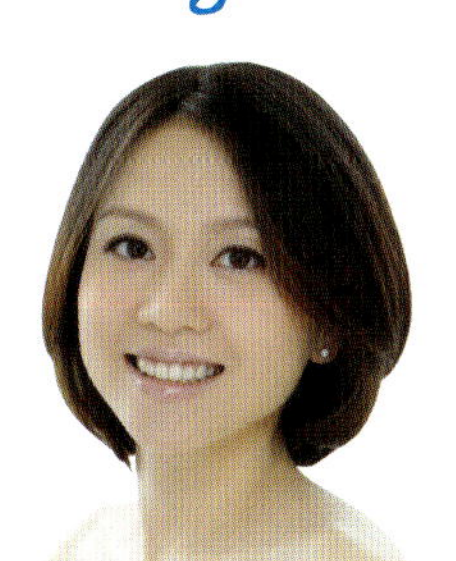

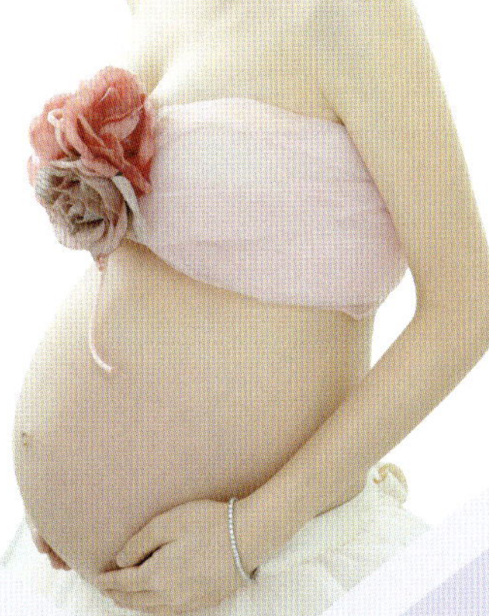

中国人口出版社
China Population Publishing House
全国百佳出版单位

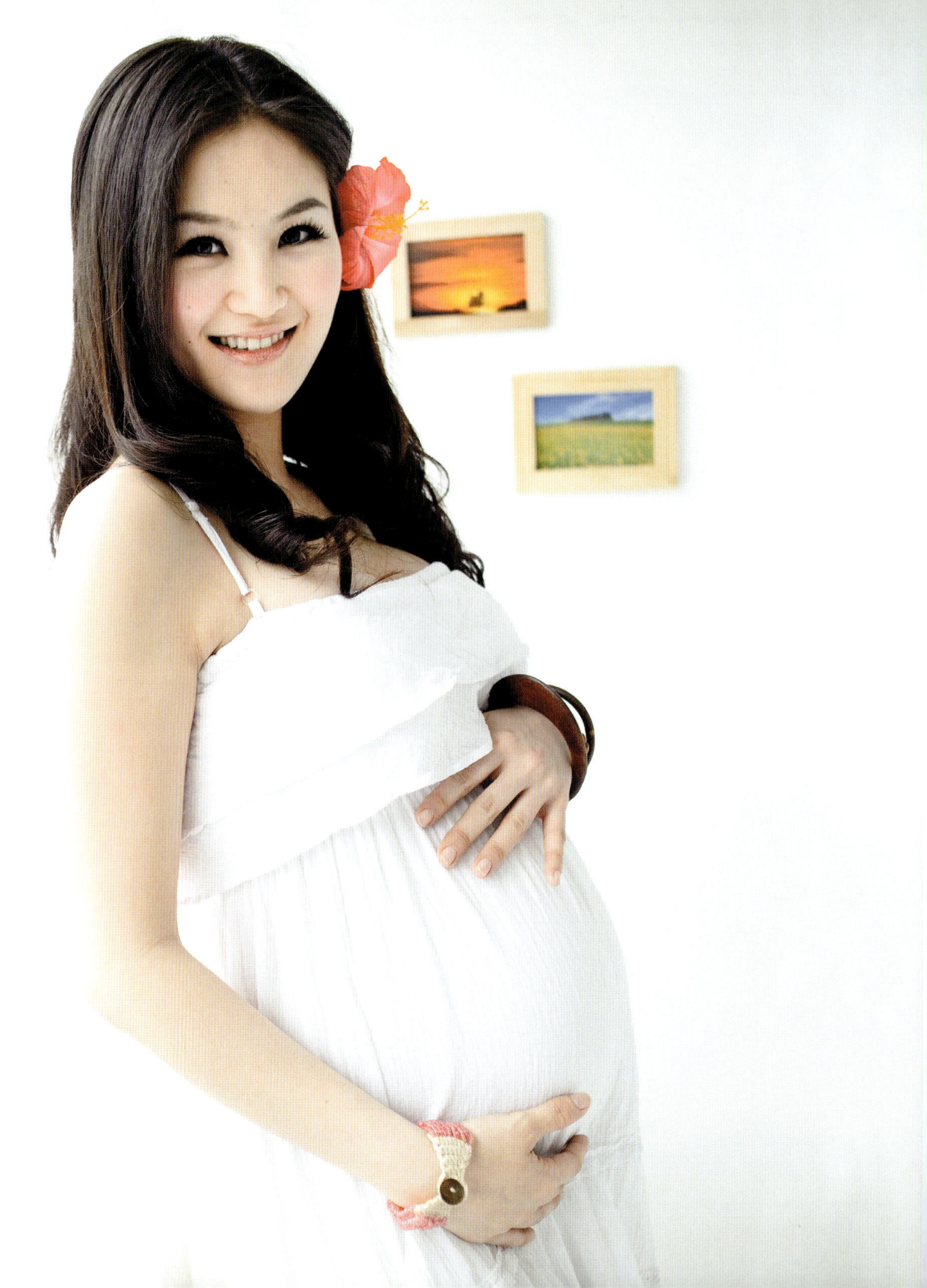

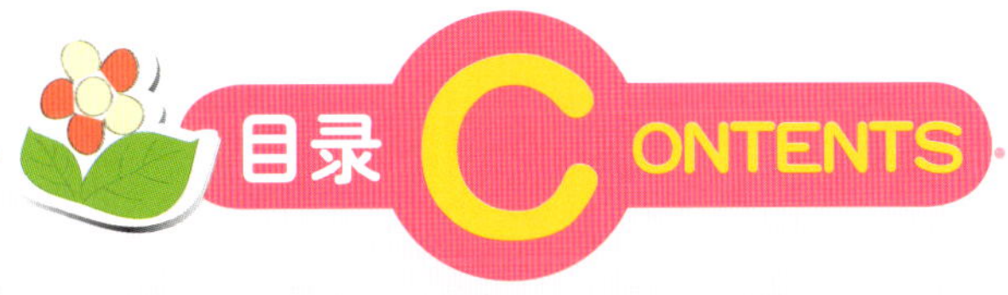

目录 CONTENTS

Part 1 孕1月，你就这样悄悄地来了

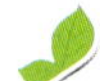

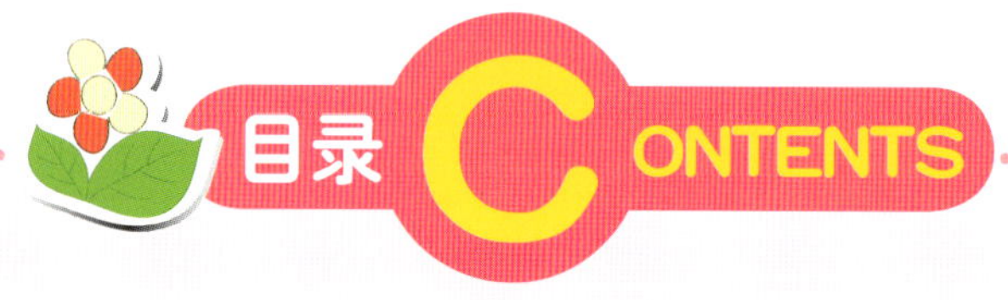

Part2 孕2月，让你成为最快乐的小胚芽

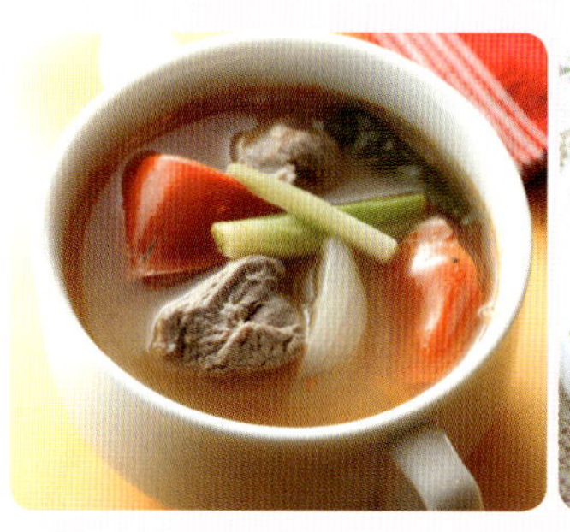
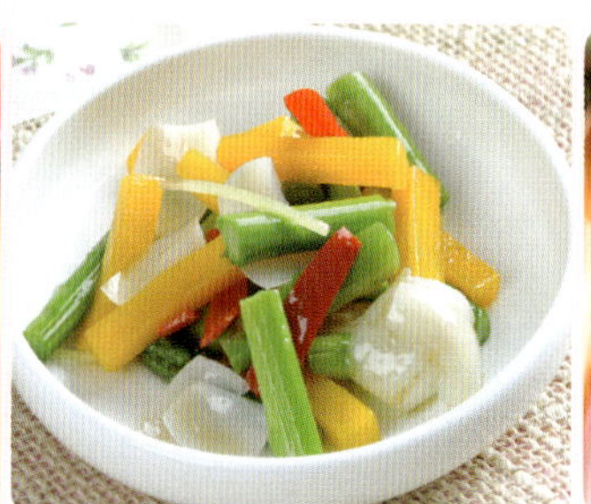
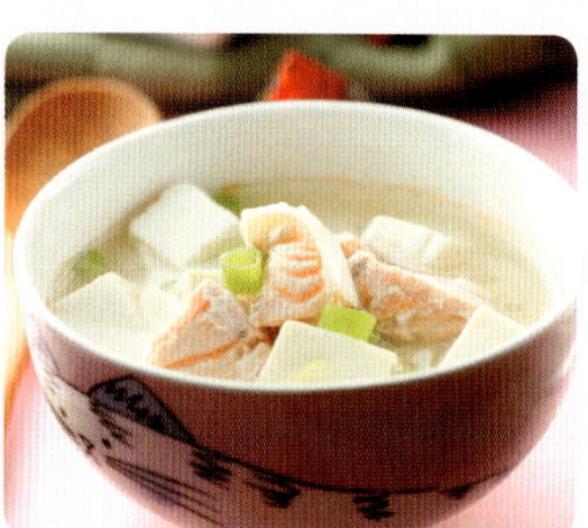

Part 3 孕3月，亲爱的孩子，你在这里还好吗

第9周 / 044

第10周 / 049

第11周 / 052

第12周 / 057

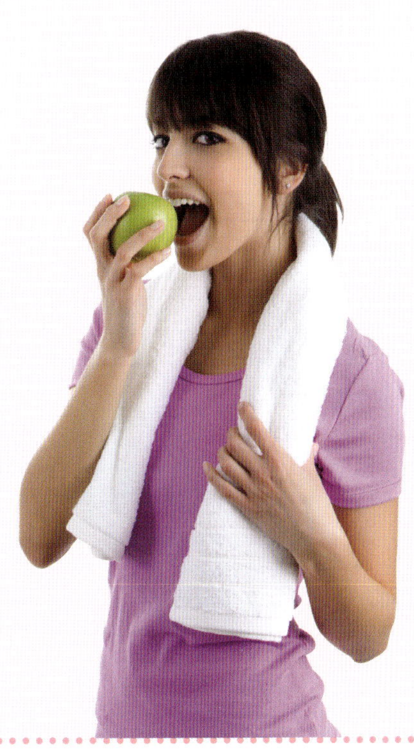

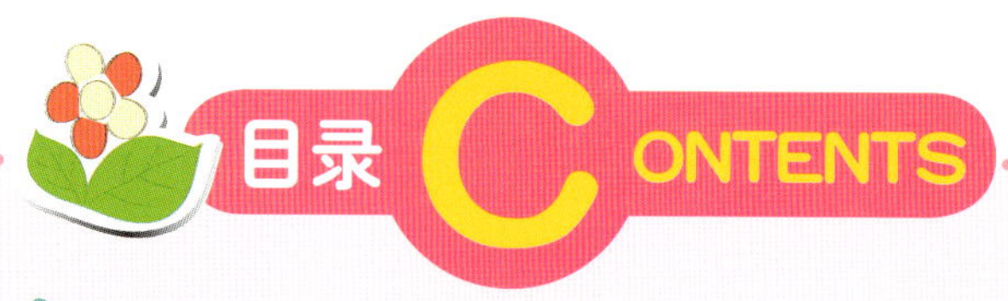

Part4 孕4月，你是我的小帅哥还是小公主呢

Part5 孕5月，我的世界因你而越发精彩

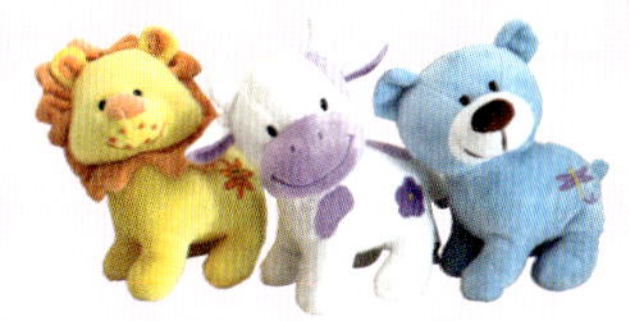

Part6 孕6月，我知道，你认真听着我说每句话

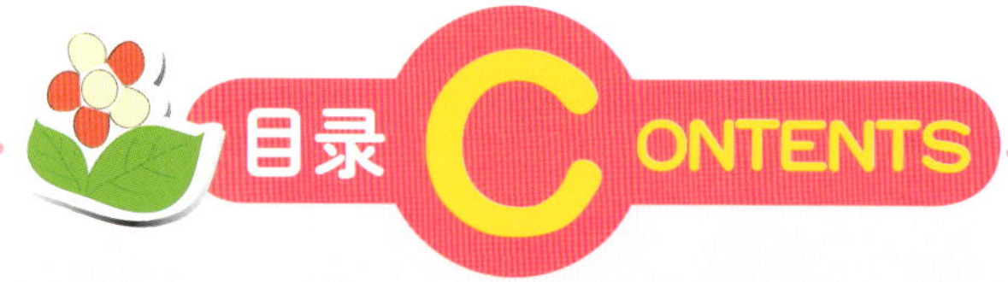

第24周／127

Part 7 孕7月，孩子，看到妈妈的肚皮了吗

第25周／132

第26周／139

第27周／147

第28周／153

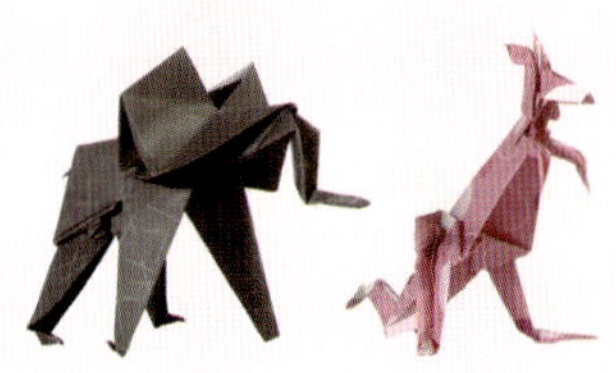

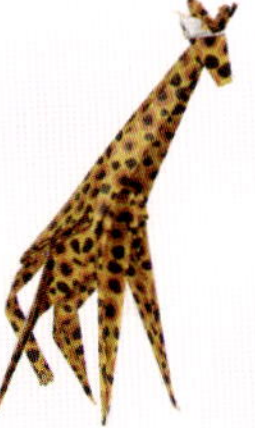

Part 8 孕8月，我要给你最舒服的轻抚

第29周/160

第30周/166

第31周/172

第32周/177

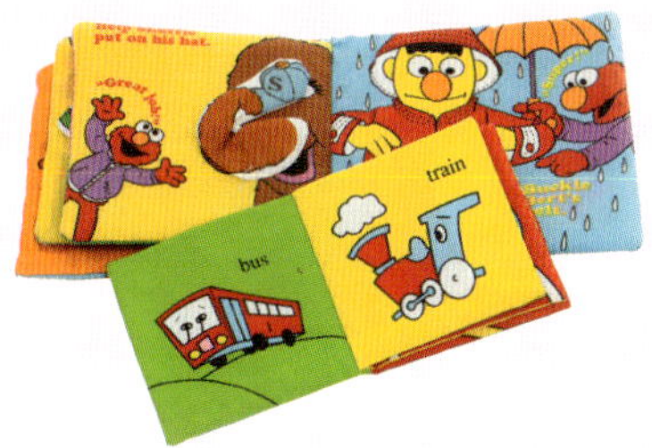

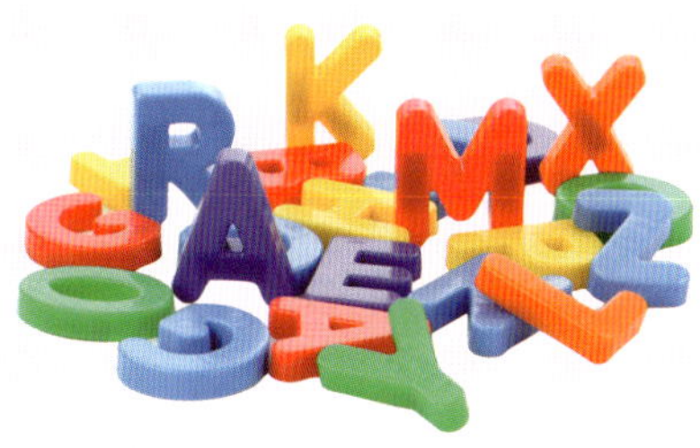

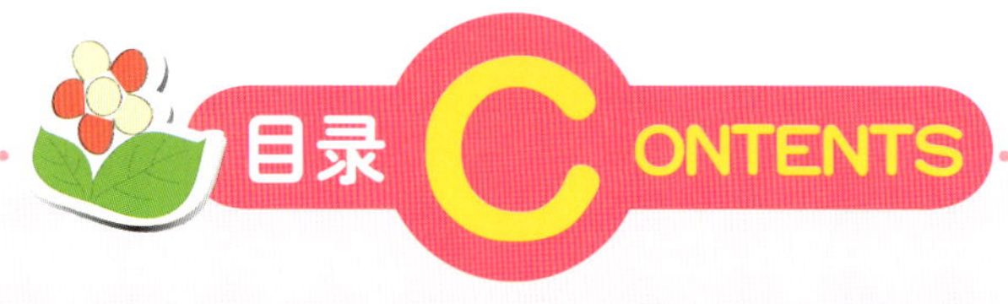

Part 9 孕9月，哦，我漂亮可爱的小天使

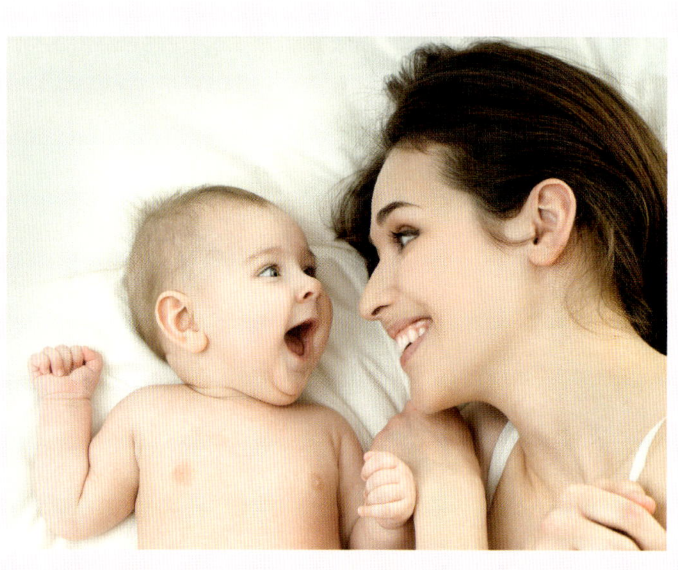

Part 10 孕10月，宝贝，我终于等到你的到来

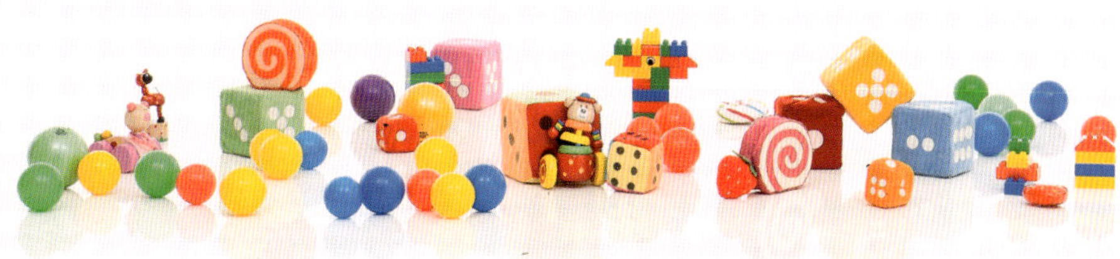

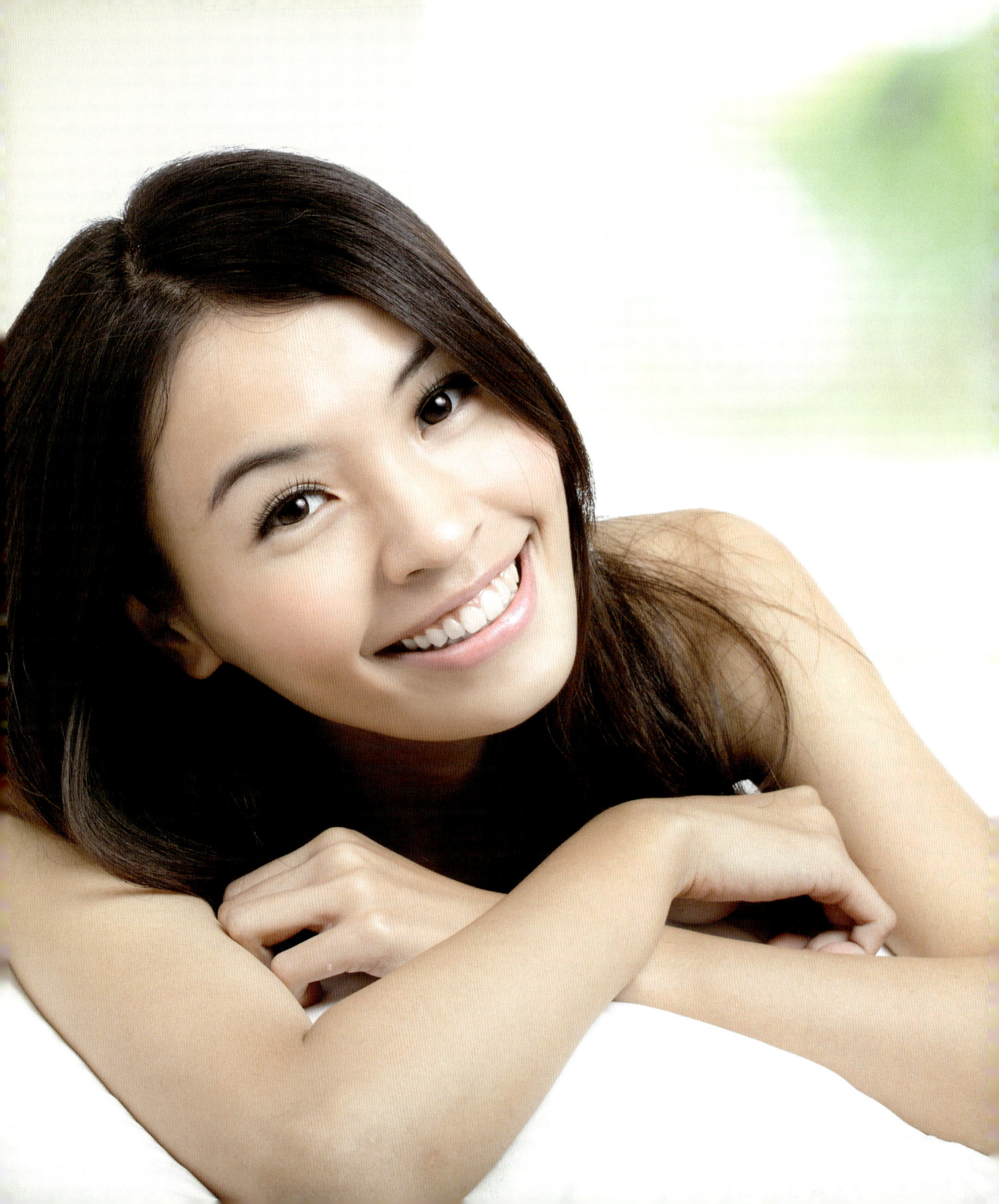

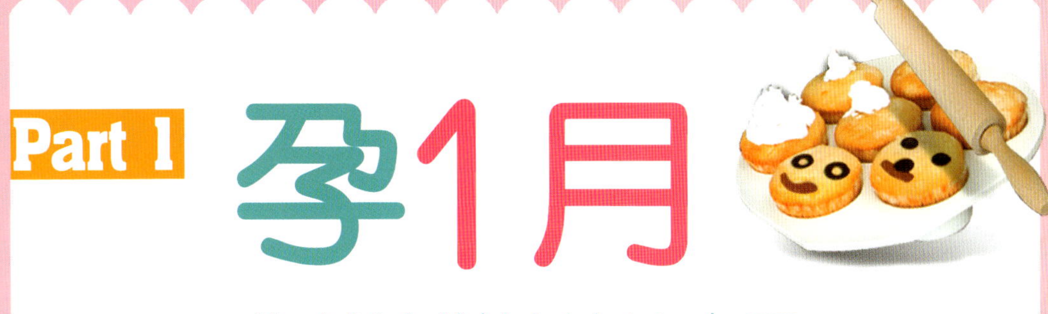

Part 1

孕1月

你就这样悄悄地来了

第1周

孕妈妈和宝宝的身体变化

如果你和丈夫做出了要一个健康宝贝的决定，那就选择你们身体健康的时期开始吧!这一周也许你会经历生命中最大的变化，从现在开始你将进入一个全新的时期，你将成为一个孩子的妈妈。祝你好运!

你可以自己测算排卵周期，即月经周期。主要方法是基础体温法，即每天早晨醒来后身体不做任何运动，用体温表测出体温。坚持做一个月后，就可以制成一个曲线的基础体温表。一般排卵期的体温会升高0.3℃~0.5℃，根据基础体温表，在排卵期你就可以做好迎接新生命的准备了。

许多孕妈妈都是在不知不觉中怀孕的，在孕早期由于不知道身体的变化，经常性地做剧烈运动，在生病时还吃一些违禁药品，给腹中的胎儿造成一些伤害。因此，我们主张有计划地怀孕，在准备怀孕期间，你可以和丈夫寻找一些轻松浪漫的话题，使自己的心情放松，在一个良好的状态里孕育新生命。还应注意要远离烟酒，因为烟酒会造成精子或卵子的畸形，使得孕妈妈一开始在体内获得的就是异常受精卵。夫妻二人还要保持健康的心态，不要在剧烈运动或十分劳累的状态下受孕，也不要接近有毒物品，如农药、麻醉剂、铅、汞、镉等，以及照射X光等放射性物质。

一个健康活泼的新生命需要你们的精心培育，从现在做起吧!

别把怀孕症状当感冒

怀孕初期，孕妈妈常常没有任何原因地出现类似感冒的症状：

- 周身发热，浑身倦怠乏力；
- 周身发冷，睡意绵绵，清晨起来有些睡不醒的感觉；
- 觉得头晕、恶心。

一般，我们习惯于到药店自行买药先对付着，然后再考虑到医院进行诊治，可是很多孕妈妈在治疗感冒的时候查出自己已经怀孕了，所以，计划怀孕的孕妈妈这个时候千万不要马虎大意，误把怀孕当感冒来治。

孕早期出现的这些症状过几天就会自动消失，不必吃药，更不能当作感冒来治，早期胚胎比较脆弱，烟、酒、药物、疾病等都可能影响胎宝宝的发育。

当出现这样的症状时，孕妈妈可以先买一个试纸自己测一下，阴性表示暂时没有怀孕，不必担心，阳性和弱阳性一般情况下就是表示怀上了，这时候孕妈妈要多注意身体。

从什么时候开始补充叶酸

叶酸在人体内的总量仅5~6毫克，但几乎参与所有的生化代谢过程，对细胞的分裂生长及核酸、氨基酸、蛋白质的合成起着重要的作用，是胎宝宝生长发育不可缺少的营养素。孕妈妈对叶酸的需求量比正常人高4倍，叶酸缺乏可导致胎宝宝畸形、胎宝宝神经管发育缺陷，增加无脑儿、脊柱裂、早期自然流产、新生儿体重过轻、早产以及婴儿腭裂(兔唇)等的发生率。

目前一般建议孕妈妈在备孕的前3个月就开始摄取叶酸，从孕前开始每天服用400微克的叶酸，可降低70%的新生儿神经管缺陷发生概率。不过如果你孕前没有补充叶酸也不用过分担忧，从现在开始补充叶酸仍然可以起到降低胎宝宝发育异常的危险。

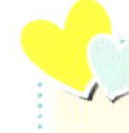

贴心小贴士

如果没有叶酸缺乏症，孕妈妈每天叶酸的服用剂量不能超过0.4毫克，在缺乏维生素B_{12}的情况下，大剂量的叶酸会掩盖恶性贫血症。

食补能替代叶酸补充剂吗

由于叶酸是一种水溶性的B族维生素，遇光、遇热不稳定，容易失去活性，所以，虽然含叶酸的食物很多，但人体真正能从食物中获得的叶酸并不多。如蔬菜贮藏2~3天后叶酸损失50%~70%；煲汤等烹饪方法会使食物中的叶酸损失50%~95%；盐水浸泡过的蔬菜，叶酸的成分也会损失很大。

所以，要想从食物中摄入叶酸，就必须在食物的储存、烹饪上多加注意。在用食物补充叶酸的同时，准爸妈还可以根据需要适当补充叶酸制剂。

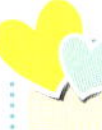

贴心小贴士

孕妈妈不要认为人体对食物中天然叶酸的吸收没有对叶酸补充剂的吸收好，就不重视自己的饮食。健康的饮食虽然很难让你获得足量的叶酸，但其中包含的其他天然物质却有助于促进营养的吸收。

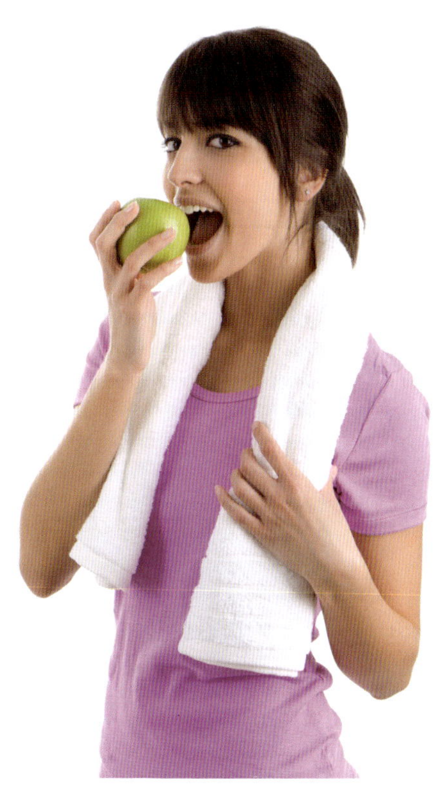

心情舒畅才能打造良好内环境

孕妈妈心情舒畅时，体内可分泌一些有益的激素和酶类，有利于胎宝宝的正常生长发育；而孕妈妈情绪不良时，如激动或焦虑时，胎宝宝会产生与孕妈妈一样的情绪，扰乱其正常发育。

孕妈妈保持心情舒畅实际上是一种情绪胎教，是指通过对孕妈妈的情绪进行调节，使之忘掉烦恼和忧虑，创造清新的氛围及和谐的心境，从而促进胎宝宝的发育。要做好情绪胎教，最重要的就是孕妈妈要始终保持美好的心境和愉快的情绪，当孕妈妈情绪不好的时候，可以采用以下方法来改善：

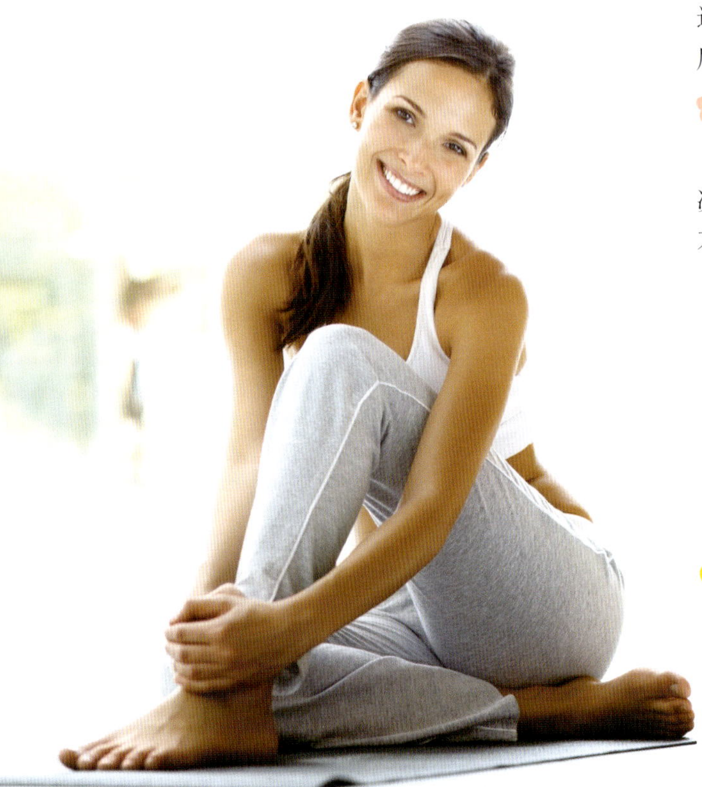

转移不良情绪

这是一种比较常用的方法，在情绪不好的时候，可以做一些自己喜欢做的事情，如听音乐、看画册等，从而使自己的情绪得到转移。

释放不良情绪

找朋友诉说，也可以写妊娠日记，必要的时候还可以大哭一场，这些都可以释放心中的压力、委屈和不安。

自我告诫

当有坏情绪时，告诫自己“不要生气，生气解决不了问题，肚子里的宝宝正在看着你呢，他也会不高兴的”！

贴心小贴士

记孕期日记也是调节、释放不良情绪的好方法。把自己的身体变化、怀孕期的心路历程、胎宝宝的成长变化等都记录下来，作为珍贵的记忆收藏。

语言胎教怎么做效果最好

用文明礼貌、富有哲理或艺术感的语言，有目的地对胎宝宝讲话，给胎宝宝输入最初的语言印记，能促进其出生以后的语言及智力方面的良好发育，为后天的学习打下基础，这种胎教被称为语言胎教。

对胎宝宝进行语言胎教也要讲究技巧，掌握了方法可以让语言胎教事半功倍：

1 声音要清晰，速度要缓慢，大小要合适，感情要发自内心。

传递给胎宝宝的声音通过羊水后往往有些模糊不清，因此在对胎宝宝说话时，声音要适当大一些，吐字要清晰一些，停顿要长一些，语速要慢一些，感情应发自内心，不应是一时应付的心理。

2 要坚持，不应三天打鱼，两天晒网。

对胎宝宝进行语言胎教，最重要的是持之以恒，哪怕每天只有10~15分钟也是好的，但要尽量坚持每天都至少进行1次。

3 不要有心理负担，情绪上要保持愉悦。

孕妈妈的情绪对胎宝宝有直接的影响，如果孕妈妈有抵触情绪，无形中就会成为一种压力，这种压力会传递给胎宝宝。

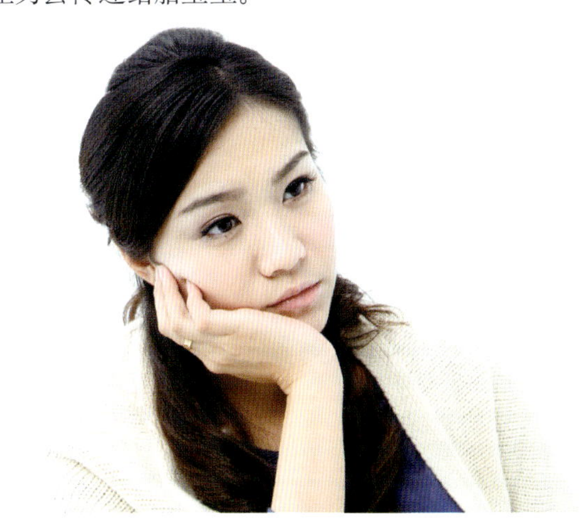

准爸爸胎教：从戒烟开始

吸烟危害健康已尽人皆知，有孕育打算或者是已经晋升为准爸爸的你就更要注意了。

戒烟重在决心与坚持。如果准爸爸有长期吸烟史，首先必须下定决心，给自己充分的动力，然后为自己寻找合适有效的戒烟方式。

准爸爸可以参考下面的建议

一定要自己下定决心：这一点是至关重要的。准爸爸烟瘾上来的时候，要多想想对胎宝宝可能造成的不良影响，多想一下以后宝宝可爱的模样，以此来告诫自己。

使用一些辅助的工具：如吃戒烟糖或戒烟药、往鼻子里喷戒烟药水、使用戒烟牙膏或戒烟贴等。借助外力来达到戒烟的成效，是由每个人烟瘾的程度来决定的，主要需要准爸爸的毅力来支撑。

主动避开有烟的环境：如果禁不住诱惑，吸了一支烟，那么以前的一切戒烟行为就都白费了，所以尽量避开烟雾缭绕的环境。

散步是适合整个孕期的运动胎教

散步对于孕妈妈来说是一项最好的运动，也是整个孕期最安全的活动方式。如果孕妈妈不经常运动，这是最容易开始的一种运动方式；如果有散步习惯，一定要继续保持。

散步能有效增强母胎健康

散步不仅能帮助孕妈妈呼吸到室外的新鲜空气，调节情绪，还能够提高神经系统和心、肺的功能，促进身体的新陈代谢。

散步可以帮助保持体重，而且节奏相对稳定的步行，可以使腿部、腹壁、胸部及心肌运动加强，血管容量增大，血液循环加快，对身体细胞的营养，特别是对心肌的营养有很好的促进作用。

长期坚持散步对促进腹内胎宝宝的发育大有好处，也为以后的正常分娩打下了良好的基础。

散步时间以半小时为宜

散步的时间，控制在30分钟即可，如果怀孕前很少运动，开始散步的时候先慢步走，然后逐渐增加至20~30分钟的快步走，也可以先快走几分钟，再慢走几分钟，交替进行。

早晨散步的话，最好是等到日出之后再出去，日出前空气中的有害物质较多；如果是晚上散步，可以选择20点以后，那个时候马路上的车辆相对较少。

最好一周运动3次以上，最重要的是坚持进行，偶尔运动一次难以受益。

散步宜去公园、林荫道

散步地点最好选择绿色植物较多、尘土较少、噪声较低的地方，这些地方空气清新、氧气含量高，比如空气清新的公园、林荫绿地、干净的水塘湖泊边等。

如果没有以上条件，可去车辆相对较少的街道散步，尽可能不要在污染较大的马路、大街上，人群嘈杂的商场和闹市中散步，这样的地方汽车尾气多，马达的轰鸣声、刺耳的高音喇叭声等都会对孕妈妈和胎宝宝的健康造成极为不利的影响。

孕期各阶段的散步建议

孕早期：这个时候不需要对平日散步的习惯做太多调整，只要确保穿着适合散步的鞋，以便给双脚必要的支撑即可。

孕中期：这个时期动作比较笨拙，散步时要注意姿势，以免拉伤背部，正确的姿势是抬起头，下巴水平，挺胸，不要驼背，眼睛向前看，摆动双臂，以保持平衡和加强锻炼效果。

孕晚期：这个阶段应尽可能坚持散步，但考虑到肚子已经很大，甚至站立时已经看不到自己的脚了，所以要避免远行，不要在任何不平坦的路段上散步，以免身体失去平衡。

贴心小贴士

室外很热很潮湿时，不管什么时段都应取消散步计划，过热对胎宝宝十分不利，散步时一定要带上一瓶水，防止体温升高引起脱水。

第2周

孕妈妈和宝宝的身体变化

你的月经周期已经进入第二周，一般排卵期是在月经周期的第13~20天，因此在这个周末时，你的排卵期就会开始，可以开始给自己安排一下受孕前后的生活、工作、饮食、娱乐活动等，尽量不让自己和丈夫过于匆忙。

制订一个比较详细的怀孕计划是很有用的，其中应包括工作安排、医疗保健、营养饮食以及家庭财务计划等，在此期间把身体和受孕时间调整到最佳时期。一般在卵子排出后15~18小时受精效果最好。

虽然现在你没有明确地知道自己是否怀孕，但怀孕计划是早就制订好的，因此现在要加强营养，多吃富含叶酸的食品，如樱桃、桃、李、杏等新鲜水果。

叶酸是人体三大造血原料之一，促进红细胞的生成，孕早期如果缺乏叶酸，会影响胎儿神经系统的正常发育，导致脊柱裂或无脑儿等神经管畸形。

怎样减少生活中的辐射

辐射可分为天然产生的辐射和人工产生的辐射。天然辐射有的来自太阳及其他星球，而我们的身体本身也会放射辐射线，天然辐射对健康是无害的；至于人工产生的辐射，孕妈妈可以通过以下方法来规避：

1 按照电器的应用手册的指导，保持安全操作距离等。如手机在使用时，应尽量使头部与手机天线的距离远一些，最好使用分离耳机和话筒接听电话；眼睛离电视荧光屏的距离，一般为荧光屏宽度的5倍左右；微波炉在开启之后要离开至少1米远。

2 各种家用电器、移动电话等都应尽量避免长时间操作。如电视、电脑等电器需要较长时间使用时，应注意至少每小时离开1次，采用眺望远方或闭上眼睛的方式，以减少眼睛的疲劳程度和所受辐射影响。

3 不要把家用电器摆放得过于集中，或经常一起使用，以免使自己暴露在超剂量辐射的危害之中。特别是电视、电脑、冰箱等电器更不宜集中摆放在卧室里。

选一张漂亮的宝宝像贴床头

多看漂亮宝宝像，将来宝宝也漂亮

你看漂亮宝宝的照片时，觉得赏心悦目，要是你长期看漂亮的宝宝像，胎宝宝就会长期受到陶冶，他将来也会更漂亮。

为宝宝找一张漂亮的“未来照片”

你可以在睡房或床头挂上大幅漂亮宝宝的图片，也可以将你喜欢的各种大小的宝宝像贴在床头。如果可以找到你和丈夫小时候的漂亮照片，也可以经常拿出来翻看，或是贴在床头，这样，你就可以将它们当作是宝宝未来的样子，每天当你醒来或是睡前，总可以与胎宝宝一起陶醉在这种美好的心情中。

贴心小贴士

怀孕后身体会出现不适，有的孕妈妈因此而产生怨恨心理，甚至经常产生不好的意念感受，这种不良意念会引起胎宝宝精神上的异常反应。

读一读赞美母亲的诗句

十月胎恩重，三生报答轻。

——《劝孝歌》

父兮生我，母兮鞠我，抚我，畜我，长我，育我，顾我，复我。

——《诗经》

慈母手中线，游子身上衣。临行密密缝，意恐迟迟归。谁言寸草心，报得三春晖。

——唐代诗人：孟郊

慈母的胳膊是由爱构成的，孩子睡在里面怎能不香甜？

——法国大作家：雨果

全世界的母亲是多么的相像！她们的心始终一样，每一个母亲都有一颗极为纯真的赤子之心。

——美国著名诗人：惠特曼

我的生命是从睁开眼睛，爱上我母亲的面孔开始的。

——英国小说家：乔治·艾略特

妈妈是我最伟大的老师，一个充满慈爱和富于无畏精神的老师。如果说爱如花般甜美，那么我的母亲就是那朵甜美的爱之花。

——美国著名盲人歌手：史蒂维·旺德

世界上的一切光荣和骄傲，都来自母亲。

——苏联著名作家：高尔基

世界上有一种最美丽的声音，那便是母亲的呼唤。

——意大利诗人：但丁

胎教故事：财富到底是什么

最大的财富

有个年轻人整天抱怨自己太穷，什么财富都没有。一天，一个老石匠从他家门口路过，又听到了他的抱怨，就对他说："你抱怨什么呀？其实，你有最大的财富！"年轻人惊讶地问："我有什么财富？"老石匠说："你有一双眼睛，你只要献出一只，就可以得到你想要的任何东西。"年轻人说什么也不献。老石匠又说："让我砍掉你的一双手吧，你可以得到许多黄金！"年轻人更是不能同意了。老石匠说："现在你明白了吧，人最大的财富是他的健康和精力，这是用多少钱都买不到的。"年轻人顿时明白了，其实健康才是最大的财富。

胎教音乐：古曲《渔樵问答》

《渔樵问答》是一首古琴曲，描述的是一个渔夫和一个樵夫聊天的情景，充满了自然的趣味。乐曲开始曲调悠然自得，表现出一种飘逸洒脱的格调，上下句的呼应造成渔樵对答的情趣。主题音调的变化发展，并不断加入新的音调，刻画出隐士豪放不羁、潇洒自得的情状，使人仿佛看到高山巍巍，听到樵夫咚咚的伐木声。

此曲有一定的隐逸色彩，能引起人们对渔樵生活的向往，但此曲的内中深意，应是"古今多少事，都付笑谈中"，及"千载得失是非，尽付渔樵一话而已"。兴亡得失这一千载厚重话题，被渔父、樵子的一席对话解构于无形，这才是乐曲的主旨所在。

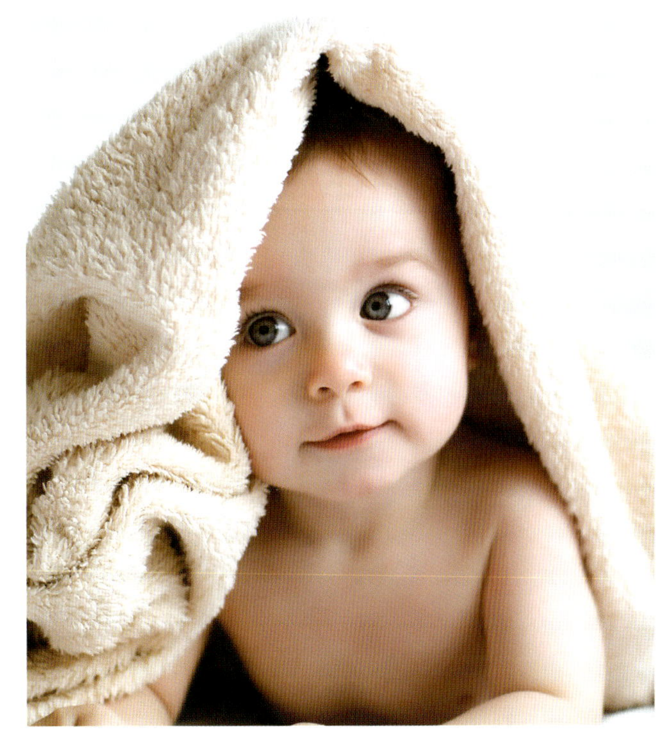

第3周

孕妈妈和宝宝的身体变化

孕妈妈变化

现在已经进入排卵期，你的基础体温有变化吗？

这周你可能就要受孕了，受孕期要保持心情舒畅，尽量不要与丈夫发生争执，大喜或大悲之后受孕都会影响受精卵的质量。

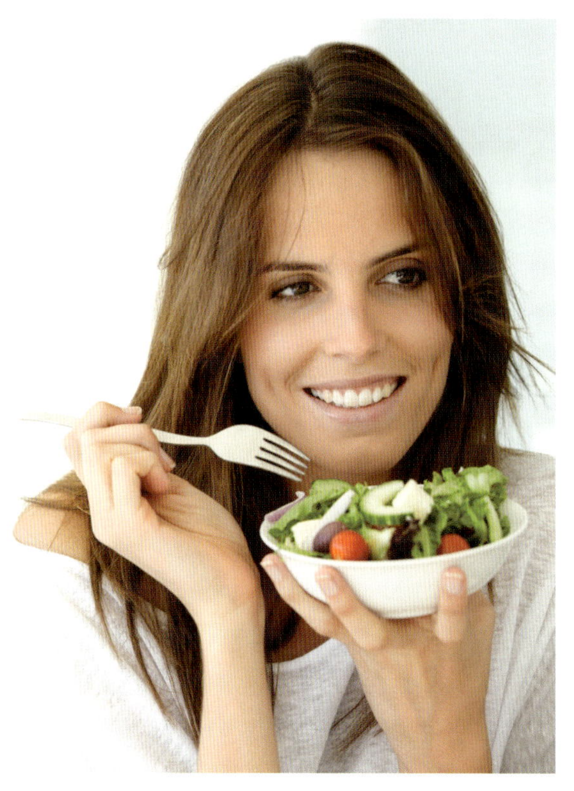

每个月经周期的第13~20天最易受孕，因为排卵时间是相对固定的。精卵结合后，新生命开始了。

在补充叶酸的同时，孕妈妈也应该注意加强多种微量元素的吸收，因为微量元素如铜、锌等会参与胎儿的中枢神经系统的发育。

胎宝宝变化

卵子是人体内最大的细胞，直径可达200微米，在输卵管中的寿命仅12~36小时。精子全长约600微米，分为头部、颈部和尾部，像蝌蚪一样靠尾部运动。精子在良好的宫颈黏液环境中能存活3~5天，但是受孕通常只能发生在性交后的24小时。这时精子和卵子已经结合在一起形成受精卵，受精卵长0.2毫米，重1.005微克。

受精卵经过3~4天的运动到达子宫腔，在这个过程中由一个细胞分裂成多个细胞，并成为一个总体积不变的实心细胞团，称为桑葚胚。

这个时期孕妈妈自身可能还没有什么感觉，但在你的身体内却在进行着一场变革，从现在开始，你的生命中就会增加一份责任，你和丈夫的二人世界也会告一段落，新生的宝宝将与母亲同欢乐，母爱的天性将会发挥得淋漓尽致。

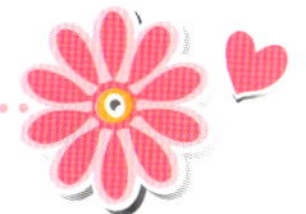

美食胎教：芦笋

芦笋主要分白芦笋与绿芦笋两种。白芦笋主要用于生产罐头，平时食用的主要是绿芦笋。在西方，芦笋被视为药食兼用的蔬菜，素有“菜中之王”的誉称。芦笋中含有丰富的叶酸，大约5根芦笋就含有100多微克，可以达到每日需求量的1/4。孕期的你多吃芦笋能起到补充叶酸的目的。孕早期容易疲劳的时候，吃芦笋也可以适当缓解，到孕中晚期发生妊娠水肿时，也可以把芦笋当成消肿美食。

美食推荐：火炒五色蔬

原料 芦笋、玉米笋、鲜香菇各50克，百合20克，彩椒1个（约50克），盐、植物油各适量。

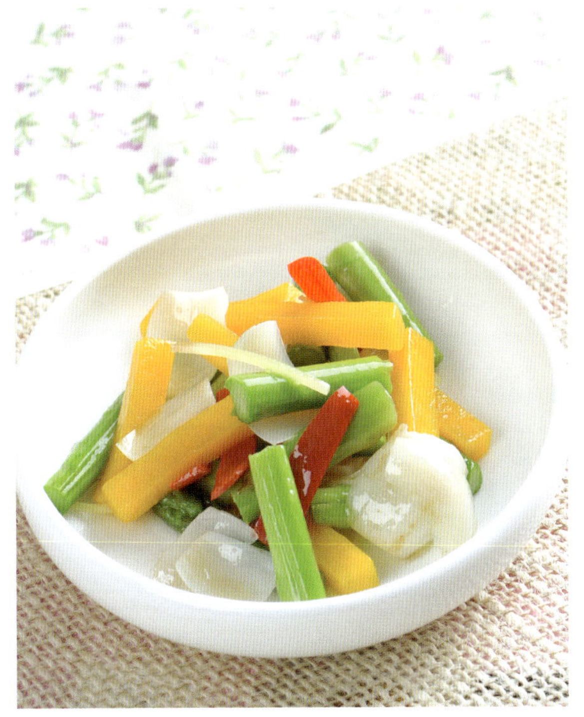

做法

①玉米笋、芦笋洗净切段；百合洗净剥瓣；彩椒、香菇洗净切条。

②将所有原料放入开水中氽烫2分钟，捞出沥水。

③起锅热油，放入所有原料大火炒5分钟，加适量盐炒匀即可。

更多美食选择：清炒芦笋、芦笋炒肉丝、鸡汤鲜炒芦笋。

小窍门

1 选购芦笋时，以嫩茎新鲜、质地细密、顶端紧凑、色泽纯正为标准，不必追求精细。

2 烹调芦笋时可鲜食、炒食、做汤等，尽可以根据自己的喜好来制作。

3 新鲜芦笋的鲜度很快就会降低，使组织变硬且失去大量营养素，应该趁鲜食用，不宜久藏。

4 烹煮芦笋时，最好用不锈钢锅且小火煮，可使芦笋保持柔软又不变色，保存更多的维生素B_1和维生素C。

贴心小贴士

经常食用芦笋对心血管病、血管硬化、肾炎、胆结石、肝功能障碍和肥胖均有功效，孕期血压偏高的妈妈，可以适当吃些芦笋来达到降压的效果。

家里养了宠物怎么办

猫狗等宠物中广泛存在着一种寄生虫——弓形虫，弓形虫是一种肉眼看不见的小原虫，这种原虫寄生到人和动物体内就会引起弓形虫病。孕妈妈如果在怀孕早期感染弓形虫病毒，传染给胚胎状态的胎宝宝，就可能会引起死胎、流产、死产或畸形儿等严重后果。

如果在孕前就一直饲养宠物，孕期也不想离开宠物的话，就要特别注意宠物的卫生问题。

1 在计划怀孕之前，一定要带上你的宠物去检查一下弓形虫病毒，防患于未然。

2 不要接触来路不明、卫生状况不明的小动物。

3 限制猫狗在一个房间活动，不要让它们上床和人一起睡，接触宠物后要洗手。在众多的宠物中，猫咪的粪便最易传播弓形虫病毒。

4 减少宠物在外游荡及与其他动物接触的机会，特别注意不要让宠物在外面吃不洁食物。孕妈妈自己动手替宠物清洁或喂饲时，最好先戴上手套，用完的手套也要第一时间彻底清洁或弃掉。当完成清洁或喂饲的工作后，切记马上洗手。

朗诵诗歌《我的信仰》

我相信　爱的本质一如
生命的单纯与温柔
我相信　所有的
光与影的反射和相投
我相信　满树的花朵
只源于冰雪中的一粒种子
我相信　三百首诗
反复述说着的　也就只是
年少时没能说出的
那一个字
我相信　上苍一切的安排
我也相信　如果你愿与我
一起去追溯
在那遥远而谦卑的源头之上
我们终于会互相明白

胎教点读

在你心里，信仰是什么？

也许，你还只是习惯做妈妈的女儿。小时候，妈妈是你的一个信仰，那么多年过去了，现在你也成了妈妈，或许，当你日夜期盼着宝宝的到来时，也会把他当作是你的信仰；又或许，你也正在成为胎宝宝的信仰。

这首诗表达了诗人席慕蓉对爱的理解。爱情是两个人互相努力、互相体会的一件事情，孕育一个新生命又何尝不是呢？大自然的万物都会为此而歌颂。读读诗人的美丽诗句吧，感受一下淡雅剔透、抒情灵动的文字中对生命的挚爱真情，孕妈妈的好情绪将为胎宝宝创造一个良好的成长环境。

充满乐趣的剪纸

剪纸是中国最古老的民间艺术，孕期剪纸不但充满了乐趣，而且还可以培养胎宝宝的专注力。

手工材料

方形纸（你手边的彩色广告纸、废报纸、彩色硬纸都是很好的材料），剪刀，铅笔，橡皮

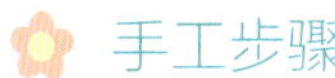

1 将一张方形纸对折，裁成两半，成长条形。

2 分别将长条形纸向前、向后连续翻折，对齐，成屏风样。

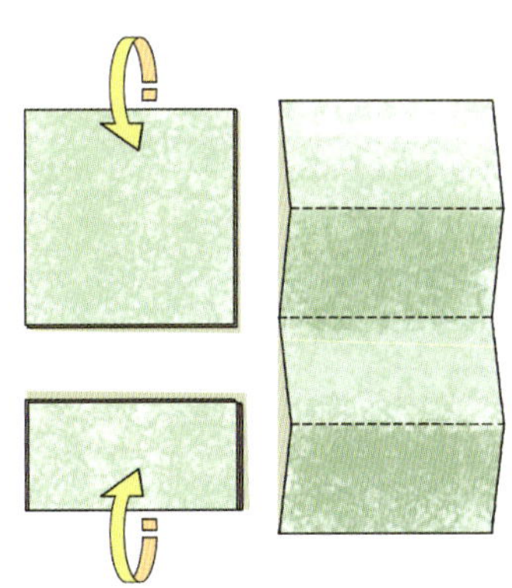

3 将折好的纸张压平，分别勾勒出男孩、女孩的轮廓，将不要的部分描黑。

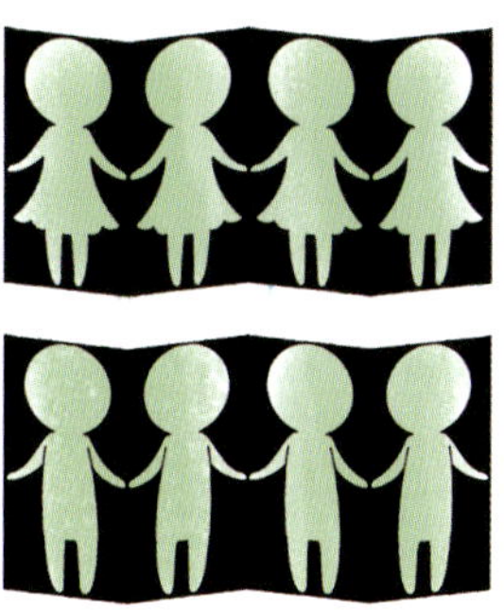

4 剪去描黑部分，注意不要将手部剪断，展开，一群手牵手的小男孩、小女孩就出现了。

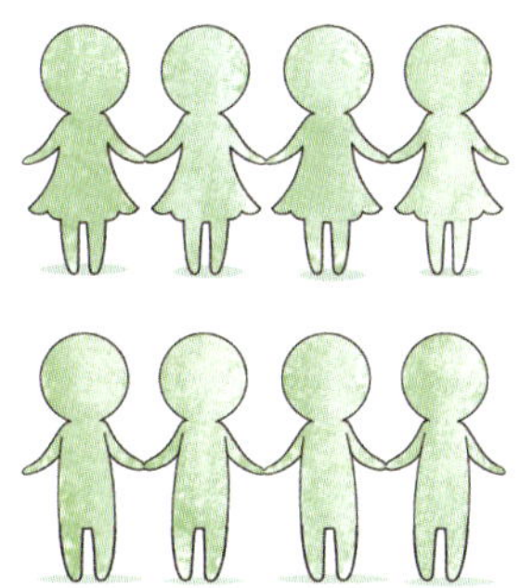

贴心小贴士

在剪纸的时候，准妈妈可以向胎宝宝描述你剪的是什么、长什么样，还可以向他描述你剪纸的过程，这样不但更富有趣味，而且同时也进行了语言胎教。

自制可爱的布艺口罩

对孕妈妈来说，口罩是非常实用的好东西，随时戴上口罩，出门就能防尘防菌防病毒。孕早期妊娠反应严重时，如果遇到无法躲避的难闻味道，口罩也能派上用场。

所以，闲暇时孕妈妈不妨动手做个可爱又个性的布艺口罩，它的做法也不复杂，而且手工过程是对胎宝宝的一种直接胎教，能培养胎宝宝认真观察、耐心细致的品质，还能进一步加深孕妈妈与胎宝宝的沟通，让孕妈妈激发对胎宝宝的爱意。

现在就跟随我们一起，做一个可爱的口罩吧。

需要准备的材料

1 大小规格约15厘米×15厘米的表布、里布、辅棉各2块。表布：孕妈妈可选自己喜欢的花色。

里布：由于与皮肤直接接触，最好是透气性好且容易清洗的纱布。

辅棉：夹在表布与里布之间，可用一面带有黏胶的，这样制作起来很方便。

2 松紧带2条，长度约30厘米，也可以选择其他喜欢的绳、花边等。

制作口罩的纸样

制作口罩难度不大，主要是板型的裁剪，使用前先确认所需要的尺寸，然后用硬纸板裁剪出来，布料可依照硬纸板来裁剪。

制作步骤

❶ 根据纸样裁剪表布、里布、辅棉各2片，辅棉不含缝合部分的尺寸。

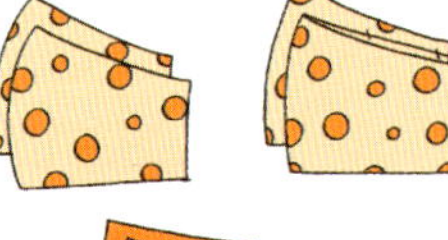

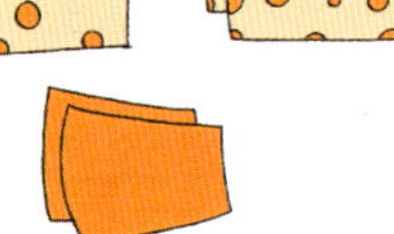

❷ 将辅棉熨烫或粘贴在表布的反面。

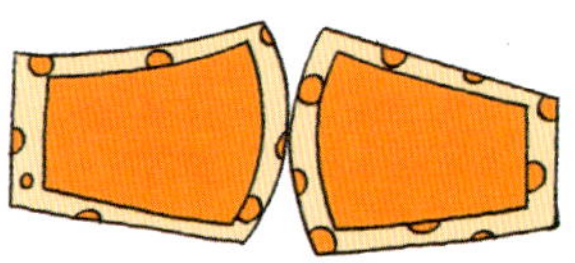

❸ 将表布及里布分别正面相对，正面朝里对齐缝合中线，然后摊平缝合后的表布和里布，正面朝里对齐缝合上下两条边，注意：两端的侧边不要缝合。

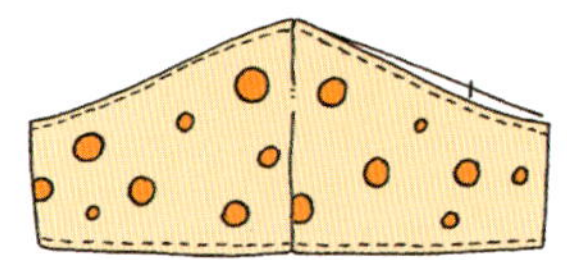

❹ 将口罩翻到正面，用熨斗将上下两边熨平，然后将两侧的边朝里布一边折进0.6厘米左右熨平，之后再向内翻折，翻折的位置刚好落在中间辅棉的边缘上，再将折边熨平。

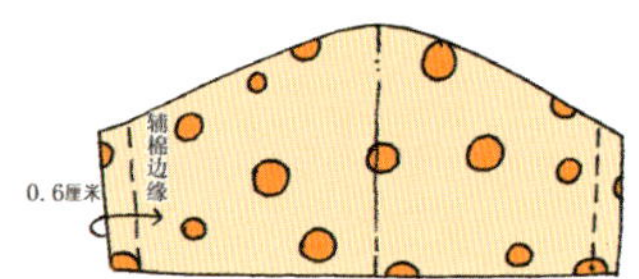

❺ 沿着两侧边的折边边缘压线，形成一条通道用来穿松紧带或系带。

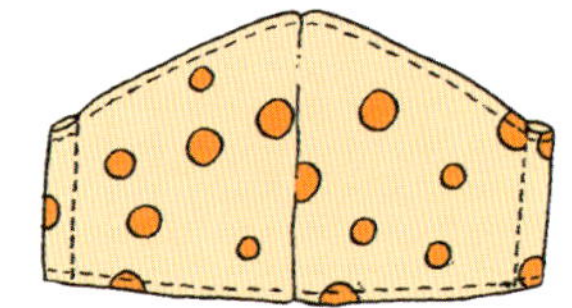

❻ 最后装上带子即可，松紧带可缝合接口，绳、花边可做活动系带。

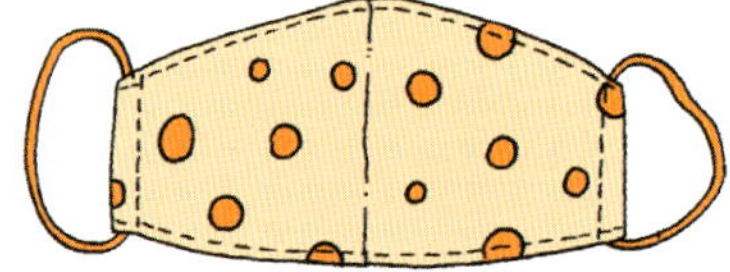

讲故事《小熊过桥》

有一只小熊对妈妈说："妈妈，我好些日子没看见姥姥了，我想去看看姥姥。"

妈妈说："好啊，你去的时候，把咱们那束鲜花给姥姥带去，把那一包点心也给姥姥带去！"

小熊抱起点心盒子，拿起那束鲜花，说："妈妈，我走了！"

妈妈说："好，早去早回，替我问姥姥好！"小熊说："哎，妈妈再见！"说着就走了。小熊走着走着，来到一条小河边上。河上有一座桥。这桥是用竹子搭的，小熊走到上面就不敢动了，因为走起来左一摇右一晃的，河水还在下边哗哗地响哩！

小熊正害怕，天上飞过来一只乌鸦。这乌鸦不但不帮助小熊，还吓唬他。乌鸦高声喊道："呱——呱——呱——坏啦，坏啦！你们瞧啊，小熊要掉下河啦，小熊要掉下河啦！"

小熊本来就害怕，被乌鸦这一吓唬，就更不敢动了。它低头一看河水，河水也在笑话他："哗哗哗哗，小熊小熊，你怎么这么不勇敢啊，小竹桥都不敢过！这么胆小，太没出息啦，太没出息啦！"

小熊一想：乌鸦吓唬我，河水笑话我，这，这可怎么办呢？小熊着急得哭着叫："妈妈，妈妈，快来呀！"可是，妈妈离这儿远啊，听不见呀。

熊妈妈听不见，可是水里的小鱼儿听见了，它们"扑腾，扑腾"从水里钻出头来，对小熊说："小熊，小熊，你别害怕，把眼睛往前瞧，别往水下看，你挺起胸，直起腰，迈开步，一二，一二，就过去啦！"

小熊听小鱼儿的话，抬起头，眼睛向前看，挺起胸，直起腰，迈开大步，一二，一二！嘿，真过去了。

过去以后，眼泪还没干，小熊就高兴地笑了。小熊回过头来，冲着小鱼儿直点头："小鱼儿，小鱼儿，谢谢你们了，再见吧！"

小鱼儿一看小熊平平安安地过去了，都挺高兴，"扑通，扑通"，全都钻到水里去了。

胎教点读

小熊是个听话又可爱的小宝宝。讲故事时，你可以想象自己就是熊宝宝，仔细体会熊宝宝从害怕到勇敢的心理转变，然后将自己的理解有感情地传达给腹中的胎宝宝，胎宝宝虽然小，但通过孕妈妈的身心，他能真切地体会到勇敢和快乐的情绪，让自己发育得更好。

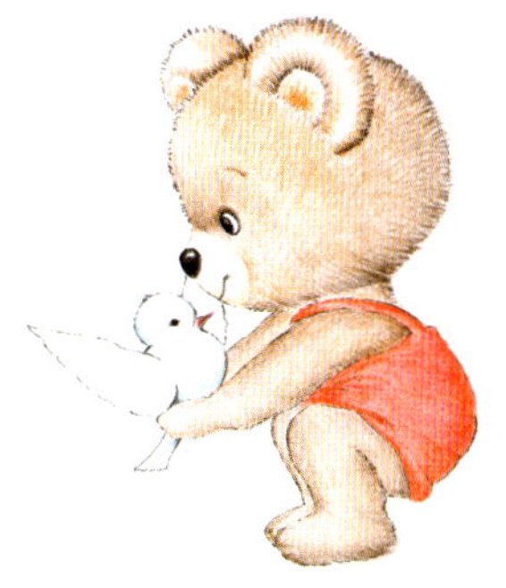

第4周

孕妈妈和宝宝的身体变化

孕妈妈变化

你的子宫内膜受到卵巢分泌的激素影响，变得肥厚松软而且富有营养，血管轻轻扩张，水分充足，受精卵不断分裂细胞，移入子宫腔后形成桑葚胚，这时受精卵就叫胚泡。当外周的透明带消失后，胚泡与子宫内膜接触并埋于子宫内膜里，称为“着床”，着床一般在受精后6~7天开始，在11~12天内完成。

胎宝宝变化

妊娠进入第四周了，而实际上受精卵才发育了两周。这个时期胚胎已经在子宫内“着床”，或称“植入”。着床后的胚胎慢慢长大，这时大脑的发育已经开始，受精卵不断地分裂，一部分形成大脑，另一部分则形成神经组织。

这时孕妈妈要特别注意加强营养，丰富的营养会给脑细胞和神经系统提供一个良好的成长环境。

嗜酸孕妈妈可以吃哪些食物

孕妈妈应该对酸味食物有选择地食用。

很多新鲜的瓜果含酸味，这类食物含有丰富的维生素C，维生素C可以增强母体的抵抗力，促进胎宝宝正常生长发育。因此喜吃酸味食物的孕妈妈最好选用一些带酸味的新鲜瓜果，如西红柿、青苹果、橘子、草莓、葡萄、酸枣、话梅等。也可在食物中放少量的醋、西红柿酱，增加一些酸味。

但山楂不适宜孕妈妈食用，因山楂对孕妈妈子宫有收缩作用。孕妈妈食用较多的山楂制品，会刺激子宫收缩，甚至造成流产。

人工腌制的酸菜、泡菜等，几乎不含任何营养成分，却含有致癌物质亚硝酸盐，不适宜孕妈妈食用。

酸奶不但营养价值高，而且对厌食症状有一定的治疗作用。酸奶富含钙、优质蛋白质、多种维生素和碳水化合物，还能帮助人体吸收营养，排泄有毒物质。

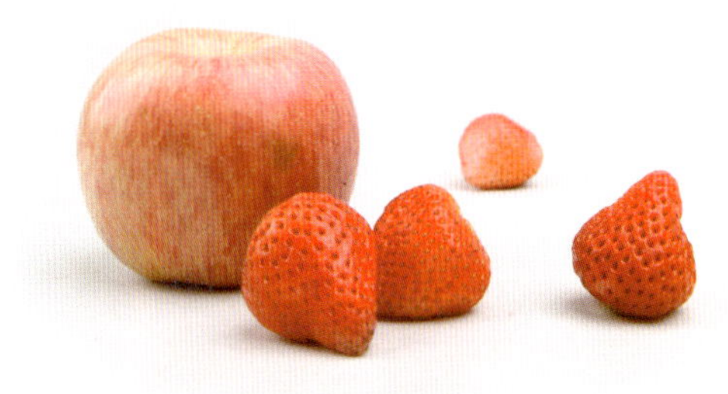

时尚OL孕妈妈穿搭

身为现代的Office Lady，除了靠工作业绩为自己加分，外在的打理也要能让人赏心悦目，我们替上班族的孕妈妈们挑选不同风格的穿着，让美丽的孕妈妈在孕期也能展现自我风格，成为自信满满的时尚OL孕妈妈。

活泼俏丽风

孕妈妈们除了选择舒适的衣着，当然也要展现自己的穿衣风格，平常喜爱活泼穿搭的孕妈妈们，不妨选择亮色、特殊图纹或涂鸦的服饰，当个风格独特的上班族孕妈妈吧！

俏皮日系风格

利用不规则的格子图样拼布设计，给人逗趣可爱的感觉，棉织布材质滑顺触感细致，让孕妈妈追求流行之余也能感受舒适。

个性涂鸦派

两侧抓口袋设计搭配立圆领，穿起来独特有型，个性涂鸦点缀在上方，再加上剪裁简单的内搭裤，轻松就能穿出时尚流行。

可爱的普普风设计，剪裁简单色彩亮丽，再配上百搭的内搭裤，展现出活力十足的俏丽风格。

甜美气质风

喜欢甜美气质风格的孕妈妈们，可以利用雪纺、薄纱多变的特性，帮自己营造出轻松甜美的迷人氛围，对于孕期的身材也有很好的修饰效果，赶快从各式各样的款式中，找出属于你的那一件吧！

可爱孕妈妈必备

柔和甜美的双色搭配展现出层次感，内搭简单的白色背心，再加上可爱度十足的牛仔短裤，让孕妈妈瞬间成为无敌甜心。

夏日显瘦款

简单的洋装设计，运用由右往左斜裁下来的垂布设计，能有效显瘦，再搭配夏天必备的凉鞋，就是孕妈妈上班族很不错的穿搭。

柔美的配色与设计，两侧的垂布可绑起来或自然垂落，让人举手投足都散发甜美迷人的气息。

孕妈妈显瘦穿搭

怀孕过程中，身形改变是必然的，孕妈妈要先了解自己发胖的部位，是只有大肚子，还是全身发胖，或是属于只胖下半身，清楚了解目前的身体比例后，再去挑选适合的服装。如果是属于上半身比较肿的孕妈妈，相对上身看起来会很厚，这时可以利用一些薄外套、背心或罩衫，让上半身有直线分割的效果，看起来也比较显瘦，如果不想每天穿小外套，尤其夏天到了，孕妈妈又怕热，那就可以在脖子上披挂围巾或丝巾，也能展现出同样的效果！如果是下半身胖的孕妈妈，有很多长裙不仅能当成裙子也可以变成洋装，对于上半身瘦下半身比较肿的孕妈妈相当适合，不过，不一定要选择很长的裙子，穿起来只要有盖过膝盖的长度就可以了。

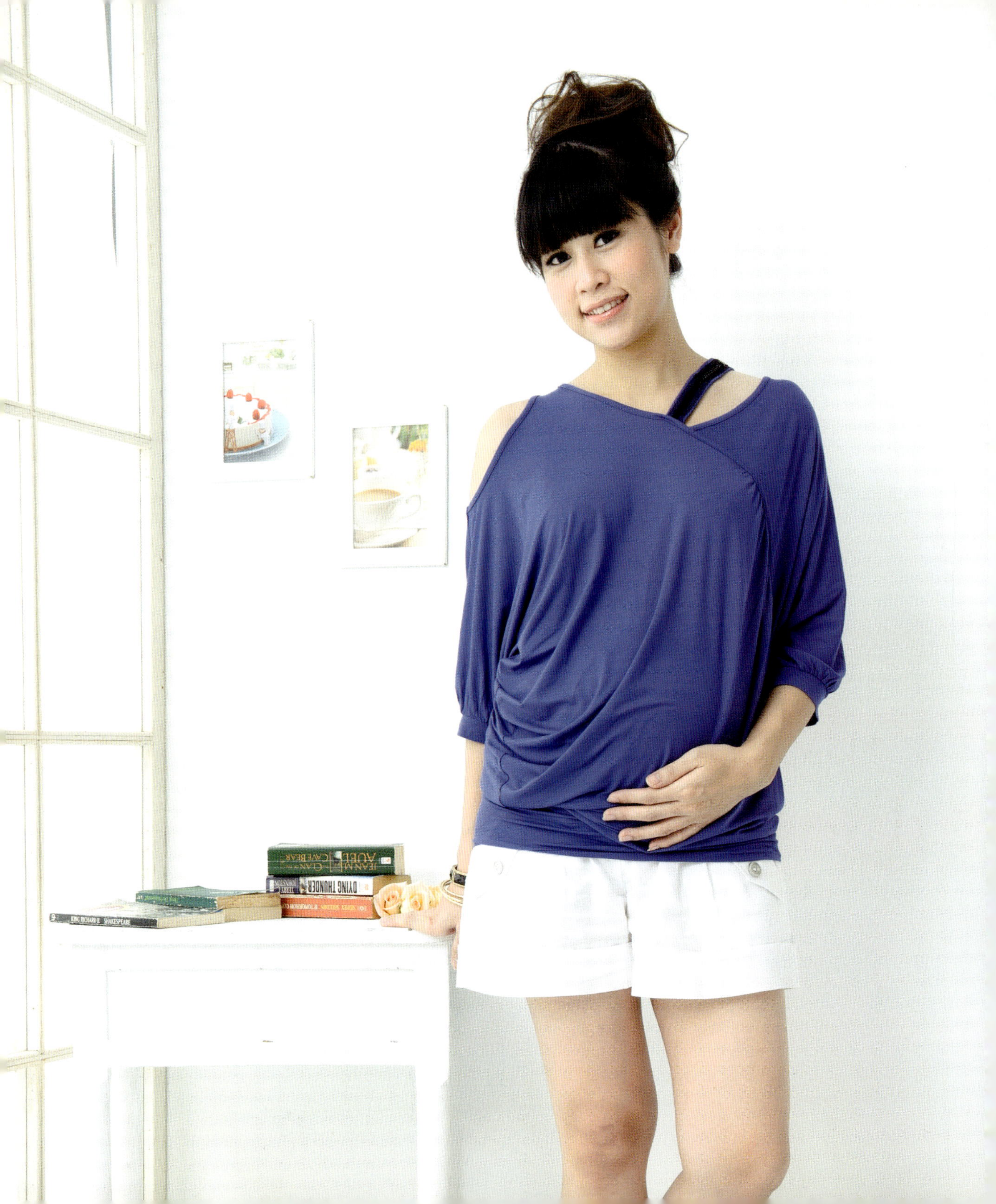
DYING THUNDER
KING RICHARD II SHAKESPEARE

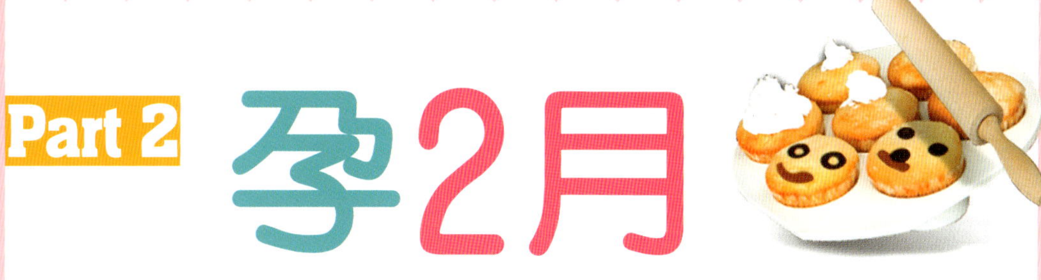

Part 2

孕2月

让你成为最快乐的小胚芽

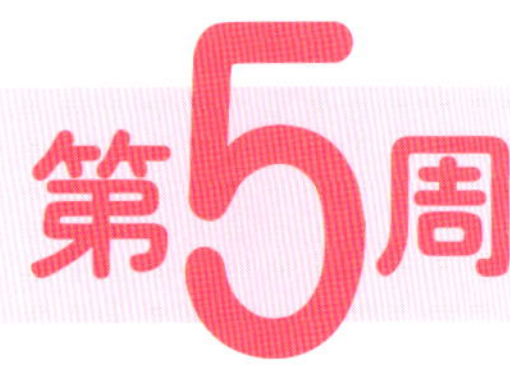

第5周

孕妈妈和宝宝的身体变化

孕妈妈变化

进入第五周后，你的“好朋友”还没光顾，现在你的心情是欣喜，还是紧张？

一些有计划怀孕的孕妈妈可能已经发觉身体的异常，现在你可以去医院做早孕检查，确定一下自己是否怀孕了。如果已经怀孕，你的子宫内现在正发生着巨大的变化，因为一个小生命已经入住了。

在整个孕早期你都要仔细地观察身体的变化，不要做剧烈运动，时刻保护身体的健康，避免感冒、受凉，多吃有营养的食物，并及时去医院做早孕检查，这时你应该有一个相对固定的妇产科医院，使孕期身体检查系统化，并保证孕期医疗手册中的各项内容都完整有序。

胎宝宝变化

胎宝宝形成内、中、外三胚层，内胚层形成原始的消化管和呼吸道原基；中胚层为骨骼和肌肉的原基；最外层将形成皮肤、汗腺、乳头、毛发、指甲、牙釉质和眼的晶状体。

- 神经系统、心血管系统开始发育。
- 心脏开始成形，开始有了搏动，每分钟可达69次左右。
- 身体是二等分的，头部大，占身长的1/2。
- 没有颈部，头部直接与躯体相连，手脚几乎看不到。
- 刚刚能用肉眼看到，形状似小海马。
- 此时胎宝宝称为胚芽，长为0.4毫米，重量为0.8克。

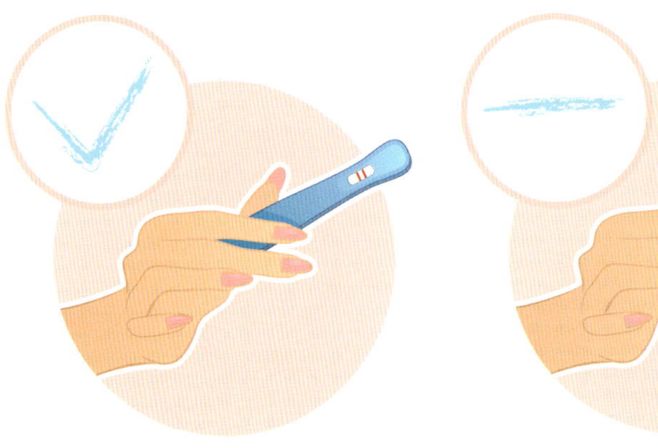

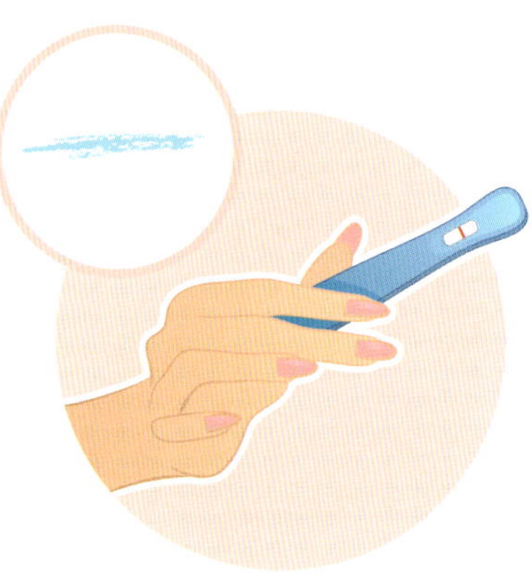

孕妈妈怎样喝水更健康

怀孕后，孕妈妈体内的血液总容量将增加40%~50%，因此更要保证水的供给充足。建议孕妈妈每天喝水6~8杯，再加上食物中含的内生水共计2000毫升。

1 清晨起床后空腹喝1杯新鲜的温开水，可以温润胃肠，使血液稀释，血管扩张，从而加快血液循环，补充细胞丢失的水分。

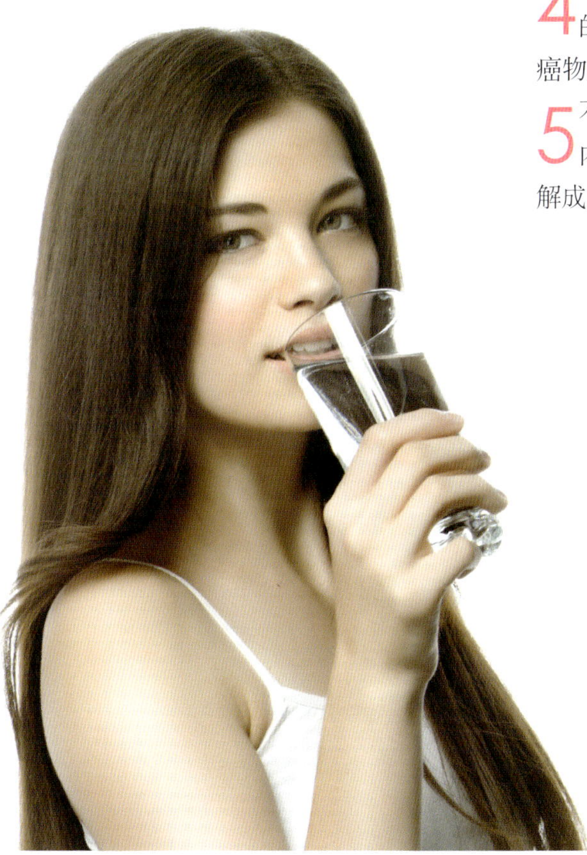

2 切忌口渴时才喝水。口渴说明孕妈妈体内水分已经失衡，细胞脱水已经到了一定的程度。孕妈妈饮水应每隔2小时1次，每天的饮水量达到1600毫升。

3 不要喝久沸或反复煮沸的开水。水在反复沸腾后，水中的硝酸根、亚硝酸根离子以及砷等有害物质的浓度相对增加，从而会引起血液中毒。

4 不要喝没有烧开的自来水。没烧开的自来水中的氯与水中残留的有机物相互作用，会产生致癌物质。

5 不能喝在热水瓶中超过24小时的开水。随着瓶内水温的逐渐下降，水中的有机物会不断被分解成为有害的亚硝酸盐。

贴心小贴士

市场上销售的饮料，孕妈妈要少喝，特别是含有糖或糖精、食品添加剂制作的饮料。如果想喝的话，可以自己榨制果汁饮用，不过要现榨现喝，不要煮沸。

生活细节有效缓解早孕反应

起居细节

早孕反应无法完全避免，但如果在日常生活中做法不当，反而会加重孕吐，想要缓解早孕反应，需要注意的细节有：

1 远离厨房的油烟味

油烟味会加重孕妈妈的早孕反应，尤其会影响食欲。

当烹调味道太强烈时，需要加强厨房的通风状况，打开窗户或排风扇。多利用微波炉烹调，也会减少油烟等气味的产生。孕吐较厉害时，可请家人帮助准备一日三餐。

2 吃完饭不要马上躺下

吃饱后立即躺下容易反胃，可以适当地进行一些轻缓的活动，如室外散步、做孕妇保健操等，以改善心情、减轻压力、缓解早孕反应。但要注意的是，运动不可过于激烈，也应避免嘈杂的环境，否则会加剧孕吐。

3 不要过度劳累

在疲惫的情况下，孕吐状况会加剧，孕妈妈要多注意休息，中午最好能小睡片刻，晚上也要充分休息，早点儿就寝。睡觉时可以将窗户略微打开，以保持室内空气清新。

4 避免环境温度过高

太热的空气会增加恶心的感觉，气温较高、阳光较强烈时最好不要出门。

5 不要紧张、焦虑

心情的变化对孕吐也有很大的影响。情绪低落会加剧孕吐，孕妈妈应让自己保持心境平和。

饮食细节

在饮食结构上做一点小小的调整，也会对缓解早孕反应起到一定的改善作用。

1 少吃多餐

孕妈妈可以将一日三餐改为每天吃上5~6次，每次少吃一点，或者每隔2~3个小时就吃点东西，避免空腹。

在床边多放一些小零食，如饼干、糖果等，这样每天在睡前以及起床前都可以吃一点。

2 多喝水

补充足够的水分才能避免因呕吐造成的脱水。柠檬水有助于平息反胃的情况，孕妈妈可以适当喝一些。

3 烹调要符合自己的口味

孕妈妈的饮食习惯与以往有了很多变化，有的喜欢吃酸，有的喜欢吃辣，要根据自己的口味来烹调。

不过，多数孕妈妈不喜欢油腻的煎炸食物，所以烹调以炒、炖和清蒸为主最好。

贴心小贴士

如果总是无法避开一些会加重恶心的味道，可以随身准备一块手帕，洒上几滴不会引起恶心的果味油。如柠檬，加重恶心的味道出现时即放到鼻下，这样可以起到一定的缓解作用。

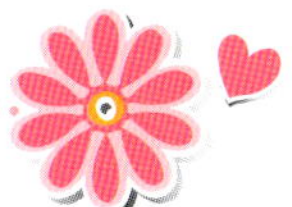

胎教故事：小白兔与小灰兔

老山羊在地里收白菜，小白兔和小灰兔来帮忙。

收完白菜，老山羊把自己种的白菜送给他们。小灰兔收下白菜，说："谢谢您！"小白兔不要白菜，说："您送我一些菜籽吧。"

老山羊送给小白兔一包菜籽。小白兔回到家里，把地翻松了，种上菜籽。

过了几天，白菜长出来了。小白兔常常给白菜浇水、施肥、拔草、捉虫，白菜很快地长大了。

小灰兔把老山羊送的白菜拿回家里。他天天不干活，饿了就吃老山羊送的白菜。过了些日子，白菜就吃完了。小灰兔没吃的了，又到老山羊家里去要白菜。他看见小白兔挑着一担白菜，给老山羊送来。小灰兔很奇怪，问道："小白兔，你的菜是哪儿来的？"小白兔说："自己种的。只有自己种，才有吃不完的菜。"

贴心小贴士

小故事里有大道理，让胎宝宝在肚子里就知道"自己动手，丰衣足食"的道理。

和胎宝宝一起画画

画画就像接受心理治疗一样，可以达到释放内心情绪的目的，这种能够缓解压力的活动所产生的胎教效果比鉴赏画作高出数倍。所以，孕妈妈不妨带着愉快的心情与胎宝宝一起画画吧。

在雪白的画纸上将自己的感情表达出来并不是一件容易的事情，特别是对于有些认为自己完全没有美术细胞的孕妈妈来说，更是如此。不过这些都没有关系，孕妈妈所画的并不是要拿给别人欣赏的作品，我们更应该关心的是，在作画的时候自己是否做到了一直保持镇定，以及是否有与胎宝宝共同参与的感觉。

孕妈妈在画画时不必拘谨，可以随心所欲去画。蓝天、白云、树木或是孩子漂亮的面庞等都可作为素材，孕妈妈要尽可能多地接触不同的色彩和素材，甚至可以对着从医院带回来的B超图片画一画胎宝宝现在的模样。

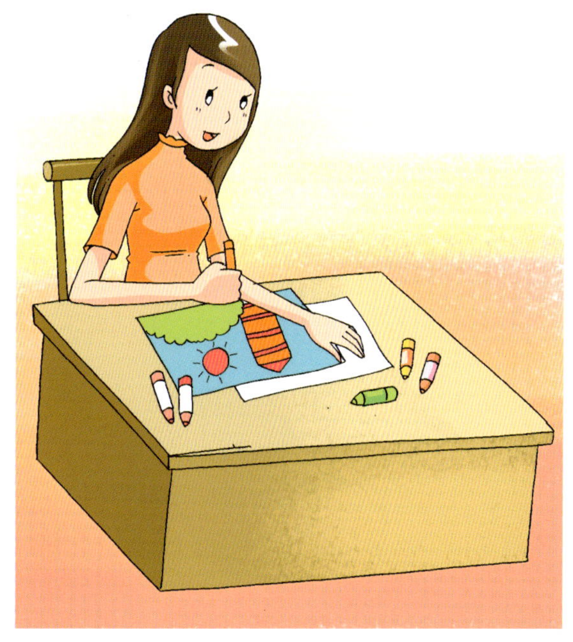

孕妈妈应提高自身修养

胎宝宝和孕妈妈之间有着微妙的心理感应，孕妈妈的一言一行、一举一动都将对胎宝宝产生潜移默化的影响。所以，每一个孕妈妈都应从自己做起，从现在做起，努力提高自身的修养。

1 加强文化修养。文化修养体现了内心世界的美，可以说是人生的无价之宝。孕妈妈可以有计划地阅读一些有益于身心的文学作品、知识读物及人物传记；欣赏一些精美的摄影、绘画作品；聆听一些优美的音乐等。这些可以使宝宝出生后更加聪明、更加可爱。

2 建立良好的习惯。这是良好的精神修养的外在形式，孕妈妈应从一点一滴的小事做起，如言谈要文雅、举止要端庄、服饰要整洁、声调要柔和等。

3 培养健康的生活情趣。充实自身的精神生活，热爱大自然，热爱人生，热爱一切美好的事物，长此以往，腹中的胎宝宝也会感受到生活的美好和幸福。

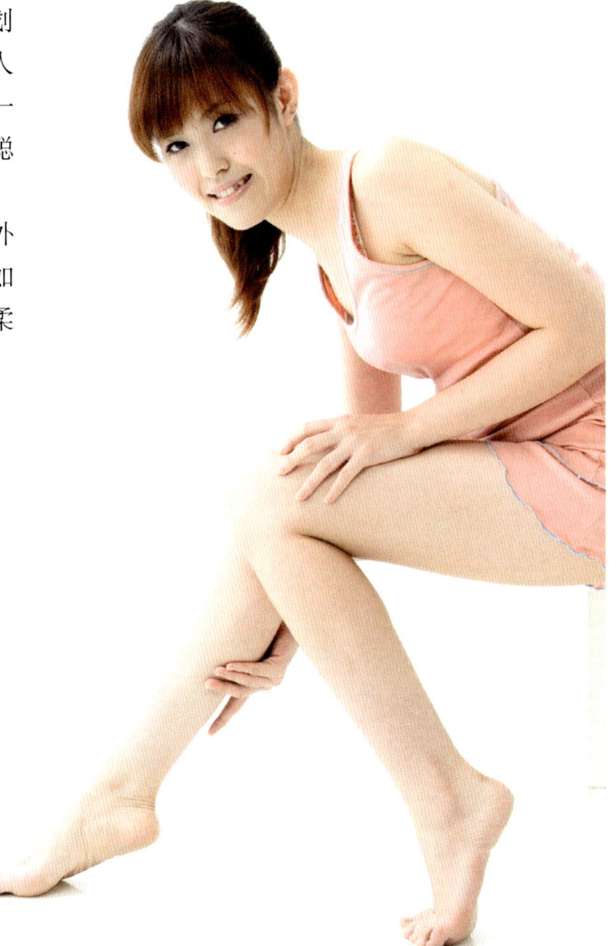

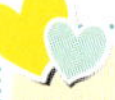

贴心小贴士

许多孕妈妈怀孕以后容易变懒，什么也不想干，什么也不愿想，其实这是胎教学中的一大忌。如果孕妈妈既不思考也不学习，胎宝宝也会深受感染，变得懒惰起来。所以为了腹中胎宝宝的智力发育，孕妈妈一定要勤于动脑。

注意出行安全

在孕早期，孕妈妈无论是上班还是出门做别的事，都可能需要使用交通工具，这时孕妈妈一定要学会保护自己。

乘坐公共交通工具的安全提示

1 避开上下班高峰期出行，当公交车即将发动时，不要不顾一切地追赶，也不要与别人争抢车门、座位，以免造成危险。

2 站累了或是车上太过拥挤时，可以请别人让个座位，也可以请售票员帮助找个座位。

3 选择靠前、靠窗通风的位置，这样能减少颠簸，恶心时也可以呼吸一下窗外新鲜的空气，以免发生意外。

4 随身带个塑料袋，以防随时到来的孕吐。

5 乘坐地铁时需要进行安检，这时孕妈妈可以绕过安检仪器，将手提包交给安检人员代为安检，以避免射线的辐射。

自驾车时的安全提示

1 避免在凹凸不平或弯曲的路面上行驶，更不要快速行驶，以防紧急刹车碰撞腹部。

2 不要长时间开车或坐车，坐的时间过久，长期处于单一姿势，会使孕妈妈腰部受力增大，致使腹压过大，从而可能引发流产。而且，长时间处于震动和摇晃之中很容易疲劳，颠簸状态还可能会引起不正常的腹痛。

3 一定要系上安全带，安全带的肩带置于肩胛骨的地方，不要紧贴脖子，肩带部分应该以穿过胸部中央为宜，腰带应置于腹部下方，不要压迫到肚子。

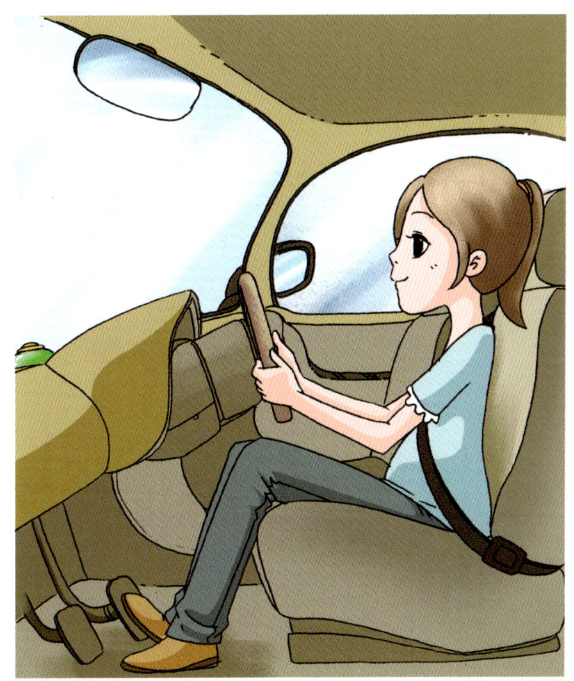

贴心小贴士

由于体内激素的变化，孕妈妈在怀孕早期的心理状态变得不稳定，注意力不易集中，容易突然间困倦，因此建议孕妈妈在孕早期尽量不要自己开车。

第6周

孕妈妈和宝宝的身体变化

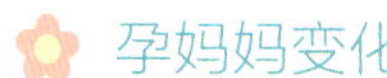

孕妈妈变化

孕妈妈的身体已经开始发生变化，怀孕的症状也出现了。

由于雌激素与孕激素的刺激作用，你的胸部感到胀痛、乳房增大变软、乳晕有小结节突出，你会时常疲劳、犯困而且排尿频繁。

在这个星期你会像大多数怀孕女性一样，有恶心的感觉，有时候不仅是在早晨，一整天你都会随时呕吐。这些令人心烦的症状都是正常的，这只不过是孕早期的常见现象，大约在3个月之后你的恶心与晨吐就会结束。

胎宝宝变化

胚芽表面覆盖着绒毛组织，这种绒毛深植于厚软的子宫内膜中，吸收母体的营养，以供胚芽发育，不久就会形成胎盘，胎儿通过胎盘吸收母体的营养成分，排出代谢产物。

- 形成了与母体相连的脐带。
- 形成一个羊水腔，也可称为羊膜囊，内含羊水。
- 脑和呼吸系统开始发育。
- 血液循环系统的器官原型已经出现。
- 肝脏开始发育。
- 能够看到嘴和下巴的雏形。
- 胚芽长至1.5~5毫米，体重增至1克左右。

孕妇操：床上运动

床上运动不花费太多的时间，可以锻炼四肢和腰部，清晨和晚上都可进行，是一套比较适合孕早期进行的体操。

床上运动

1 自然地坐在床上，两腿前伸成V字形，双手放在膝盖上，上身右转，保持两腿伸直，足趾向上，腰部要直，目视右脚，慢慢从1数至10，然后再转至左边，同样数至10，恢复原来的正面姿势。

2 仰卧在床上，膝部放松，双足平放于床面，两手放在身旁，然后将右膝抱起，使之向胸部靠拢，然后换左腿。

3 仰卧在床上，双膝屈起，手臂放在身旁，侧身滚向左边，用左臂着床，头向右看，恢复原来姿势。然后滚向右边，以右臂着床，头向左看，反复做几次，以活动颈部和腰部。

4 跪于床上，双手双膝平均承担体重，背部挺直，使头与脊柱成直线，慢慢将右膝抬起靠近胸部，然后抬头，右腿向后伸直，然后换左腿进行。

尽快做早孕检查

孕期的初次检查是件大事，在孕早期进行一次检查，不仅是为了确定胎宝宝是否已经到来，而且也是看看胎宝宝的生存环境怎么样，是孕妈妈和胎宝宝孕期健康的保障，也是优生优育的前提。

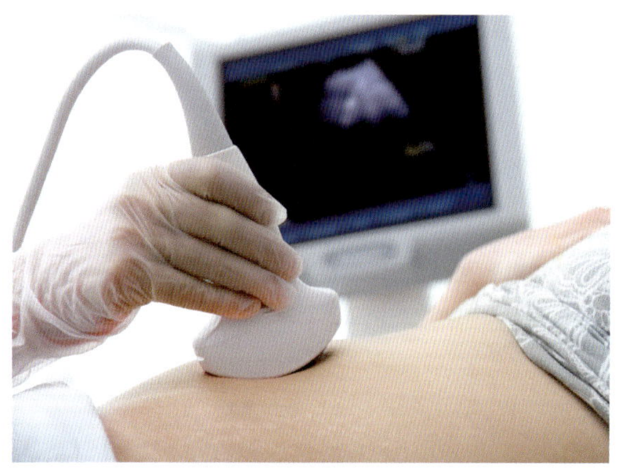

早孕检查的主要项目

1 妇科窥器检查

了解阴道、宫颈情况；观察阴道黏膜是否充血；分泌物颜色、量、气味是否正常；宫颈是否糜烂，以排除孕妈妈的生殖器官发育异常，为宝宝顺利出生提供安全通道。

早孕期间出血时，要特别观察出血原因是否与阴道、宫颈有关，为治疗提供依据。

2 白带检查

了解阴道内是否有滴虫、霉菌存在，必要时还要进行衣原体、支原体、淋球菌检查。若存在以上病原体，容易引起上行性感染，影响胚胎发育，诱发流产，应及时治疗。

3 宫颈刮片检查

此项检查主要是了解宫颈表皮细胞的形态，排除宫颈肿瘤的发生。要注意的是，宫颈刮片检查是较初级的检查方法，产生疑点时应进一步做阴道镜检查或宫颈活检病理切片明确诊断。

4 妇科三合诊检查

主要了解子宫大小是否与停经月份相符合，胚胎是否正常发育。

当出现子宫大小与停经月份不相吻合时，需要做B超检查，以排除子宫肌瘤、子宫发育异常和胚胎发育异常等情况；若存在子宫肌瘤，需要估计肌瘤的大小、生长部位和是否影响胚胎生长发育而需要及时终止妊娠，并尽可能地估计到肌瘤的性质。

同时，医生检查的内容还包括双侧附件是否正常，当卵巢增大时，需要鉴别是妊娠引起的功能性增大，还是器质性增大。若是功能性增大，怀孕3个月后会自然消退，若是良性器质性增大，要尽可能在怀孕3个月后手术，以减少流产率。

5 超声检查

停经40天和60天分别做超声波检查，了解胚胎植入子宫的部位和胎宝宝发育情况。

6 其他检查

根据自身情况选择性地做有关检查，患有心、肝、肾、甲状腺等疾病时应进行内科诊断，以了解继续妊娠是否会增大危险。

不要给自己压力

压力（生气、与人争吵等）对于孕妈妈的危害很大，很容易导致血压升高、胃肠道疾病等，同时还会殃及胎宝宝。孕妈妈压力越大，对胎宝宝产生的负面影响越严重。

压力对胎宝宝的危害

1 容易导致流产

压力过大时，孕妈妈体内会大量释放出一种激素，导致自发性流产。

2 可导致婴儿先天缺陷

压力过大会使得宝宝患腭裂、兔唇、听力缺陷、先天性心脏病的概率增加，这种影响从孕早期就会开始，胎儿出生时体重也较轻。

3 影响胎宝宝心智、性格发育

孕妈妈压力过大，胎宝宝出生后心智问题、忧郁、胆小的概率会较大，智商会较其他宝宝略低，孕妈妈越放松，胎宝宝出现心智问题的概率就越小，身心发展也比较健康。

怎样控制压力

压力是孕妈妈的大敌，一定要学会缓解压力，实际上缓解压力并没有想象中的那么难，我们给孕妈妈提供了一些关于控制压力的建议：

1 做一些有益身心健康的活动，如做孕妇瑜伽、深呼吸等

这种能在短期刺激身体的放松反应，包括降低血压、降低心率和呼吸率、改善睡眠，有助于缓解孕期的压力，对孕妈妈和胎宝宝都有益。

如果能定期进行有益身心的活动，身体内还会释放出内啡肽和复合胺，提高身体应付压力的能力。

2 减少工作量

工作时间过长会加大压力，孕妈妈每天工作时间不应超过8小时，还要避免上夜班，条件允许的话，感到疲劳时应稍休息，到室外、阳台呼吸一下新鲜空气，或换一下姿势。

3 悠闲自得地散步

散步也是一种很好的解压方式，坚持晚饭后就近到公园、广场散步，能解除疲劳，也是调节和保持孕妈妈良好情绪的方法，最好是由准爸爸陪同散步，行程要适中，还应避免着凉。

4 听听轻缓、舒畅的音乐

多听这样的音乐可避免对压力产生消极反应，不仅能给人美的熏陶和享受，还能使精神得到有效放松，压力大时不妨让优美的乐曲来帮忙化解。

5 寻求更多的帮助

人其实是社会动物，脱离了亲人和朋友很容易情绪低落。孕妈妈应让自己包围在爱和支持中，扩大支持你的朋友和家人的范围，多与闺密、丈夫、亲人、朋友、同事聊聊天，在交流中获得的支持和信息会给自己提供安全感，对缓解压力非常有益。

贴心小贴士

感觉有压力是很正常的，重要的是学会分析引起压力的原因，进而采取可行措施，解决引起压力的问题。

阅读优美的文学作品《笑》

雨声渐渐地住了，窗帘后隐隐地透进清光来。推开窗户一看，呀！凉云散了，树叶上的残滴，映着月儿，好似萤光千点，闪闪烁烁地动着——真没想到苦雨孤灯之后，会有这么一幅清美的图画！

凭窗站了一会儿，微微地觉得凉意沁人。转过身来，忽然眼花缭乱，屋子里的别的东西，都隐在光云里；一片幽辉，只浸着墙上画中的安琪儿——这白衣的安琪儿，抱着花儿，扬着翅儿，向着我微微地笑。

“这笑容仿佛在哪儿看见过似的，什么时候，我曾……”我不知不觉地便坐在窗子旁想——默默地想。

严闭的心幕，慢慢地拉开了，涌出五年前的一个印象——一条很长的古道。驴脚下的泥，兀自滑滑的；田沟里的水，潺潺地流着；近村的绿树，都笼在湿烟里；弓儿似的新月，挂在树梢。一边走着，似乎道旁有一个孩子，抱着一堆灿白的东西。驴儿过去了，无意中回头一看——他抱着花儿，赤着脚儿，向着我微微地笑。

“这笑容又仿佛在哪儿看见过似的！”我仍是想——默默地想。

又现出一重心幕来，也慢慢地拉开了，涌出十年前的一个印象——茅檐下的雨水，一滴一滴地落到衣上来。土阶边的水泡儿，泛来泛去地乱转。门前的麦垄和葡萄架子，都濯得新黄嫩绿的非常鲜丽——一会儿好容易雨晴了，连忙走下坡儿去。迎头看见月儿从海面上来了，猛然记得有件东西忘下了，站住了，回过头来。这茅屋里的老妇人——她倚着门儿，抱着花儿，向着我微微地笑。

这同样微妙的神情，好似游丝一般，飘飘漾漾地合了拢来，绾在一起。这时心下光明澄静，如登仙界，如归故乡。眼前浮现的三个笑容，一时融化在爱的调和里看不分明了。

胎教点读

这篇优美的抒情散文，语言典雅秀逸、清丽淡远。作者由一个雨后月夜的美景引出多幅微笑图景的追忆，相信你能从中领悟到人生的理想境界——爱的调和。

微笑是一种神奇的表情，它是生活中永远的阳光，怀着母性的温爱对待生命中的每件事情吧，用柔和的笑影生活在人间，孕妈妈不妨和腹中的宝宝一起分享一下这篇美文，用你的微笑让胎宝宝体会到自己的爱。

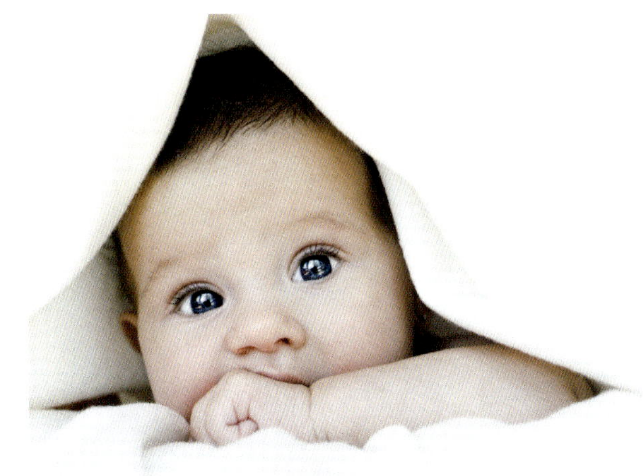

为孕妈妈布置一下卧室

孕期开始了，准爸爸也行动起来吧，充分利用时间和创意，为孕妈妈打造温馨的卧室。

床

孕妈妈适宜睡木板床，铺上较厚的棉絮，避免因床板过硬，缺乏对身体的缓冲力，从而转侧过频，多梦易醒。

为了避免弄脏床垫，可在床垫上方加上软垫或保洁垫，以保持床垫洁净，还可以在床边加一张活动式桌子，让孕妈妈坐在床上看书或享受美餐。

枕头

枕头高度以9厘米（平肩）为宜，过高会迫使颈部前屈而压迫颈动脉，进而引起大脑血流量降低而引起脑缺氧。

棉被、床单

理想的被褥是全棉布包裹棉絮，床单也应是棉织品，不宜使用化纤混纺织物做被套及床单。

家具摆放

家具要尽可能地靠墙放，棱角不要突出太多，尽量让空间相对地增大，孕妈妈需要一个宽敞的空间进行活动。

色调与装饰

色调要朴素，典雅优美。装饰品主要以简单明亮、令人愉悦的图画、照片为主，如美丽的山水画、风光图、宝宝微笑的照片等，不要出现动物图案。

为了保持视觉上的舒适和清爽，建议以淡色系或中性色系为主，不要选择太花或是太杂的颜色。

温度及湿度

室温夏季以27℃~28℃，冬季以16℃~18℃为宜，室内外温差不要超过5℃，空气湿度应为30%~40%。

贴心小贴士

大靠枕、小脚凳和小毛毯是孕妈妈整个孕期都十分有用的小物件，准爸爸不妨在卧室和客厅多放置几个，这样可缓解孕妈妈的身体不适感，还可随时保暖。

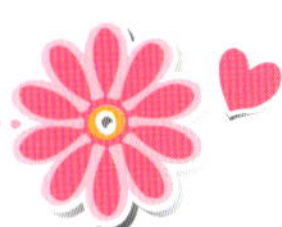

孕期抑郁常常来，学几招轻松应对

近10%的孕妈妈在怀孕期间会感觉到不同程度的抑郁，几乎每个孕妈妈都可能遇到抑郁的情况，主要表现为焦虑、易怒、疲劳、提不起精神、想哭等，如果出现抑郁状况，孕妈妈要学会应对，下面的方法可能会有帮助：

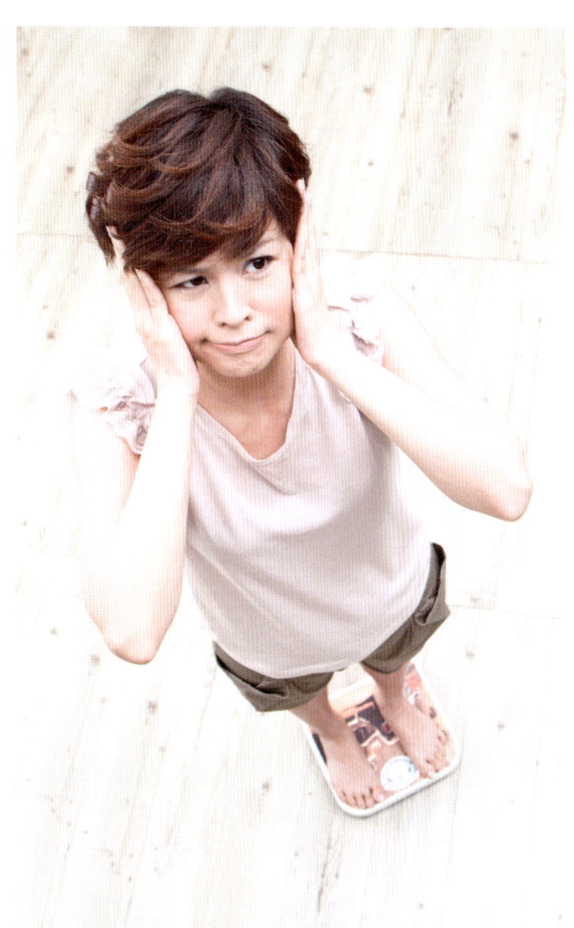

1 不妨多些阿Q精神

可别小瞧了阿Q精神的力量，放在如今，阿Q精神绝对担得起幽默的重责，不但能迅速地解除不快的想法，而且能令生活充满喜剧色彩，让自己和周围的人更开心，是击退抑郁情绪的绝好帮手。下次胃口不佳时，不妨这样想：这是因为胎宝宝太健康，暂时不需要吃饭。

2 难得糊涂也不错

很多时候，心情不好是因为过于在意，当遇到一些不想理会的问题时，孕妈妈不妨装傻充愣，难得糊涂嘛，少操点心自然能让抑郁无处安身。

3 要相信兵来将挡、水来土掩

孕妈妈容易为一些琐事而烦忧，例如，怀孕了会不会被炒鱿鱼，长斑了会不会很难看，等等。人生在世，不如意者十之八九，该发生的始终都会发生，而不该发生的也终究不会发生，孕妈妈大可不必忧烦，事情再糟，也不会糟得太离谱，工作没了还可以找更好的，斑点以后会消退，孕妈妈要相信：兵来自有将来挡，水来自有土来掩。

4 吃一点海味

常吃虾、海鱼、海带等海味有助于减少孕期抑郁的发生，不过要注意的是，海鲜一次不能吃太多，螃蟹性味寒凉，在孕期不宜食用。

贴心小贴士

防止孕期抑郁主要还是由“心”入手，孕妈妈除了要保持乐观、良好的心态，还要及时与家人交流，把心中的不良情绪宣泄出来，这将让孕妈妈得到更多的宽慰和鼓励。

第7周

孕妈妈和宝宝的身体变化

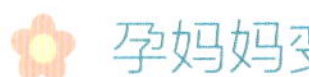

孕妈妈变化

此时多数孕妈妈恶心呕吐，早孕反应出现，有些孕妈妈还会有较重的早孕反应。

早晨醒来后你会感到难以名状的恶心，而且嘴里有一种说不清的难闻怪味，有时像汽油或其他化学原料的味道，这是怀孕初期大多数孕妈妈都会遇到的情况。

此时你的外表看不出有什么改变，但在你的体内却发生着翻天覆地的变化。

现在的你随时可能有饥饿的感觉，而且常常饥不择食地吞咽各种食物。在这种大吃大喝的补充下，你的体态很快就会有改变，但是不要过多地考虑体形，因为这几周是胎儿发育的关键时期，维持胎儿生命的器官正在生长，所以你更应注意营养。

其间你的情绪波动很大，但需要注意的是，在早孕6~10周是胚胎腭部发育的关键时期，如果你的情绪过分不安，会影响胚胎的发育并导致腭裂或唇裂。因此，你一定要保持心情愉快，可以适当地听听轻音乐，进行音乐胎教。

胎宝宝变化

- 形成2毫米左右的胚盘。
- 神经系统和循环系统的基本组织开始分化。
- 80%的脑和脊髓的神经细胞开始形成。
- 小胚胎长约0.8厘米。

孕早期不宜性生活

怀孕第2个月，准爸爸孕妈妈一定要节制房事。一般来说，在妊娠早期的头3个月里，房事都是要节制的，尤其是婚后多年不孕和曾经有过自然流产史的孕妈妈更应避免同房。

在怀孕早期，胚胎正处在发育阶段，胎盘还未完全形成，特别是胎盘和母体子宫壁的连接还不紧密，胚胎“扎根”不牢，如果同房，子宫就会受到震动，很容易使胎盘剥离引起流产。另外，同房时，孕妈妈的盆腔会充血，引起子宫收缩，也会造成流产。此外，精液中含有前列腺素，这种激素也可以导致子宫收缩，从而可能引发流产。

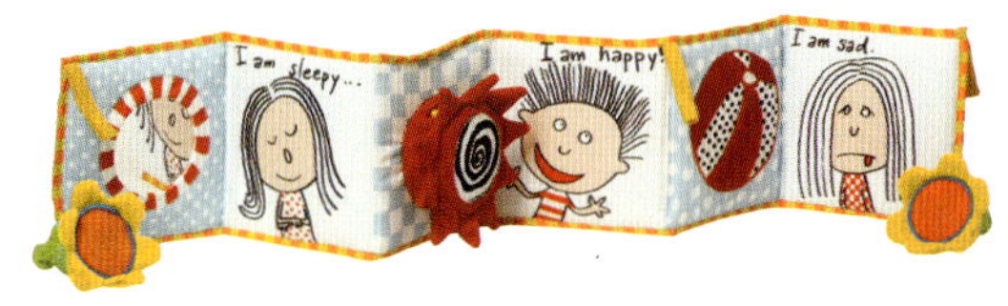

微笑是极佳的胎教

每天清晨，孕妈妈可以对着镜子，先给自己一个微笑，在一瞬间，一脸惺忪转为光华润泽，沉睡的细胞苏醒了，让人充满朝气与活力。

哪怕生气的时候，孕妈妈也可以照一照镜子，这时孕妈妈会发现镜子中的自己有点丑，脸上的肉扭曲而痉挛，眉头紧皱，脸色阴暗，简直就像一个陌生的面具。当人们正视丑陋的自己时，就会产生一种愿望，这就是改过的愿望，人们不希望自己继续丑陋下去，于是就会采取实际行动，好让镜子里的自己变得好看一些。当然，变得好看的办法也很简单，只要调整呼吸，平和心情，给自己一个微笑即可。

贴心小贴士

一个幸福美满的家庭也是达到优孕、优生的重要因素。准爸爸应该为自己的小宝宝创造一个安定、舒适的环境。要常常微笑，因为准爸爸的情绪常常会影响孕妈妈的情绪。

重视运动胎教的作用

运动胎教指的是孕妈妈进行适宜的体育锻炼，对胎宝宝大脑及肌肉的健康发育起到促进的作用，对孕妈妈的正常妊娠及顺利分娩也大有益处。

1 适当运动可以使孕妈妈保持良好的心理状态，缓解紧张感。特别是有意识地锻炼腹部、腰部、背部和骨盆的肌肉，有助于减轻临产时的阵痛，促进顺利地自然分娩以及产后恢复。

2 有助于孕妈妈控制体重，不至于长得太胖，同时能够促进血液循环，增强心肌收缩力，增加氧气的摄取量，促进新陈代谢，还可以避免由于妊娠体重增加和重心改变而导致的腰腿痛，有益于顺利地自然分娩。

3 利用孕妈妈神经内分泌系统功能的增强，可使消化液分泌增多，有利于食物的消化、吸收和利用。

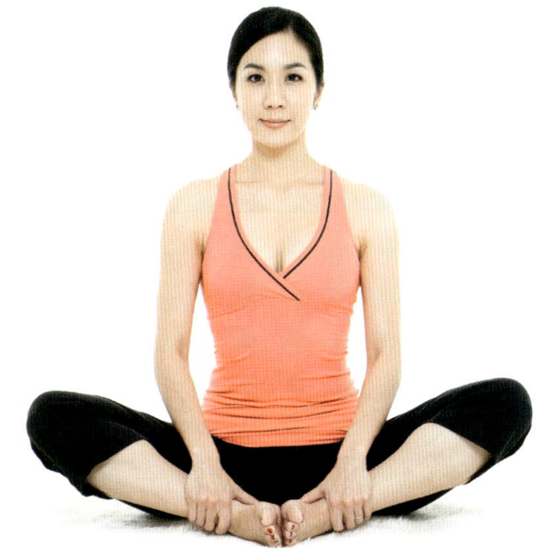

4 由于胎宝宝与母体血脉相连，母体血液循环的增强，也增加了对胎宝宝的氧气和营养供给，促进胎宝宝大脑和身体的发育。孕妈妈在户外活动时晒晒太阳，还有利于胎宝宝的骨骼生长发育。

音乐胎教：《维也纳森林的故事》

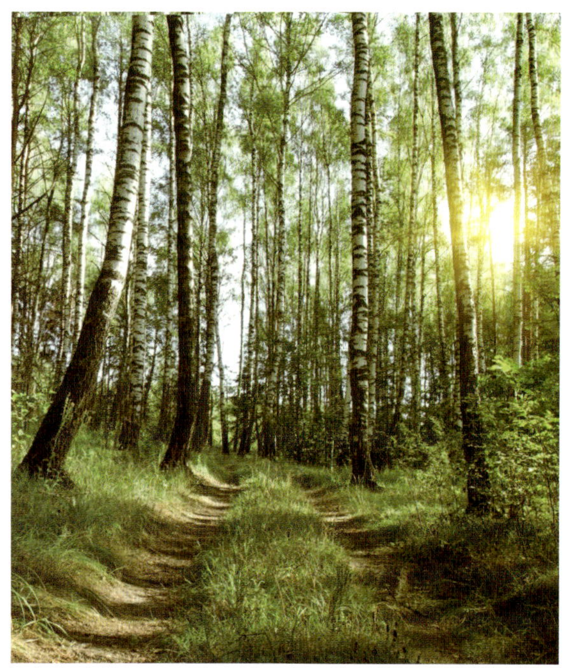

《维也纳森林的故事》是小约翰·施特劳斯继圆舞曲《蓝色的多瑙河》之后的又一部杰作，完成于1868年。小约翰·施特劳斯是地道的维也纳人，《维也纳森林的故事》就是他献给故乡的赞歌。

胎教引语

奥地利首都维也纳的郊区有一片美丽的森林，它离城市不远，历来吸引着千千万万的游人。这片森林也是许多居住在维也纳的大作曲家们经常光顾的地方，森林的美景常常激起他们的灵感。

胎教意境

约翰·施特劳斯的外祖父在维也纳森林中的扎尔曼村拥有一所爬满海青藤的乡间小舍，小施特劳斯就是在这里度过了他的青少年时光。自1829年起，他常在维也纳森林中度夏，林中百鸟啼鸣，空气芬芳，流泉呜咽，微风低吟，这一切大自然的天籁之声都激发了他的创作灵感，《维也纳森林的故事》圆舞曲便诞生了。

这首乐曲由序奏、五个圆舞曲和尾声构成，其结构属于典型的维也纳圆舞曲式，充满着温柔的抒情诗的气氛和蓬勃的朝气。

这首乐曲虽没有具体的故事情节，但浓郁的奥地利乡村音乐特点，乐曲中直接使用的奥地利民间乐器齐特琴，以及奥地利民间舞蹈连德勒的风格特征，无一处不清晰地烙上鲜明的民族印记，无一处不给人以美丽的维也纳郊外森林的联想，仿佛晨曦透过浓雾照进维也纳森林，还伴随着鸟儿们婉转的鸣叫。

胎教感言

孕妈妈在听这首乐曲的时候，可以想象自己在春天的早晨，身处美丽的蓝色的多瑙河畔，远处群山起伏，田野一望无际。晨曦的阳光透过大树茂密的叶子洒在挂满露珠的草地上，山边小溪波光粼粼。羊儿在草地上吃草，小鸟在林间婉转啼鸣，牧童吹着短笛，猎人吹响号角，马蹄嘚嘚……

孕期体操好处多

练习孕期体操的好处

1 孕期体操可缓解孕妈妈的疲劳和压力，增强信心。

2 孕期体操锻炼可以增加孕妈妈腹肌、腰背肌和骨盆底肌肉的张力和弹性，使关节、韧带松弛柔软，有助于分娩时肌肉放松，减少了产道的阻力，使胎宝宝能较快地通过产道。

练习孕期体操要注意的问题

1 有习惯性流产史、早产史、此次妊娠合并前置胎盘或严重内科并发症者不宜进行孕期体操。

2 孕妈妈在练体操时，运动时间、运动量要依身体状况而定。做完一遍体操后如果感到累，就应该适当减少运动量。运动适量的感觉为：身体微微发热，略有睡意。

3 感觉肚子发胀、生病等身体不舒服的时候，可酌减体操的种类、次数、强度等。

4 不少体操动作会使胎宝宝在腹中逆转，所以怀孕8~9个月时最好不要做。

孕期体操：扭动骨盆运动

这个月可以试一试扭动骨盆运动，这项孕期体操对于增强孕妈妈的骨盆关节和腰部肌肉的柔软性很有帮助。操作方法为：

1 孕妈妈仰卧在床上，双膝屈曲、并拢，双肩紧靠于床。

2 双膝带动大、小腿左右摆动，在空中画半圆形，反复数次。

3 伸直左腿，右膝屈曲，右脚心平放在床上，然后右膝慢慢向左侧倾倒，慢慢回到原位。

4 待膝盖从左侧恢复原位后，再向右侧倾倒，慢慢恢复原位。

5 按第3、4步的方法左、右腿交替进行。

6 每个侧面做5~10下，可以在每天早上起床前和晚上睡觉前各做1次。

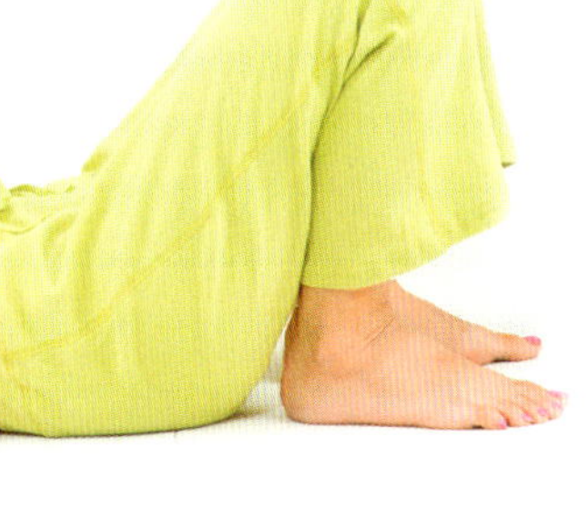

妈妈动动脑：九宫迷数

孕早期正是挖掘宝宝智力的大好时机，你要多动动脑，可以玩一些有意思的动脑游戏，像数独、九宫迷数等。

胎教引语

九宫迷数之所以叫作九宫迷数，是因为这项数字游戏是由一个包含九个小九宫的大九宫图和1～9这九个数字组成的，“迷数”在其中扮演着主角。

胎教意境

下面就是一个九宫图，你可以试一试：

玩法是：这个九宫图的多数数字迷失了（这就是“迷数”，图上标明的数字叫明数），按照明数的提示把迷数找出来。

寻找的依据是：

1 大九宫图上的每行都是由不重复的1~9的九个数字组成的；

2 大九宫图上的每列也都是由不重复的1～9的九个数字组成的；

3 每个小九宫也是由不重复的1～9的九个数字组成的；

4 每个数字游戏的答案都是唯一的。

1				5				6
		3			4			5
		6	3	9		1	4	
2	8		5				1	7
				8				
6					2			3
	9	1		6	3	2		
3			4			7		
5				7				8

胎教感言

如果孕妈妈比较喜欢玩牌，也可以适当地玩玩，但是最好不要打麻将，麻将的噪声对宝宝不好，赌博就更不要了，这会让你精神紧张。

答案：

1	7	4	2	5	8	9	3	6
9	2	3	6	1	4	8	7	5
8	5	6	3	9	7	1	4	2
2	8	9	5	3	6	4	1	7
4	3	5	7	8	1	6	2	9
6	1	7	9	4	2	5	8	3
7	9	1	8	6	3	2	5	4
3	6	8	4	2	5	7	9	1
5	4	2	1	7	9	3	6	8

贴心小贴士

工作时间过长会加大压力，孕妈妈每天工作时间不应超过8小时，还要避免上夜班，条件允许的话，感到疲劳时应稍休息，到室外、阳台呼吸一下新鲜空气，或换一下姿势。

第8周

孕妈妈和宝宝的身体变化

孕妈妈变化

你的腹部现在看上去仍很平坦，但你的子宫已有明显变化，怀孕前你的子宫就像一个握紧的拳头，现在它不但增大了，而且变得很软。

阴道壁及子宫颈因为充血而变软，呈紫蓝色，子宫峡部特别软。

当你的子宫成长时，你的腹部会感到有些痉挛，有时会感到瞬间的剧痛。

现在你可以进行第一次产前检查了，除了做盆腔检查外，还需要测量血压，以了解基础血压；检查心脏和肺脏；化验尿常规；进行一次口腔检查。

胎宝宝变化

- 心脏开始划分心室。
- 肾和心脏的雏形开始发育。
- 开始长出肢体的幼芽。
- 脖子和下颌的小皱痕已出现。
- 小胚胎长约1.2厘米。

孕妈妈洗澡方法

由于新陈代谢逐渐增强，孕妈妈比常人更需要洗澡，以保持皮肤清洁。可洗澡事虽小，却与胎宝宝的健康关系紧密，如果孕妈妈在沐浴时不注意方法，有可能会对自身和胎宝宝的健康造成影响，因此孕妈妈不能忽视了洗澡，孕妈妈洗澡可按以下路数来：

牢记5个安全原则

1 温差不要过大

洗澡前后的温差过大，很容易刺激孕妈妈的子宫收缩，造成早产、流产等现象，尤其是夏冬两季，洗澡的水温应适中（38℃左右），不宜过冷也不宜过热，不能蒸桑拿，夏季不能冲凉水澡。

2 时间不能太长

每次洗澡的时间以10~20分钟为宜，不要长时间用热水冲淋腹部，时间过长容易使角质层软化，导致病毒和细菌的侵入，还容易头晕。

另外，洗澡频率根据个人的习惯和季节而定，最好是每天1次，也可2~3天1次。

3 不要坐浴

坐浴容易使细菌进入阴道，造成阴道炎、附件炎等疾病，最好使用淋浴，比较安全卫生。

4 不要锁浴室门

孕妈妈洗澡时要注意室内的通风，避免昏厥，如果是在家里洗澡的话，最好不要锁门，以防万一

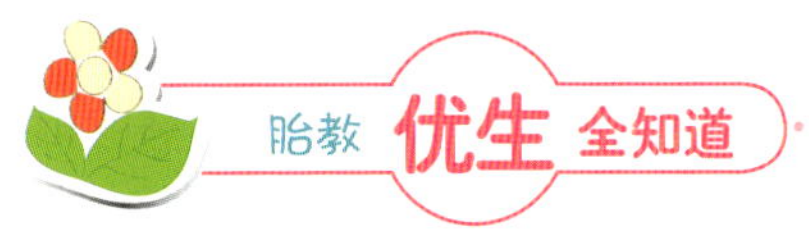

晕倒、摔倒可得到及时救护。

5 不要去公共浴池

如果实非得已，应掌握好时间，尽量选择在人少的早晨去，此时水质干净，浴池内空气较好。

清洁还要注意细节部位

外阴的清洁

除了清洗全身，最重要的是外阴部位的清洗，怀孕后阴道分泌物增多，有时会感觉痛痒，所以一定要每天清洗外阴。外阴最好用清水洗，尽量少用洗剂，避免坐浴，也不要冲洗阴道，否则会影响阴道正常的酸碱环境而引起感染。

乳房的清洁

乳房要用温水冲洗，动作要轻柔，不要用力揉搓，以免引起子宫收缩。

小部位的清洁

肚脐、耳朵、耳背、指甲、脚趾等部位的日常清洁往往被忽视，孕妈妈洗澡时要记得清洗。关于肚脐，可在洗澡前用棉花棒蘸点乳液来软化，然后洗澡时冲净即可。

小叮咛

洗完澡别急着穿上内裤，可穿上宽松的浴衣或睡裙，等阴部风干后再穿内裤，可以有效地预防阴部痛痒。

儿歌胎教：《小红帽》

我独自走在郊外的小路上
我要把那糕点带给外婆尝一尝
外婆住在遥远又僻静的地方
我要小心路上会有大灰狼
当太阳下山冈
我要赶回家
同妈妈一起进入甜蜜梦乡

胎教引语

小红帽是德国童话作家格林的童话《小红帽》中的人物，这首儿歌是根据这则童话故事而来。

胎教意境

从前有个人见人爱的小姑娘，喜欢戴着祖母送给她的一顶红色天鹅绒的帽子，于是大家就叫她小红帽。

有一天，小红帽去给外婆送食物，在森林中遇见了狼，她不知道狼想骗她，于是把来森林中的目的告诉了狼，后来狼诱骗小红帽去采野花，自己跑到林中小屋去把小红帽的外婆吃了，装成外婆，等小红帽来找外婆时，狼一口把她吃掉了。后来一个猎人把小红帽和外婆从狼肚里救了出来。

后来，人们就用小红帽来比喻天真幼稚、容易上当受骗的孩子。

胎教感言

孕妈妈可以借唱儿歌的机会，向胎宝宝描述各种小动物和人物的样子，模仿他们的语气叫两声，然后再接着唱，让胎宝宝跟着你的思维体会到更多的东西，促进他的智力发育。

怎样买到中意的内衣裤

这个月，孕妈妈的身形会发生较大的变化，乳房不断增大，乳头非常敏感，腹围也在一天天增加，以前的内衣裤很可能已经不再合身了，选择合适的内衣裤是非常重要的事情，怎样才能买到称心如意的内衣裤呢？下面的建议或许对孕妈妈有帮助。

选购内衣的建议

从怀孕到生产，乳房约增加为原先罩杯的两倍，这种变化要求孕妈妈适当地根据孕期时间和乳房大小来选择合适的文胸：

1 最好选择全罩杯的文胸，并有软钢托支撑。

2 面料应选择舒适、吸汗、透气的纯棉质面料。

3 色调应该选择明亮、轻快的，如白色、粉色、淡蓝色等可以带来好心情的颜色。

4 合适的肩带应该在肩胛骨和锁骨之间，这样才不会有束缚感，选购时不妨试穿一下，可以举手、耸肩，看看它是否会掉下来或感到不适。

5 临产前的孕妈妈可以选择特别为哺乳设计的哺乳文胸，特点是具有活动式扣瓣肩带，哺乳时不用将整个文胸脱下，只需轻轻地按下扣瓣，罩杯前端即可翻下，方便哺乳。

选购内裤的建议

1 和内衣一样，孕妈妈的内裤也需要随着腹围的变化来选择。随着孕周增加，就需要换大一号的内裤，目前市场上有一种专门为孕妈妈设计的专用内裤，这种内裤一般都有活动腰带的设计，方便妈妈根据腹围的变化随时调整内裤的腰围大小，十分方便。

2 内裤可选择高腰的设计，能将整个腹部包裹，具有保护肚脐和保暖的作用。

3 由于孕妈妈的阴道分泌物增多，所以最好选择透气性好、吸水性强及触感柔和的纯棉质内裤，对皮肤无刺激，也不会引发皮疹。

4 在孕晚期，还可以选择有前腹加护的特殊孕妇内裤，这种内裤可以起到托腹带的功效，减轻孕妈妈的身体负担，让孕妈妈轻松度过孕期。

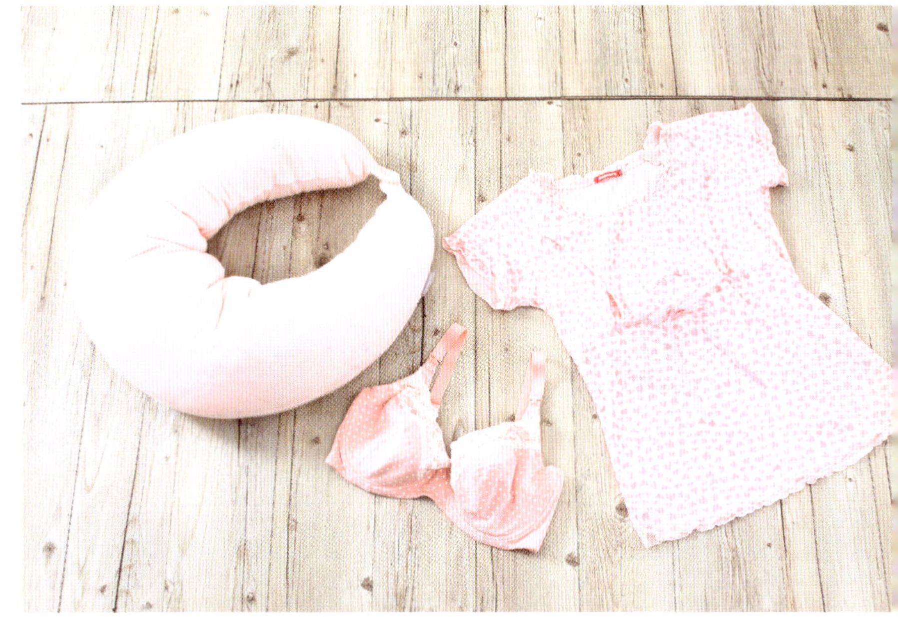

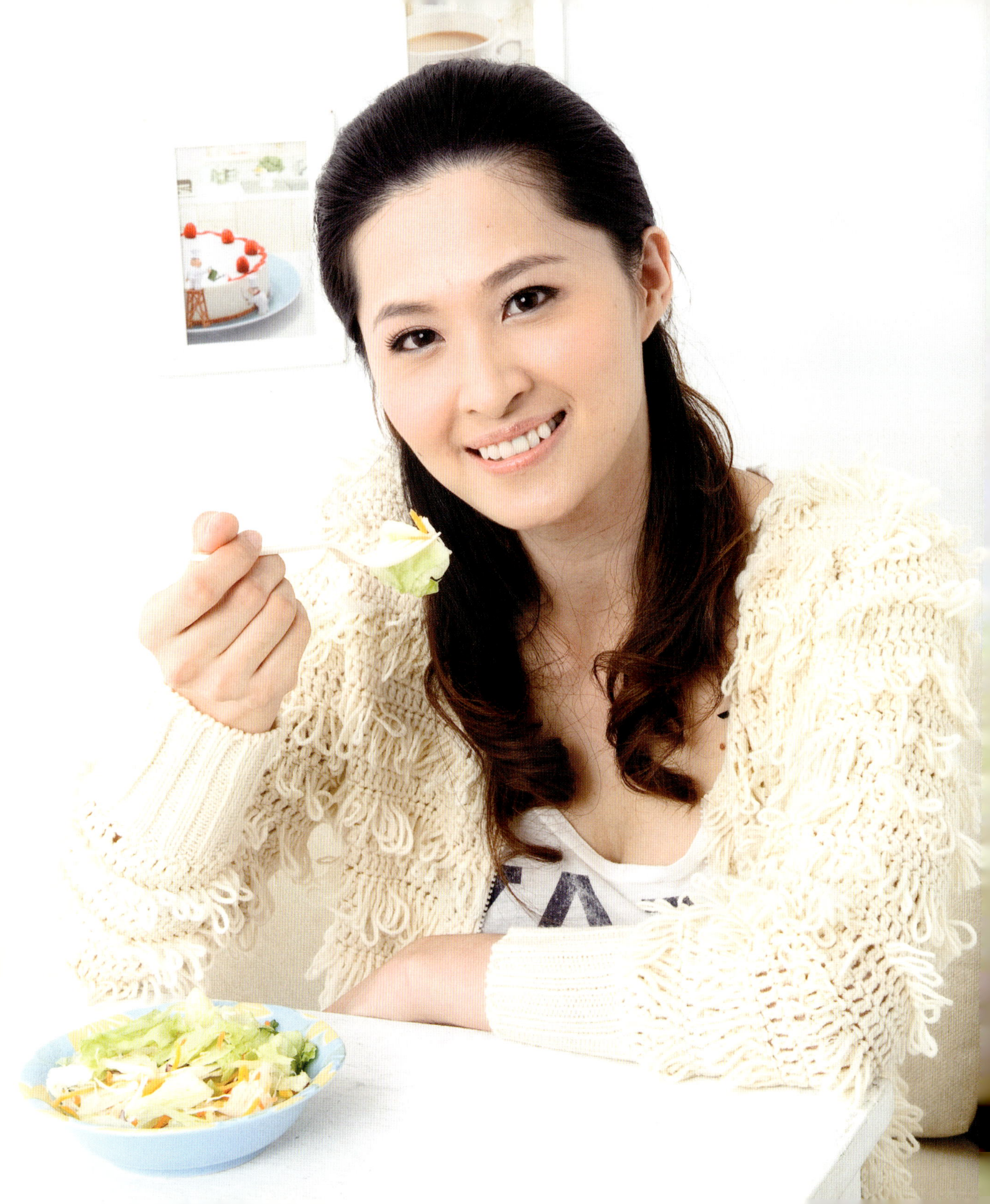

Part 3 孕3月

亲爱的孩子，你在这里还好吗

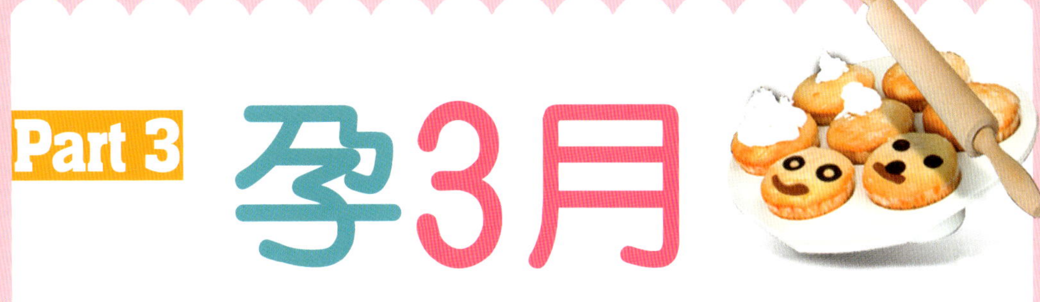

第9周

孕妈妈和宝宝的身体变化

孕妈妈变化

你的体重没有增加太多，但是你的乳房更加膨胀，乳头和乳晕色素加深。你需要使用新的乳罩，让你的胸部感到更舒服一些。

你的血液也在增加，到你怀孕晚期，你会有比孕前多出45%~50%的血液在血管中流动，多出的血液是为了满足胎儿的需求。

你的子宫增大到原来的两倍大小，腹部越来越明显，尽管此时还看不到怀孕的迹象。

胎宝宝变化

- 左心房和右心房已分划开，每分钟可跳140下左右。
- 长尾巴逐渐变短。
- 手和脚看起来像小短桨，垂体和肌肉纤维在迅速成长。
- 胚胎的面部器官已经明显。
- 小胚胎长约2厘米，形如红豆，胚牙重约4克。

少量多餐，保证胎宝宝的营养

孕妈妈在怀孕早期，因为早孕反应的原因，往往容易没有胃口，会影响营养的摄入，因此应少量多餐，以保证胎宝宝的营养，每顿吃到六七分饱即可，以免反胃恶心，如果中途饿了，则及时加餐，一天可吃5~6顿，以孕妈妈的实际需求为准。

此外，孕妈妈的饮食应该以清淡为主，多吃点易消化，少油腻的食物，可以根据自己的口味和喜好来选择，即选择自己平时爱吃的食物，如果孕妈妈的胃口一直很差，可以适当加重饭菜滋味，但仍需以清淡的食物为主。

还要注意的是，有的孕妈妈以为每次多吃一点，才能保证胎宝宝的健康，其实，孕妈妈应根据身体需求来进食，不要勉强吃喝，否则可能导致营养过剩。

贴心小贴士

孕妈妈如果每顿都吃得有些少，饿得特别快，可以在饭间吃些水果、奶类、点心等，还要记得多喝水。

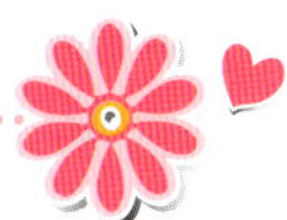

养几盆花草，令心情更舒缓

从现在起，孕妈妈多关注一下花花草草吧！植物能让人的心灵鲜活、舒畅、充实，孕妈妈养几株植物，可令心情更好、更宁静。

孕妈妈适合养哪些植物

1 能吸收有毒化学物质的植物

芦荟、吊兰、龟背竹是天然的清道夫，可以清除空气中的有害物质。

花叶芋、红背桂等是天然的除尘器，能截留并吸滞空气中的飘浮微粒及烟尘。

2 能杀病菌的植物

紫薇、茉莉、柠檬等植物，具有一定杀死白喉杆菌和痢疾杆菌的能力。

仙人掌肉质茎上的气孔白天关闭，夜间打开，在吸收二氧化碳的同时还制造氧气。

玫瑰、紫罗兰、薄荷等植物可使人放松、精神愉快，有利于睡眠。

3 能驱蚊虫的植物

蚊净香草不仅观赏价值高，还能散发出一种清新淡雅的柠檬香味，在室内有很好的驱蚊效果，对人体却没有毒副作用。

除虫菊含除虫菊酯，也能有效驱除蚊虫。

孕妈妈不能养的植物

并非所有的植物都绝对安全、环保，以下植物，孕妈妈最好不要养：

1 本身含有毒性的花草

夹竹桃、郁金香、含羞草、秋水仙等有微毒。

2 松柏类植物，包括玉丁香、接骨木等

这类植物会分泌脂类物质，放出较浓的松脂味，对人体的肠胃有刺激作用，闻久了会引起恶心、食欲下降，尤其是对孕妈妈影响较大。

3 使人产生过敏的花草

如紫荆花、洋绣球等，接触它们可能诱发哮喘、咳嗽，引发瘙痒症。

4 耗氧性花草

如夜来香、丁香等，它们进行光合作用时，大量消耗氧气，影响人体健康，夜来香、兰花、百合花的香气还会让妈妈过度兴奋而导致失眠。

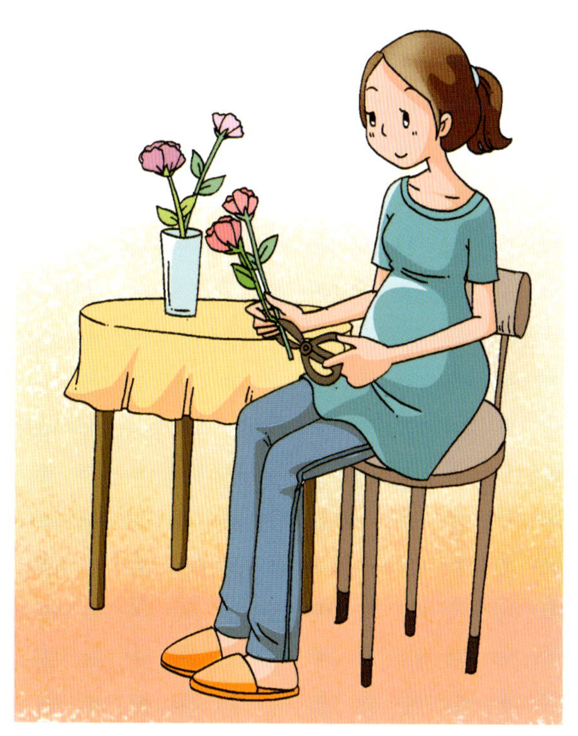

到了预防早期流产的关键期

流产是指在怀孕20周前终止妊娠的情况，其中发生在12周前的称早期流产，以后的为晚期流产，到了孕3月，就进入了预防早期流产的关键期，此后发生流产的概率会比较小。

引起流产的原因与征兆

引起流产的原因非常复杂，遗传基因缺陷、免疫因素、母体疾病因素甚至是环境因素，都可能引起自然流产，如胚胎发育不正常；孕妈妈患有急慢性疾病（贫血、高血压、慢性肾炎、心脏病等）；孕妈妈受到汞、铅等有害物质的影响等。

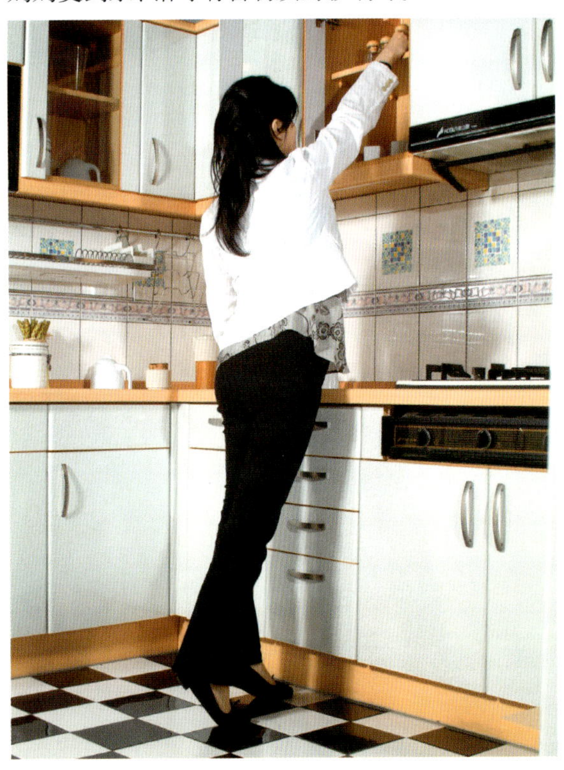

流产最主要征兆是阴道出血和腹部阵痛，下腹有轻微疼痛或感觉腰酸、有下坠感，这可能就是流产的前兆，应及时去医院就诊。

怎样减少流产的危险

为了避免发生早期流产，孕妈妈要做到：

定期产检：定期产检能得知胎宝宝的发育成长状况、健康与否，避免发生早期流产。

禁止吸烟、喝酒、喝咖啡：孕妈妈如果吸烟、喝酒、喝咖啡，流产概率会提高。

正常作息：怀孕早期，孕妈妈应尽量避免工作太过劳累、熬夜等，维持正常的生活作息，并保持心情愉悦。

避免危险动作：孕妈妈应尽量避免爬高、提重物或弯腰拿东西，以免造成腹部不适或受到碰撞，导致流产。

补充叶酸：缺乏叶酸也是导致流产的重要因素之一。

留意可能的流产征兆：一般来说，腹痛、阴道出血都是流产的征兆。

贴心小贴士

如果出现流产征兆，孕妈妈要尽快去医院检查，不可盲目保胎，因为有些流产是胚胎发育异常导致的，若出现多次流产，要到医院查染色体或查血，找到流产的根由。

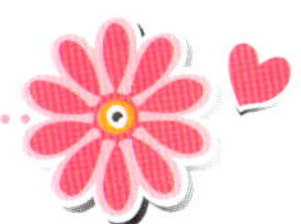

故事胎教：《狐狸和小花猫》

狐狸和小花猫

一只小花猫在森林里遇到一只狐狸，心想："它又聪明，经验又丰富，挺受人尊重的。"于是它很友好地和狐狸打招呼："嘿，尊敬的狐狸先生，你好吗？这些日子挺艰难的，你过得怎么样？"狐狸傲慢地将小花猫从头到脚地打量了一番，半天拿不定主意是不是该和它说话。最后它说："哦，你这个倒霉的长着胡子、满身花纹的傻瓜，饥肠辘辘地追赶老鼠的家伙，你会啥？有什么资格问我过得怎么样？你都学了些什么本事？""我只有一种本领。"小花猫谦虚地说。"什么本领？"狐狸问。"有人追我的时候，我会爬到树上去藏起来保护自己。""就这本事？"狐狸不屑地说："我掌握了上百种本领，而且还有满口袋计谋。我真觉得你可怜，跟着我吧，我教你怎么从追捕中逃生。"

就在这时，猎人带着四条狗走近了。小花猫敏捷地蹿到一棵树上，在树顶上蹲伏下来，茂密的树叶把它遮挡得严严实实。"快打开你的计谋口袋，狐狸先生，快打开呀！"小花猫冲着狐狸喊道。可是猎狗已经将狐狸扑倒咬住了。"哎呀，狐狸先生，"小花猫喊道，"你的千百种本领就这么给扔掉了！假如你能像我一样爬树就不至于丢了性命了！"

——选编自《格林童话》

胎教引语

故事中小动物们的想法往往和小孩子很相似，给孩子讲故事是他们喜爱的活动。

胎教意境

骄傲的狐狸瞧不上小花猫的上树本事，一心觉得自己的计谋才是本事，可是，本事大的狐狸却被猎人抓住了，小花猫仅仅只会上树，很容易就逃脱了猎人的追捕。

这个故事里的讽刺意味很明显，尊重别人的长处，也合理利用自己的优点，这样的人才会受人喜爱，关键时刻才能更好地发挥作用。

胎教感言

讲故事时，孕妈妈可以自己模仿狐狸和小花猫，仔细体会狐狸和小花猫的对话，然后将自己的理解有感情地传达给腹中的胎儿。胎儿虽然小，但通过孕妈妈的身心，他也能真切地体会到这种感受。

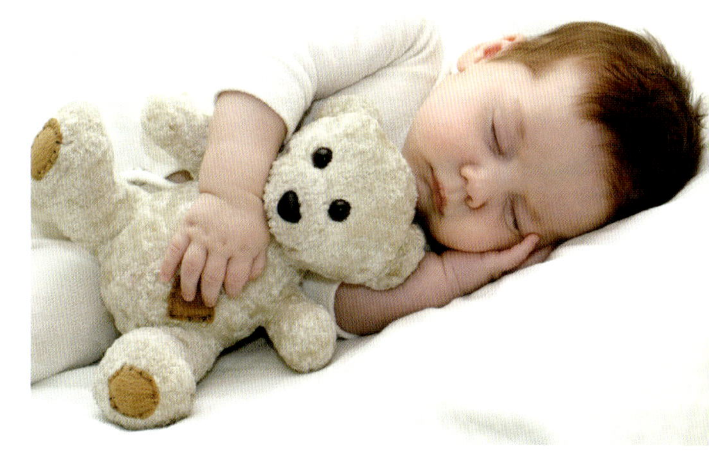

准爸爸胎教：给胎宝宝放音乐

在进行音乐胎教时，一定要注意所用的方法，音乐胎教不得当可能在不知不觉中给宝宝带来无法弥补的伤害。

怎样给宝宝放音乐

1 征得孕妈妈同意再播放。准爸爸在播放音乐的时候要征得孕妈妈的同意，千万不要自顾自地就放了起来，应该选择孕妈妈喜欢听的音乐，否则的话就不会起到胎教的作用。

2 选择合适的音乐。在音乐的选择上，胎教音乐必须是经过专业选择和设计的，孕妈妈应该听一些节奏柔和舒缓的轻音乐，像一些节奏起伏比较大的交响乐，尤其是摇滚乐、迪斯科舞曲等刺激性较强的音乐，都不适合孕妇听。胎教音乐应该在频率、节奏、力度和混响分贝范围等方面，尽可能与孕妇子宫内的胎音合拍、共振。

3 根据胎动频率选择曲子。到了怀孕中后期，要根据胎宝宝胎动的频率，有选择地选择曲目。如果胎动频繁，应放一些柔和轻松的曲子；如果胎动较弱，则需放一些雄壮有力而节奏感又比较强的音乐。

4 控制音乐胎教的时间。长时间不间断地聆听胎教音乐，这种音乐胎教法是错误的，胎儿的大脑也需要休息，若是长时间聆听，则对其听力、情绪发展等都极为不利。正确的方法是间隔播放，每次听1小时左右即可。

5 采取最自然的听法。应该让胎儿通过最自然或近似于与生俱来的方式听到音乐，而不是刻意为之，比如强行使用传声器、刻意调到最大音量等。

6 说说对音乐的理解。在听音乐时，如果孕妈妈情绪不错，准爸爸还可以将自己的理解（可以是对音乐本身或者由此而联想起来的生活）讲给胎儿听，效果会更好。

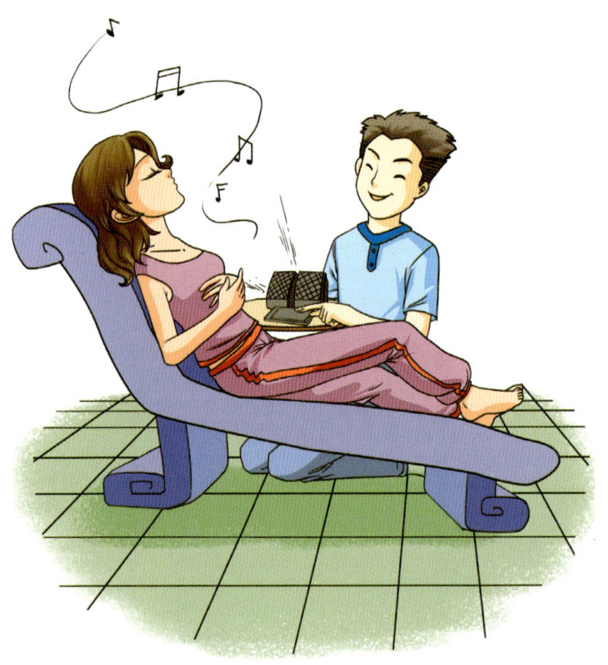

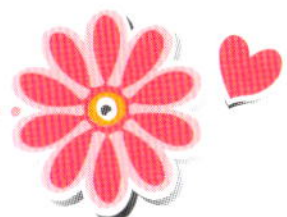

第10周

孕妈妈和宝宝的身体变化

孕妈妈变化

孕妈妈身体变化依然不大，有过怀孕生产史的孕妈妈腹部会稍有突出，初次怀孕的女性还看不出腹部的变化。

这个阶段你的情绪变化会很剧烈，刚才还眉开眼笑，转眼间就会闷闷不乐，这时的喜怒无常是正常的情绪波动，是由于激素变化引起的，但孕妈妈要注意调整心绪，让自己顺利度过孕期。

胎宝宝变化

- 羊膜腔里有羊水，胎儿好像漂浮在里面。
- 脐带开始形成。
- 胎盘开始形成，占子宫腔容积的1/3。
- 胃、肠、肝等器官发育成形，原始的肝脏产生大量的红细胞。
- 内外生殖器的原基已经形成，但性别无法辨认。
- 胸部移动，就像在呼吸。
- 大脑发育迅速。
- 皮肤极薄，血管清晰可见。
- 手指和脚趾间好像有蹼状物。
- 头和躯体的区别渐渐清晰。
- 骨骼还处于软体状态，富有弹性。
- 胎儿开始会动。
- 牙和腭刚刚开始发育。
- 嘴巴、眼睛、耳朵也出现了，眼睛不长在两侧，但人脸的模样基本成形。
- 小胚胎长约2.8厘米，大小如蚕豆。

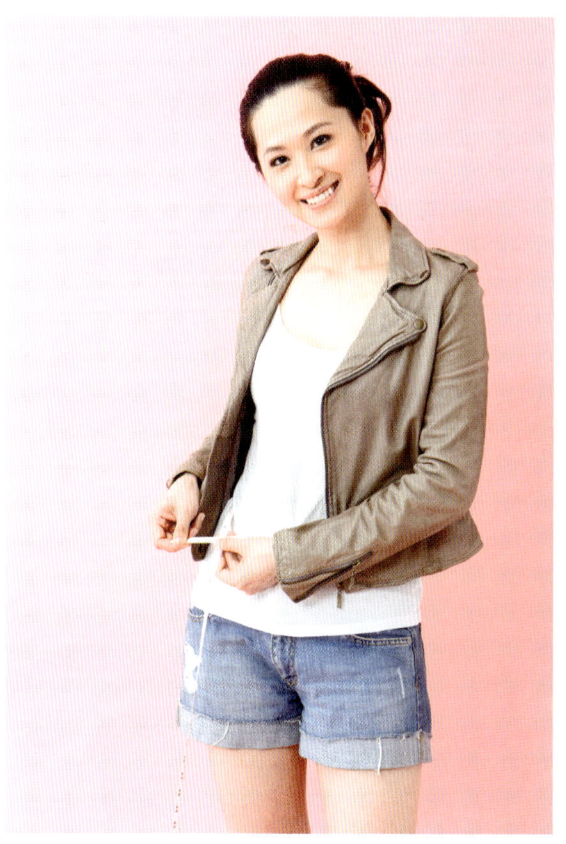

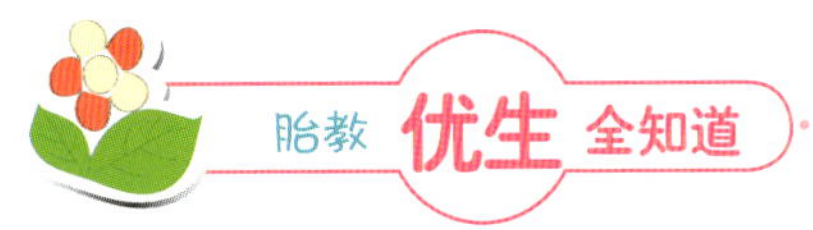

防治妊娠牙龈炎

在体内大量雌激素的影响下，从怀孕的第3个月起，你的口腔可能会出现一些变化，如牙龈充血、水肿以及牙龈乳头肥大增生，触之极易出血，医学上称此为妊娠牙龈炎。妊娠期牙龈炎发病率为50%，一般在怀孕后2~4个月出现。

除了牙龈问题，孕期的你由于进食次数增多，喜食酸、甜食物，并忽略了清洁口腔的话，还容易得龋病、牙周病等口腔疾病。

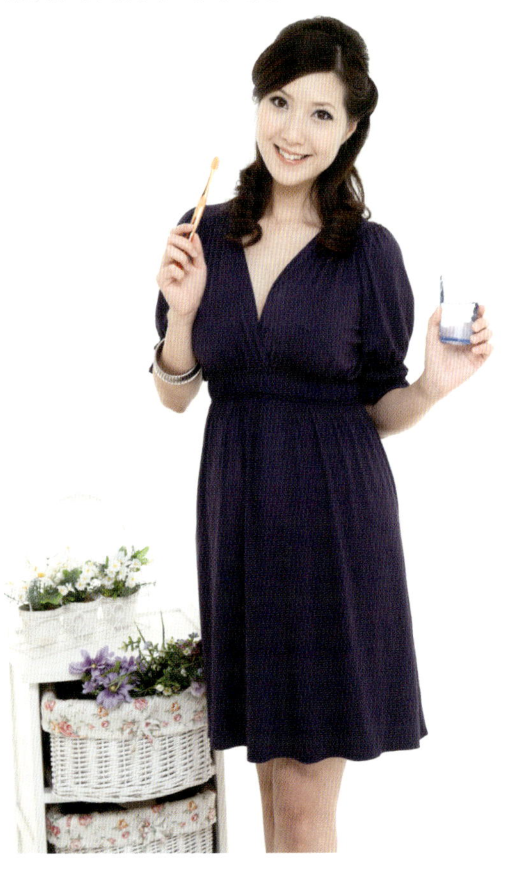

为了预防孕期牙龈炎发生，你必须比平时更加注意口腔的护理与保健：

1 每天早晚各刷一次牙，刷牙选用软毛牙刷，餐后及时漱口，必要的时候还要用牙线清洁牙缝。

2 平时多做做上下叩齿动作，这样不仅能增强牙齿的坚固性，同时可增加口腔唾液分泌量，其中的溶菌酶具有杀菌、洁齿作用。

3 怀孕初期要去口腔科做检查，及早治疗龋齿、牙龈炎、牙周炎。

4 牙龈出血时多吃富含维生素C的食物。

5 如果要拔牙，应在怀孕3个月以后到7个月以前的时间进行，孕早期拔牙容易诱发流产并加重孕吐；在怀孕7个月后，因身体笨重不便与医生配合，而且有引发早产的可能。

6 尽量不要拍牙齿X光片，必须拍时，应在腹部围上“铅橡皮围裙”，以防放射线危害孕妇和胎儿。

7 月子里一定要刷牙，不能只是漱漱口，因为漱口只能使口腔中的细菌减少15%，如果不刷牙，很容易发生口腔炎。

贴心小贴士

一旦患有妊娠期牙龈炎、牙周病、龋齿等口腔疾病，应及时到医院进行诊治，以防症状加剧，对孕育也不利。

练习几个有利于优生的瑜伽体式

有一些瑜伽体式是可以在孕期常常练习的，准妈妈可以坚持练习这些体式。

练习前的准备活动

选择一个宽敞安静的地方，家里的大床或是客厅都是很不错的选择，穿上宽松舒适的衣服，想要练习时，半小时内不要进食或洗澡，这些可以留到练完后进行。

接下来，需要做一点热身，可以盘坐下来，挺直腰背，双肩放松，下巴微收，吸气，慢慢呼气，同时头部轻轻转向右侧，然后吸气，头部还原，反侧重复，直到完全放松。

莲花座

长期练习莲花座可以帮助准妈妈远离愤怒、嫉妒，使内心平静，下面是这个体式的要领：

1 盘膝而坐，手臂伸直。

2 脚拇指内侧用力，脚掌朝向两边。

3 呼气之后屏气，提肛、提会阴，腹部下沉，低头保持一会儿，吸气时慢慢放松。

4 反复数次，若是身体不适，应马上休息，每次练习3~5分钟即可。

猫式

练习猫式对于解除准妈妈肩背部的疲劳很有益，能增强准妈妈和胎宝宝的体质。

1 跪坐，深呼吸数次。

2 跪正，两手撑在膝盖前方的地面上，吸气，腰部凹陷，头抬高，脸向上。

3 呼气，腰部提高，头向内缩。

4 深呼吸，腰部上下摆动数次。还原跪坐，将呼吸调整均匀。

> **贴心小贴士**
>
> 如果决定练习孕期瑜伽，不妨常常练习熟知的几种体式，而不必苦苦追求全面，只要集中精神去做，即使只练习一种体式，效果也同样会不错。

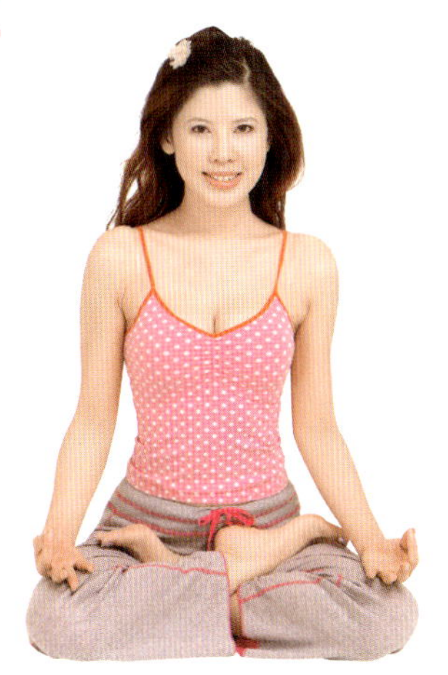

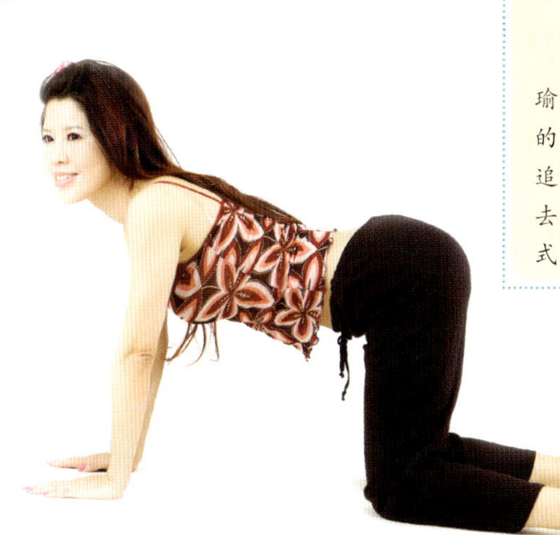

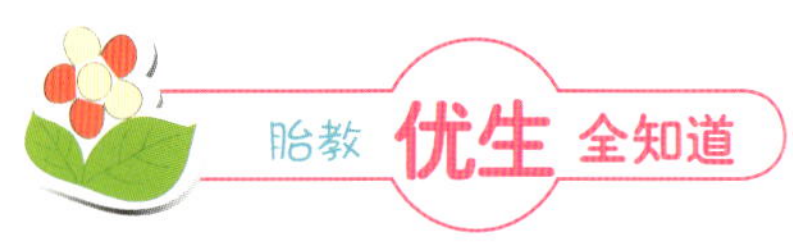

音乐胎教：《春之歌》

《春之歌》是德国作曲家门德尔松著名的钢琴曲集《无歌词集》（第62号作品）中最为著名的一首，不仅用于钢琴独奏，还被改编成管弦乐曲以及小提琴和其他乐器的独奏曲而广为流传。此曲创作于1842年6月，当时门德尔松正在英国伦敦，在初夏晚春的坎伯韦尔大草坪附近，他写下了这首风一般悠扬的名曲。

无歌词又名无言歌，顾名思义是没有歌词的曲子，一般由钢琴演绎，是门德尔松首创的一种小型器乐体裁。无言歌曲目通俗易懂，具有很强的旋律性，曲调纯净优雅，虽创作之初为钢琴曲，但之后被改编为管弦乐以及提琴等器乐独奏曲，在民间广为流传，现代也被视作古典赏析的入门曲目。

胎教引语

怀孕后，孕妈妈和胎宝宝听的音乐可以逐步丰富起来，种类也可以渐渐多一些，钢琴、大提琴、管弦乐等各类乐曲都可以听一听。

胎教意境

《春之歌》描写了大地春回、万物复苏的蓬勃气象。主旋律绚丽多姿、委婉迷人，串串音符犹如飘飞的柳絮，展现出春光的明丽与妩媚。而伴奏部分那流畅跃动的琵琶音，就像是竖琴奏出的，仿佛淙淙溪水，缓缓流过，更烘托出春的意境与活力。

与主旋律相伴，还有一支旋律意在刻画人们置身于春色之中激动兴奋的心情，它装束在《春之歌》的中间部分，使这幅春色画图更增添几许纷纭与迷离，使人产生一种心旷神怡的愉悦感和一种春深似海的神秘感。

这首乐曲的结尾再现了明媚如歌的主旋律，又回顾了激荡兴奋的惜春之情，在寂静安恬的气氛中，音乐渐渐弱下来，消逝在无尽的春光之中。含蓄而平静的终止，给人以余韵未绝、意蕴愈深的奇妙联想，使《春之歌》仿佛获得永恒的生命。

在听这首歌的时候，听者很容易被曲中流水般轻柔的浪漫旋律吸引，而被带到一种快乐的气氛中去。

胎教感言

准爸爸低音唱歌、大提琴独奏曲或歌声和乐曲之类，胎宝宝最容易接受。孕妈妈亲自哼唱歌曲，如哼唱几首自己喜欢的抒情歌曲，或是优美而又富有节奏的小调、摇篮曲等，都会得到十分满意的效果。

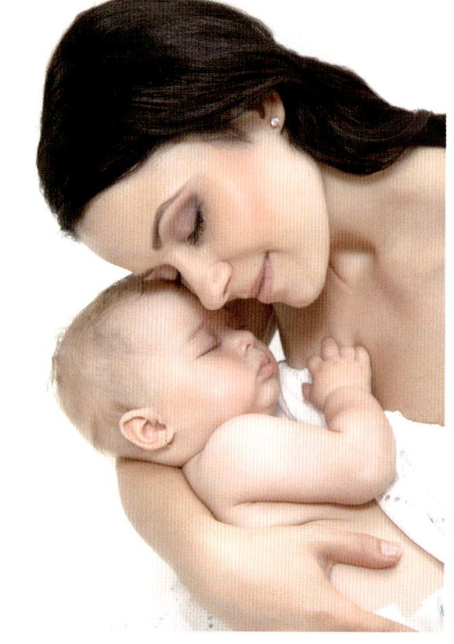

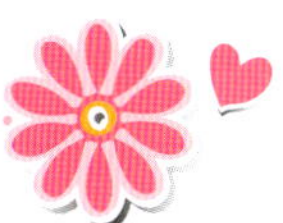

选补脑效果好的坚果做零食

要想胎宝宝有一个聪明的脑袋，要抓住脑发育的黄金时期多吃些补脑食物。

坚果通常被归为脂肪类食物，高热量、高脂肪是它们的特性，但是坚果主要是以不饱和脂肪酸为主，对于胎宝宝大脑发育来说，需要的第一营养成分就是不饱和脂肪酸。因此，坚果是补脑佳品。下面介绍几种可作为孕妈妈零食的坚果：

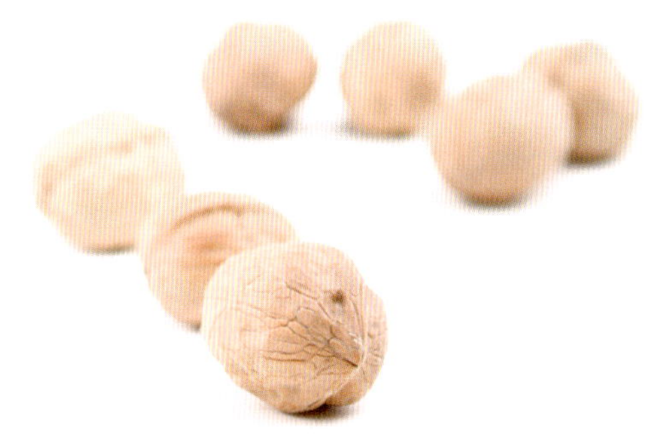

开心果

推荐摄入量： 5~8粒。

开心果含有大量油脂和维生素E，有润肠通便的作用，同时可补脑。

松子

推荐摄入量： 20~30克。

松子含有丰富的胡萝卜素和维生素E，以及人体必需的脂肪酸、油酸、亚油酸，有防癌、抗癌作用，还能促进胎宝宝大脑健康发育。

花生

推荐摄入量： 25~30克。

花生含有约50%的脂肪和25%的蛋白质，还含有维生素B_1、维生素B_2及维生素E等多种营养成分，孕妈妈常吃还可以预防产后缺乳。

核桃

推荐摄入量： 2~3个。

核桃含有较高的亚油酸，在体内能合成DHA，有补脑、健脑作用，核桃也含有丰富的维生素E，能促进胎宝宝血管的生长和发育。

榛子

推荐摄入量： 8~10粒。

含有约50%的脂肪，脂肪酸以不饱和脂肪酸为主，并富含磷、铁、钾等矿物质，以及胡萝卜素、维生素B_1、维生素B_2、烟酸，经常吃可以明目、健脑。

葵花子

推荐摄入量： 20~30克。

葵花子脂肪富含亚油酸，能促进脑发育，也含有大量维生素E，促进胎宝宝血管生长和发育，同时还能增进卵巢机能，增强孕酮的作用，有助于安胎。

腰果

推荐摄入量： 5~8粒。

营养丰富，含蛋白质达21%，含油率达40%，各种维生素含量也都很高，具有补充体力、健脑的作用，还能使干燥的皮肤得到改善，同时可补充铁、锌等。

准爸爸胎教：营造良好的家庭气氛

和谐的家庭气氛是造就身心健康后代的基础，在和睦相处的氛围中孕妈妈得到的是温馨的心理感受，胎宝宝也能在如此良好的环境中获得最佳熏染，从而促进身心的健康发育。

在孕妈妈的整个妊娠过程中，大多数的时间都是在家中度过的，家庭气氛和谐与否对胎宝宝的生长发育影响很大。

良好的家庭氛围需要夫妻双方共同努力营造，一方面孕妈妈自己要注意调节不良情绪，另一方面准爸爸的努力也很重要，准爸爸更要积极热忱地为孕妈妈及腹内的胎宝宝做好服务。

准爸爸营造家庭氛围的方法

1 准爸爸应体贴照顾妻子主动承担家务，经常陪伴妻子，无吵闹现象。

2 准爸爸要做到不过量饮酒，不在妻子面前吸烟，节制性生活。

3 准爸爸还应多看一些家庭幽默书籍，讲给妻子听，以活跃家庭气氛，增进夫妻情趣。这个时期应使孕妇身心愉快。

4 多听听孕妈妈的意见和想法，帮助她实现心中所想。

5 如果与父母同住，准爸爸还要注意调节婆媳关系，避免婆媳矛盾影响家庭关系。

6 时常布置一下家庭环境，改换一下家具的位置，或添置一些有趣的小玩意等，可能会给孕期的妻子带来意想不到的惊喜。

总之，夫妻之间要互敬、互爱、互勉、互慰、互谅、互让，经常交流感情。

八互歌

周总理夫妇根据几十年的生活实践，总结出了一首《八互歌》，可以作为夫妻共创温馨家庭的准则，歌词主要大意是：

一互敬，多协商。二互爱，情意长。
三互信，莫乱想。四互勉，共向上。
五互助，热心肠。六互让，不逞强。
七互谅，心坦荡。八互慰，暖心房。
合家欢，乐无疆。八互歌，切莫忘。
努力做，认真想。携手进，路宽广。

《八互歌》高度概括了夫妻关系处理上双方应遵循的道德准则，同时也道出了怎样才能使夫妻和谐与家庭温馨的秘诀。夫妻间互敬互爱是共同创造温馨家庭的感情基础。

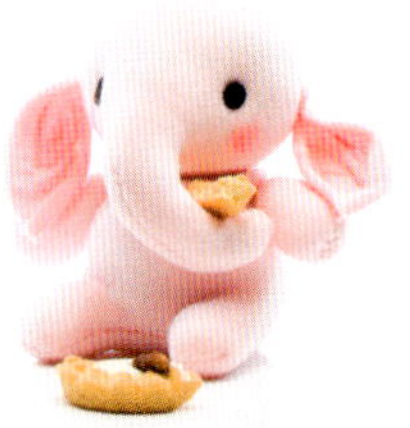

贴心小贴士

孕妈妈不应因为怀孕而拒绝做任何家务，适当地做些较轻的家务活是有益无害的。准爸爸下了班，孕妈妈不妨温柔地问一声：“累了吧？”递上一杯水，准爸爸即使再疲劳也会觉得家很温暖，对孕妈妈也会更加体贴、关心、爱护。

第12周

孕妈妈和宝宝的身体变化

孕妈妈变化

大多数孕妈妈恶心呕吐的症状已经减轻，疲劳嗜睡的阶段也已经过去，你可能会感到精力充沛。

你的皮肤可能有些变化，一些孕妈妈的脸和脖子上不同程度地出现了黄褐斑，这是孕期正常的特征，在宝宝出生后就会逐渐消退。

这时你还可能看到，在你的小腹部从肚脐到耻骨还会出现一条垂直的黑褐色妊娠线。

胎宝宝变化

- 生殖器官开始发育。
- 手腕已成形，脚踝开始发育，手指、脚趾清晰可见。
- 手臂长了一些，肘部也变得弯曲。
- 手、脚、头以及全身都可以灵活地动了。
- 耳朵已经形成，但还没有作用。
- 长出眼皮，眼皮黏合在一起，至27周后才能睁开。
- 胎儿长约4.9厘米，形似扁豆。

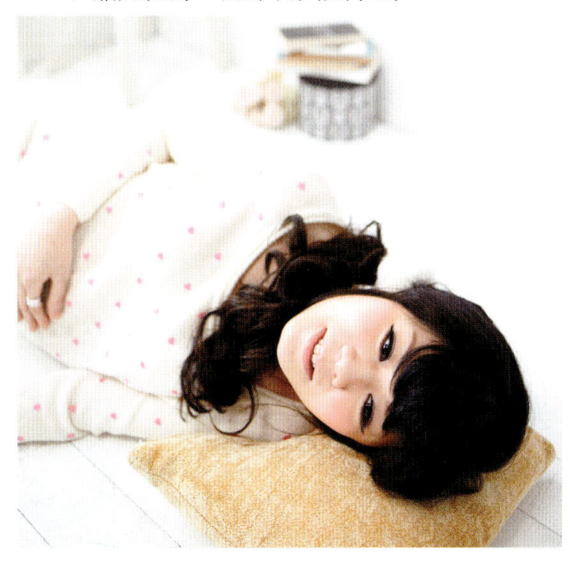

职场孕妈妈怎样吃得更营养

职场孕妈妈可能不得不吃工作餐，难免会在营养方面有欠缺，甚至还有一些不太健康、容易导致发胖的饮食。孕妈妈要想吃得更营养，一定要善于“去粗取精”，注意选择，以下建议可能会给孕妈妈一些帮助：

1 不要选择味重刺激的食物

孕妈妈应少吃太咸的食物，以防止体内水、钠潴留，引起血压上升或双足水肿；其他辛辣、调味重的食物也应该明智地拒绝。

2 尽量避免油炸食物

外面餐馆的油炸类食物，在制作过程中使用的食用油一般都是被重复使用过很多次的回锅油，这种油反复沸腾，有很多有害物质，孕妈妈最好不要食用工作餐里的油炸食物。

3 慎重挑选饮料

对于孕妈妈来说，健康饮料包括矿泉水和纯果汁，其他饮料最好不要选择，尤其是含咖啡因或酒精的饮料。

4 自带袋装牛奶和新鲜水果

为了弥补吃新鲜蔬菜的不足，孕妈妈应在午饭前30分钟吃个水果，以补充维生素缺乏，可以自带。此外，还可带牛奶，以补充钙。

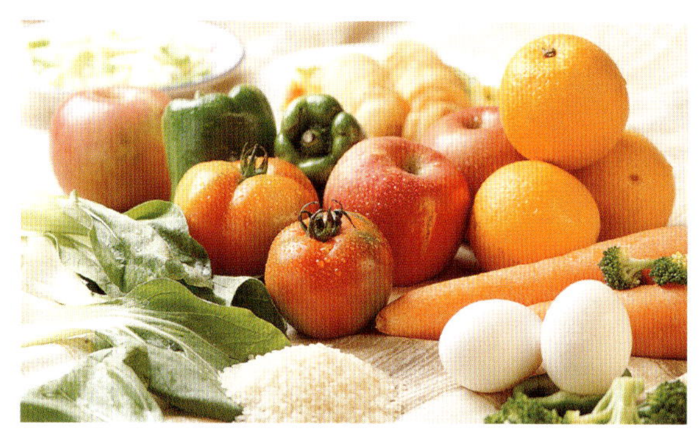

贴心小贴士

容易饥饿的孕妈妈要记得带些全麦饼干或者面包之类的食物，以备饥饿的时候需要。

音乐胎教：《杜鹃圆舞曲》

《杜鹃圆舞曲》是根据挪威作曲家约纳森创作的一首同名钢琴曲移植的手风琴曲。据说这首曲子是约纳森在1918~1930年间为无声影片做钢琴配音时即兴配音而作，曲调优美，音乐形象生动鲜明，带有浓浓的春意，特点是模仿杜鹃鸣叫的音调。

胎教引语

好的音乐不仅让人通体舒畅，还能让人感受到无法亲临体会的美丽场景。

胎教意境

《杜鹃圆舞曲》在曲调和节奏上，具有挪威民间舞曲的风格。乐曲一开始节奏轻快、活泼，描绘了一幅生机盎然的景象，接着曲调表现出杜鹃在林中飞来飞去的浓浓春意，形成了温和、迷人的气氛。《杜鹃圆舞曲》由于曲调优美，音乐形象生动鲜明，深受人们的喜爱。

胎教感言

春天是一个充满了希望和朝气的季节，《杜鹃圆舞曲》用音乐为孕妈妈和胎宝宝带来了春天的声音，听这首春意盎然的曲子，能让孕妈妈一整天都充满朝气和活力，赶走孕晚期的心理压力，胎宝宝也能受到乐曲的渲染，体验到欢快的情绪。

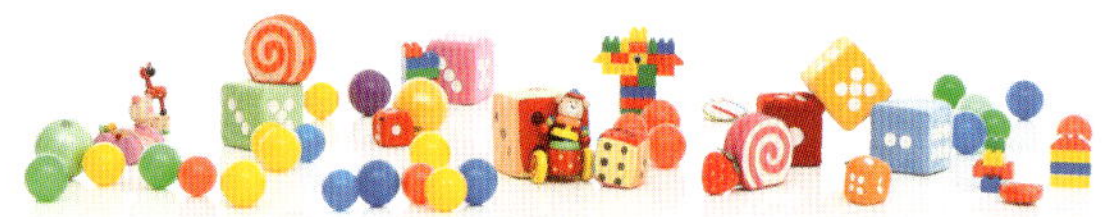

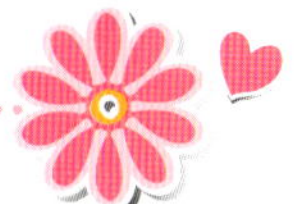

好书推荐：《地下铁》

《地下铁》以绚丽的色彩和诗句般的内心独白，创造出一种阅读诗意，带领着读者去寻找心中点滴的亮光，逐渐看到潜藏在地下铁的黑暗中的质疑、希望与美丽幻想。

胎教引语

社会高速发展，来来往往的地下铁路成了城市文明与社会生活的缩影，从入口到出口，地下铁路将你从起点带到终点，抑或是另一个起点。

胎教意境

《地下铁》内容：一个失明的小女孩，在15岁生日当天，决定一个人在城市里探险。她战战兢兢地搭乘地下铁，从一个陌生的小站出发，前往另一个陌生的小站。旅途中，她一边回忆、拼凑、感觉、摸索这被黑暗笼罩的世界，同时也感受到新的希望、新的方向和新的生命力。随着小女孩的步伐，我们逐渐看清“地下铁”蕴含的黑暗世界，也看见潜藏在黑暗中的质疑、希望与美丽幻想。

胎教感言

现在的你也许常常觉得有些孤独，那么和胎宝宝一起看一看《地下铁》吧，它会让你和宝宝共同进入美丽迷人的幻想中。

妈妈动动脑——找出图中指定的图形

孕妈妈的思想活动对胎儿大脑发育的影响至关重要，若孕妈妈始终保持旺盛的求知欲，就可以使胎儿不断接受刺激，有利于胎儿大脑神经和细胞的发育，因此，孕妈妈勤于动脑，宝宝会更聪明。

找出画中有多少三角形

这幅画中的小男孩名叫小明，画中的场景是他家的院子，院子里有很多东西，梯子、狗屋、躺椅、桌子、杯子、报纸、花园、草坪、自行车、大树等，各种各样的东西都可以由基本的几何图形构成，比如桌子就是三角形状的，梯子是长方形的，仔细看这些实物可以帮助胎宝宝更好地认识图形。

孕妈妈可以指定其中一种几何图形，找出画中所有的三角形，再找出所有的正方形等，同时，这幅

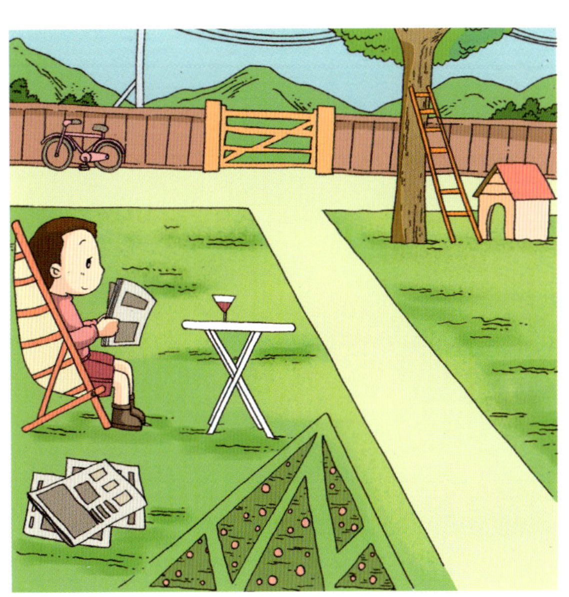

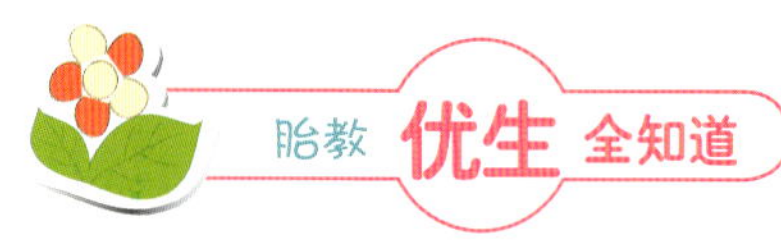

画还可以玩很多趣味游戏，比如给小明家添加一些东西，像小花、小草、小朋友等，不仅能帮助胎宝宝开发智力，还可锻炼想象力。

小提示：这个题目我们不为孕妈妈提供参考答案。人的潜能是无限的，孕妈妈可以尝试着找出尽量多的图形来，或者添加更多有趣的东西，这会让孕妈妈很有成就感，也有助于给胎宝宝良性刺激。

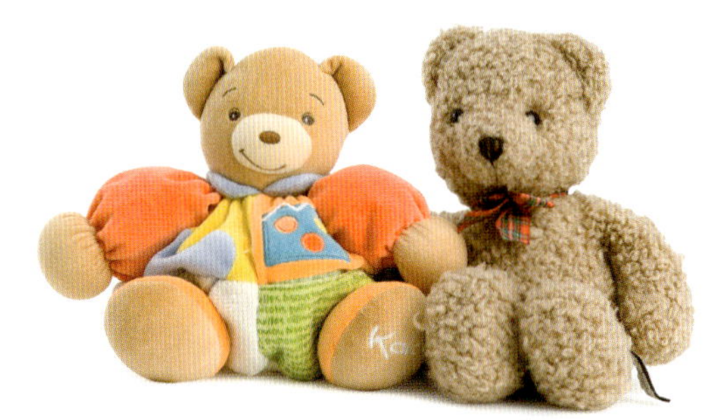

孕妈妈做手工：袜子娃娃

袜子娃娃是用袜子为面料，以PP棉或者珍珠棉作为填充物，用纽扣或者小珠子做眼睛和鼻子，手工制作的人偶或者动物形状的玩偶，也属于DIY范畴。

胎教引语

袜子娃娃非常可爱，且每个人都可以做出独一无二的娃娃，作为DIY礼品也很有意义，不妨为自己的宝宝做一个，同时起到胎教的作用，发挥想象力。

胎教意境

袜子娃娃的制作方法：

1 用水溶笔画出小精灵或其他可爱动物的样子，将脚后跟部位做脸部，然后剪出效果图。

2 翻过袜子来，将两只耳朵缝合，然后翻回正面。

3 两只耳朵分别塞两团棉花，揉搓至均匀饱满，用同样的方法将脸部塞一团，身体部位同样塞一团，然后缝合底部。

4 用珠针将纽扣定位，缝上，再画出嘴巴的线条，用线缝出来，完工。

胎教感言

袜子娃娃很受女性青睐，做法也变换多样，甚至市面上还衍生出不少专门教做袜子娃娃的工具及书籍，心灵手巧的人能做出很好看的来，孕妈妈值得一试。

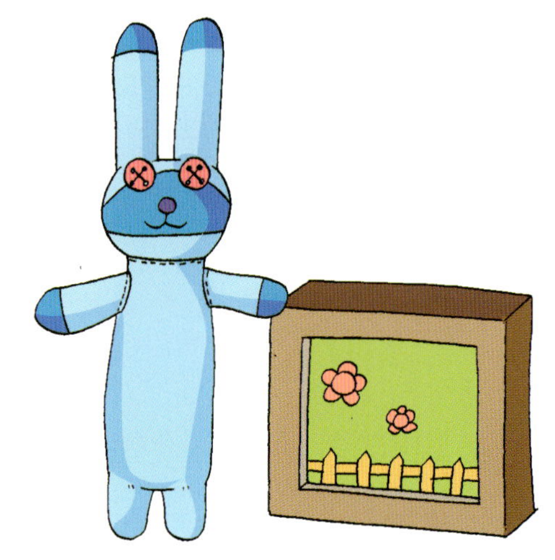

对话胎教：与家务活完美结合

如果没有别人的陪伴，做家务多是比较闷的事情，可是语言胎教则随时随地都可以展开，不妨将做家务和语言胎教结合起来，既做了家务，又做了运动，还进行了语言胎教，一举多得。

边做家务边和胎宝宝说话

在你开始做家务前，可以先抚摸一下腹部，跟胎宝宝说："宝宝，现在我们开始做家务了。"然后，做好必要的防护措施，比如戴上胶手套、口罩，穿上防滑鞋等，再开始做家务。

在你洗碗时，你可以边洗边告诉胎宝宝你们今天吃了什么菜，这些菜对身体有什么好处，怎样洗碗才能更干净更卫生等。

打扫房间时，你可以跟宝宝讲一讲家里是什么样子，你在家里的感受等。

总之，只要你觉得说给宝宝听很快乐，那么就让这种快乐继续，千万不要勉强自己一直说，如果你觉得说累了，不妨停下来，要知道，勉强的语气会降低胎教效果。

合理安排"语言家务"

当你的家务活做起来不那么枯燥时，你和准爸爸不妨为你们每周的家务活制订一个合理的计划，这样你的孕期生活将会更规律更舒适，还能在家务活上节省很多时间来做其他事情。

你可以将采购、打扫房间、擦洗家具、冲洗卫生间、整理厨房、洗碗等事情分配在合适的时间里，这样一来，就可以事先将想做的胎教内容安排在合理的时间段，可以制订计划表，这样日子会变得很充实，你感到踏实和安全，也就会感到很快乐。

孕妈妈做家务时的注意事项

1 洗菜、刷洗碗碟时尽量不要把手直接浸入冷水里，因过凉受寒有可能诱发流产。

2 洗衣服时用温水，而且用力不要过猛，姿势要稳，不要蹲着洗，因为蹲位可使胎宝宝受压，影响血液的循环。晒衣服时动作要轻柔，不要向上伸腰，晒衣绳应放得低一些。

3 避免久站，做家务一段时间后休息一会儿，不可太劳累。

4 有条件的孕妈妈应少进厨房，并尽可能把停留在厨房里的时间缩短，厨房里应保持良好的通风换气。

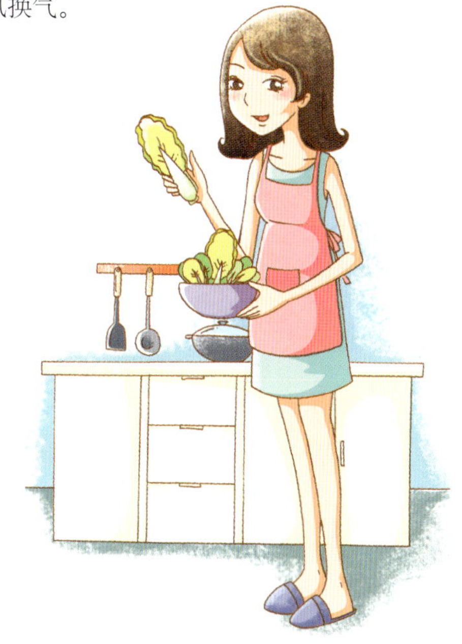

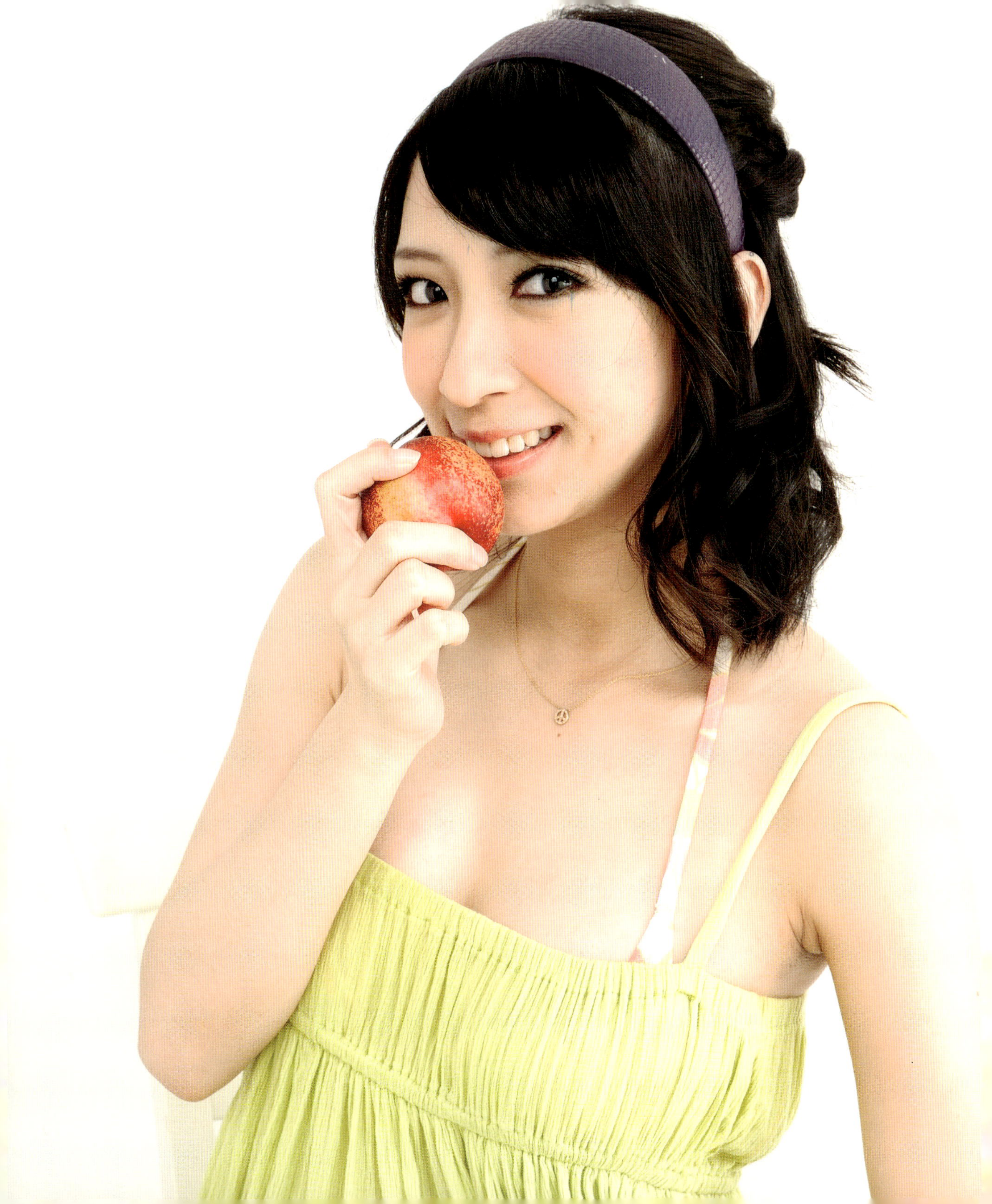

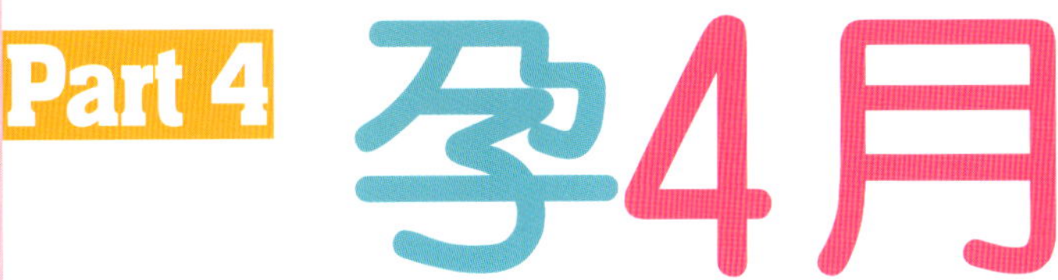

你是我的小帅哥还是小公主呢

第13周

孕妈妈和宝宝的身体变化

孕妈妈变化

孕妈妈的乳房迅速地增大，腹部和乳房的皮下弹力纤维断裂，在这些部位出现了暗红色的妊娠纹。有的孕妈妈除了腹部和乳房，在臀部和腰部也出现了妊娠纹，这时应进行适当的锻炼，增加皮肤对牵拉的抗力。对于局部皮肤可以使用祛纹油进行适当的按摩，促进局部血液循环，增加皮下弹力纤维的弹性。为了产后的美丽容颜和健康体形，怀孕期间在补充营养的同时也要注意避免体重增加过快或过多。如果有条件的话，可以开始参加孕校学习了。

胎宝宝变化

- 脊神经开始生长，能看到脊柱的轮廓。
- 胎儿开始做吸吮、吞咽、踢腿动作。
- 两腿交替伸出做出“走”的动作和“蹬”自行车的动作，被称为“原始行走”，胎儿长约6厘米，体重约16克。

美食胎教：鲫鱼

鲫鱼味甘性温，利尿消肿，益气健脾，消热解毒，通脉下乳，可补充胎儿大脑发育所需的营养，经常吃对预防和治疗胎动不安、妊娠性水肿有很好的功效。鲫鱼不仅孕期可以用来进补，产后还可以用来催乳。

美食推荐：鲫鱼菜花羹

原料 鲫鱼2条（约500克），菜花120克，香油1小匙，姜片、盐各适量。

做法

①鲫鱼宰杀洗净，再用盐水浸泡5 分钟后洗净；菜花去粗梗，洗净，切成朵。

②锅内放油，烧热，把生姜爆香，下鲫鱼稍煎，加适量水，煮30 分钟，下香油、菜花煮熟，加盐调味即可。

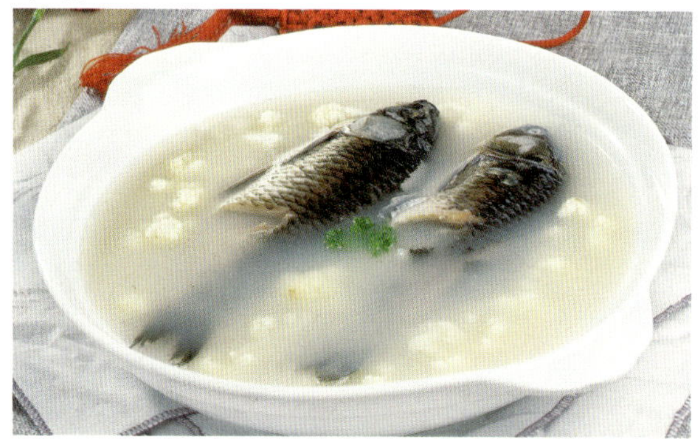

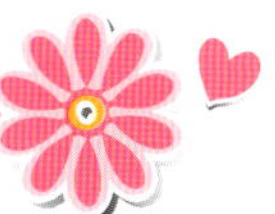

更多美食选择：萝卜丝鲫鱼汤、清蒸鲫鱼、葱烤鲫鱼。

小窍门

1 鱼的表皮有一层黏液，非常容易打滑，切鱼前将手放在盐水里浸泡一会儿再切，就不会打滑了。

2 将鱼去鳞剖腹洗净后放入盆中，倒入一些黄酒或牛奶腌一会儿，能除去鱼的腥味，并使鱼的味道更加鲜美。

3 油炸前，在鱼块中加几滴醋、几滴料酒，腌3~5分钟，炸出来的鱼块香而味浓。

4 烧鱼时火力不宜太大，加水不宜多，稍淹没锅中的鱼为宜，边烧边把汤汁淋在鱼上，可使鱼肉不至于被烧烂。

5 如果把鲫鱼煎黄后放入砂锅慢慢煲，味道会更纯正。

让自己睡得更香

孕期，你应调整好自己的睡眠时间，规律作息。没有规律的睡眠习惯，会影响胎儿的生长发育，严重时会导致生长发育停滞。你本人也会因大脑休息不足引起大脑过劳，使脑血管长时间处于紧张状态，出现头痛、失眠、烦躁等不适，有可能诱发妊高征。

有利于孕期睡眠的方法

1 要养成良好的睡眠习惯，提升睡眠的质量，首先就要改掉夜半才入睡的不良习惯，建立身体生物钟的正常规律。每天晚上保证在23点之前进入睡眠。睡前用温热水浸泡双足及喝一杯牛奶，都可以帮助你尽快入睡。

2 由于内分泌的变化，还会导致你频繁上厕所，半夜也是，造成了你睡眠质量的下降。这时，你也千万不要因为不想起夜而不喝水。每天都应该保证8杯水的量。睡前的2个小时不再喝水即可。此外，睡前不要喝咖啡、浓茶等易引起兴奋的饮料，不看刺激性强的图书或电视节目。

3 改正睡眠姿势。不正确的睡眠姿势也会降低睡眠的质量。孕期最好的睡觉姿势是侧卧，左侧卧尤佳，这种姿势可以令更多的血液和养分送达胎盘处。保持腿和膝盖弯曲，并在两腿之间垫一个枕头。避免仰睡或俯睡。

4 营造绝佳的睡眠环境，将办公用品搬到另一间房去，把明亮耀眼的聚光灯换成柔和的或可以调挡的灯，选择透气性好的棉麻质床单和被套等。记得经常把卧具放在阳光下晾晒消毒，还要保持卧室的通风与采光。

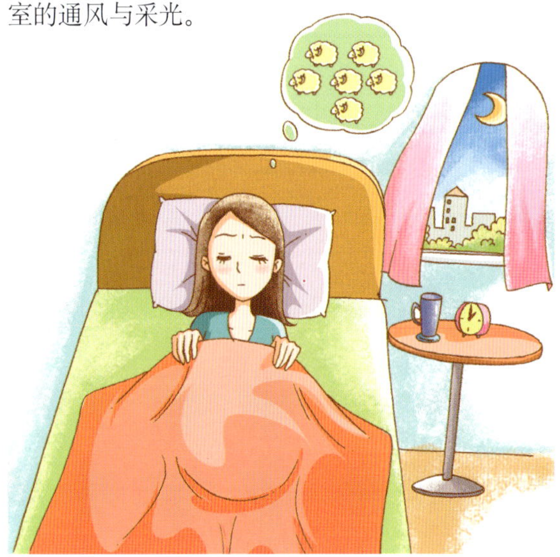

儿歌胎教：《摇啊摇》

（一）
摇呀摇，摇到外婆桥
外婆叫我好宝宝
请吃糖，请吃糕
糖儿糕儿莫吃饱
少吃滋味多
多吃滋味少

（二）
摇呀摇，摇到外婆桥
外婆叫我好宝宝
买条鱼来烧
头未熟，尾巴焦
盛在碗里吱吱叫
吃在肚里跳三跳
跳啊跳，仍旧跳到外婆桥

（三）
摇呀摇，摇到外婆桥
外婆叫烧茶
新妇懒烧茶
镬（huò）子底里灶鸡叫
小缸底里结莲花

（四）
摇呀摇，摇到外婆桥
外婆叫我好宝宝
糖一包，果一包
还有汤圆和年糕

（五）
摇啊摇，摇啊摇，船儿摇到外婆桥
外婆好，外婆好，外婆对我嘻嘻笑
摇啊摇，摇啊摇，船儿摇到外婆桥
外婆说，好宝宝，外婆给你一块糕

这是一首很温情的童谣，主题与外婆相关，歌中所描述的外婆形象慈祥、可亲，一下子就能勾起唱歌或听歌的人对长辈的思念之情。

胎教感言

这首儿歌民间有很多个版本，孕妈妈可以挑一首熟悉的，用家乡话唱给胎宝宝听。其实很多的民间儿歌唱起来不仅朗朗上口，而且还非常的俏皮，孕妈妈可以搜集一些，闲下来的时候念给胎宝宝听。

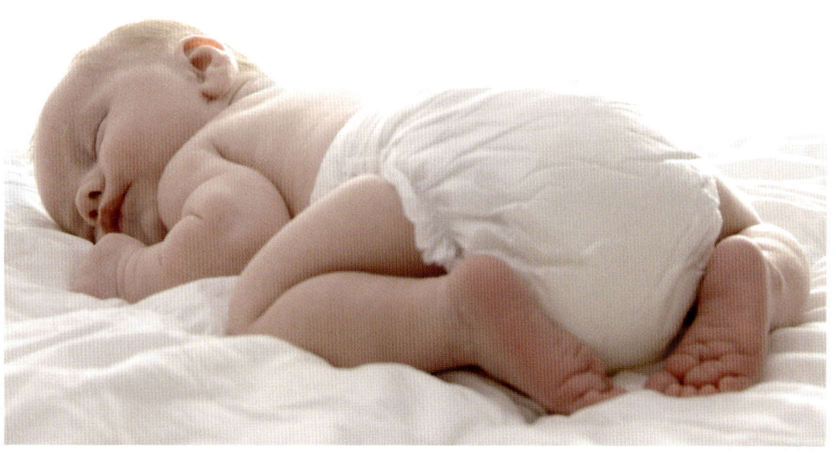

名画欣赏：《缠毛线》

胎教引语

名画是指有着深远影响和价值的画，它的价值一方面体现在作者本人的绘画功底上，一般都是有独特风格的，另一方面在画面上体现出的精神、思想，用艺术的手法表现一种有高度的，更深一层的东西。

胎教意境

《缠毛线》是英国19世纪唯美主义画派最著名的画家弗雷德里克·莱顿所作，画作中年轻美丽的母亲坐在凳子上，姿态优美地绕着毛线，衣裙的表现呈现古典风格；小女孩全神贯注地配合着母亲，扭动着身体，一副稚气的模样，画面安静祥和，令人感到温暖。

这是一幅有一定背景和情节的动态人物的作品，是比较容易被欣赏、理解、接受的画作，特别是对于刚接触名画欣赏不久的人。

胎教感言

孕妈妈在欣赏这幅画时，可以着重于画中人物的美丽安详，画家注重形体和线条的艺术处理，画中人物单纯中又有特别丰富的视觉美，比如母女俩的神态及服装上的褶子，都具有浓厚的古典美，欣赏过程也能让胎宝宝萌发出对画作细节的朦胧感觉，将来能唤起他这种美好的艺术感，挖掘审美潜能。

孕妇操：骨盆肌运动

锻炼骨盆肌肉可以帮助控制阴道，将来分娩和产后都可以受益，为顺利分娩和产后修复打下基础。

增强骨盆肌肉力量的运动

1 骨盆肌肉压缩

采取坐或躺的姿势，背部往上推至前方，仿佛有如禁尿时的运动一般。做这个收缩运动时，数4下，以正躺的姿势呼吸，接着恢复原状，然后重新做这动作6次。

每次上过厕所以后做这动作，可以使肌肉收缩一些，在生产后的最初几天，也要尽可能地做这运动，同时，可以试着在排尿的过程中停止排尿。不过，最好不要把停止排尿当作运动骨盆肌肉的方式，这只是偶尔检查肌肉强度的方式而已。

2 上升运动

想象骨盆肌肉有如一台升降机，拉紧背部与其前方的肌肉，就好像紧紧地关上升降机的门一样。接着，想象把它升至二楼，肌肉愈收愈紧，直到最大的限度为止，然后再慢慢地放下。要确定在这段时间内，你并没有屏住气，推动骨盆肌肉，宛如升降机降至地下室一般，然后往上推，就像升降机由地下室升至一楼一样。

要经常牢记，在收缩骨盆肌肉的时候，不要屏住呼吸，在屋子里的重要地方，如在浴室镜子或电话上，贴一些便利贴作为提示，训练时最好先排空膀胱。

瑜伽胎教：莲花座

瑜伽是一种很柔软的运动，非常适合孕妈妈的生理需求，兼具塑身健体、净化心灵的功效，孕妈妈练习瑜伽，不但能锻炼身体，减轻各种妊娠反应，还有利于孕妈妈调整身心，孕育出更加健康聪明的胎儿。

孕期练习瑜伽的诸多好处

1 瑜伽能帮助孕妈妈健体塑身。孕妈妈练习瑜伽可以增强体力和肌肉张力，同时还能够很快地控制呼吸。此外，针对腹部练习的瑜伽可以帮助孕妈妈产后重塑身材。

2 瑜伽能帮助孕妈妈调整情绪。瑜伽的功用之一就是可以使身体、心智和精神达到平衡协调。孕妈妈在妊娠期间，应当要尽可能地使自己的身体保持健康，情绪保持稳定。练习瑜伽可以让人充满自信，身心和谐，对身体健康产生巨大的影响。

3 练习瑜伽是很好的胎教方法。胎儿与母体血脉相连，孕妈妈在练习的同时，也会给予胎儿适当而温和的刺激和按摩，母体血液循环的增强，也增加了对胎儿的氧气和营养供给，这些都会促进胎儿大脑和身体的发育，使得胎儿出生后变得更加灵活敏锐。

4 有助于顺产。练习孕期瑜伽可不知不觉地放松腹部肌肉，这对于缓解或减少生产过程中的痛楚和不适大有帮助，有助于顺产。

5 改善睡眠，消除失眠。练习孕期瑜伽能让你的睡眠更好，更容易入睡，并一觉睡到天亮。

孕期可坚持练习熟悉的体式

有一些瑜伽体式是可以在孕期常常练习的，熟悉几种体式后，在你以后的孕期中，可以坚持练习这些体式。

练习瑜伽前的准备活动：

1 选择一个宽敞安静的地方，你家的大床或是客厅都是很不错的选择，穿上宽松舒适的衣服，当你想要练习时，半小时内不要进食或洗澡，这些可以留到练完后进行。

2 接下来，你需要做一点热身，可以盘坐下来，挺直腰背，双肩放松，下巴微收，吸气，慢慢呼气，同时头部轻轻转向右侧，然后吸气，头部还原，反侧重复，直到完全放松。

莲花座

长期练习莲花座可以帮助你远离愤怒、嫉妒，使内心平静，下面是这个体式的要领：

- 盘膝而坐，手臂伸直。
- 脚拇指内侧用力，脚掌朝向两边。
- 呼气之后屏气，提肛提会阴，腹部下沉，低头保持一会儿，吸气时慢慢放松。
- 反复数次，若是身体不适，应马上休息，每次练习3~5分钟即可。

贴心小贴士

团体练习持续力强，如果条件许可，孕妈妈可以选择专门为孕妇开班授课的瑜伽教室。团体一起上课，比自己一个人在家练习，效果更好，因为看到有那么多人跟自己一样，为了肚里的胎儿努力，会强化继续练下去的决心。

准爸爸胎教：怎样给胎宝宝讲故事

现代医学已经证明，生活在母亲子宫里的胎儿是个能听、能看、能感觉的小生命，不仅是孕妈妈，准爸爸也应该不失时机地与胎儿交流，对他施以良性刺激，以促进胎儿发育，讲故事是适合一家人一起参与的胎教。

怎样给胎宝宝讲故事

1 讲故事的方式有两种：一种是任意发挥，讲随意编就的故事；一种是读故事书，最好是图文并茂的儿童读物。内容宜短，宜轻快和谐，不宜讲较易引起恐惧和伤感，以及使人感到压抑的故事。

2 讲故事时，让孕妈妈取一个自己感到舒服的姿势。

3 讲故事时吐字要清楚，声音要和缓，要防止平淡乏味，应以极大的兴趣绘声绘色地讲述故事的内容。

4 故事内容要适合胎儿的智力水平，不要过于深奥。

5 不要把讲故事变成每天的功课，要在娱乐当中给他讲故事，也可以结合自己的兴趣。

6 讲故事的过程中要注意与胎儿互动，可以分角色饰演，多问问胎儿的感觉，假想一下他的反应，这样更能调动积极性。

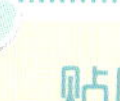

贴心小贴士

讲故事可以促进胎儿发育，孩子出生后，给他讲故事可以促进智力发育，如果从胎儿期起就让他逐渐喜欢上故事及故事情节，还有助于他培养良好的阅读习惯。

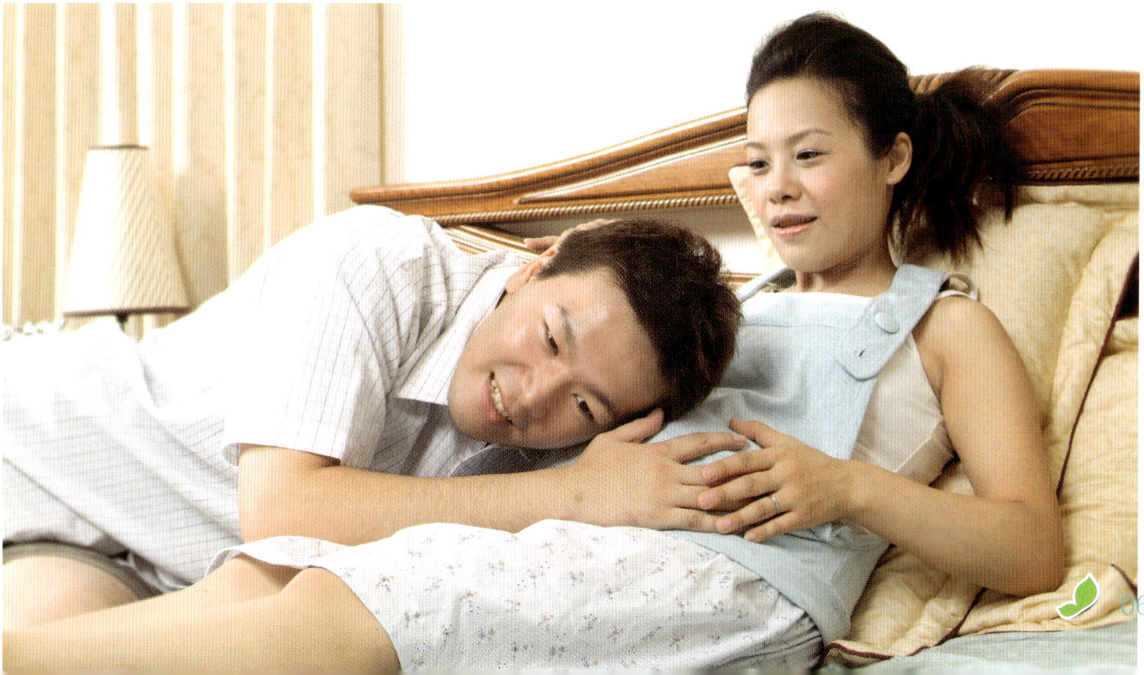

第14周

孕妈妈和宝宝的身体变化

孕妈妈变化

孕妈妈分泌物开始增多，阴道分泌物又称为“白带”，它是阴道和宫颈的分泌物，含有乳酸杆菌、阴道脱落上皮细胞和白细胞等。孕妈妈体内雌激素水平和生殖器官的充血情况直接影响阴道分泌物的多少。怀孕时体内雌激素水平较高，盆腔及阴道充血，阴道分泌物增多是非常自然的现象，正常的分泌物应是白色、稀薄、无异味。如果分泌量多而且颜色、性状有异常，应请医生检查。这时应注意保持外阴部的清洁，内裤应选用纯棉织品，并坚持每天清洗，避免使用刺激性强的皂液。

孕中期一些孕妈妈开始感到精力有所恢复，原来十分疲惫的身体开始有所恢复了。肤色和体形都有所变化，这时孕妈妈更应注意仪容。妊娠期间由于体内雌激素的增加，孕妈妈的头发越来越乌黑发亮，很少有头垢或头屑，是一生中难得的优良发质。

胎宝宝变化

- 绒毛发育成胎盘。
- 脐带变长。
- 胎儿正常地饮用羊水，每天少量地进食，大部分进入消化道，少量进入肺，协助呼吸运动。
- 排泄系统逐渐形成。

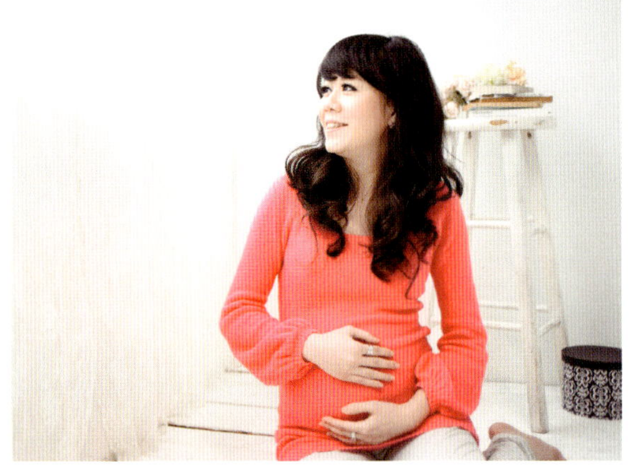

- 男孩形成睾丸，女孩形成卵巢，但还无法从外表以超声波扫描识别性别。
- 尾巴消失。
- 皮肤仍是透明的，从外观可以看到皮下血管和心脏，听觉开始发育。
- 软骨发育出固化的中心，骨骼开始变得坚硬，并出现关节雏形。
- 胎儿在羊水中会改变身体方向，有走路、跳跃等动作。
- 鼻和嘴唇的周围以及声带、齿根开始生成。
- 下颌和两颊开始发育，从面部特征上看与人脸很相似，头占身体全长的1/3。
- 胎儿长约6.5厘米，体重约19克。

营养胎教：补铁

从怀孕第4个月开始，由于胎盘血循环的建立，孕妈妈的血容量和红细胞总数都在不断增加，临产前3个月将增加得更多，这可能会导致缺铁性贫血，因此需要增加造血原料铁元素的供给。

如果孕妈妈缺铁，可能会造成胎盘氧供应不足，常使胎儿宫内发育迟缓及早产。胎死宫内的发生率增加6倍，临产后胎儿宫内窘迫发生率可高达35.6%，新生儿窒息的可能性增加，甚至造成死产，还会增加孕妈妈妊娠高血压综合征的发生率。

从28周开始补充铁剂

为保证母体和胎儿都有足够的铁贮备，建议你从怀孕28周时开始补充铁剂。

◆ 孕妈妈每日口服两次硫酸亚铁，每次300毫克，同时服维生素C100毫克，就可防止母婴缺铁和贫血。

◆ 若服用铁剂，要在饭后30分钟后再服用，因为有些人服用铁剂有比较厉害的胃肠道反应，如恶心、呕吐、腹痛、腹泻、便秘等。

◆ 此外，口服铁剂期间，可能会出现牙齿和大便发黑的现象，这是正常的，如果服用的是含铁糖浆制剂，服药后可用清水漱口，减少药物在牙齿的附着而引起牙齿变黑。

补铁的饮食方法

1 蛋黄、海带、紫菜、木耳、动物血等食物含铁丰富，可多食用。豆制品含铁量较多，肠道的吸收率也较高，要注意摄取；主食多吃面食，面食较大米含铁多，肠道吸收也比大米好。

2 另外，还要多吃点蔬菜和水果，因为蔬菜水果中富含维生素C、柠檬酸及苹果酸，这类有机酸可与铁形成络合物，从而增加铁在肠道内的溶解度，有利于铁的吸收。

3 做菜时尽量使用铁锅、铁铲，这些传统的炊具在烹制食物时会产生一些小碎铁屑溶解于食物中，形成可溶性铁盐，容易让肠道吸收铁。

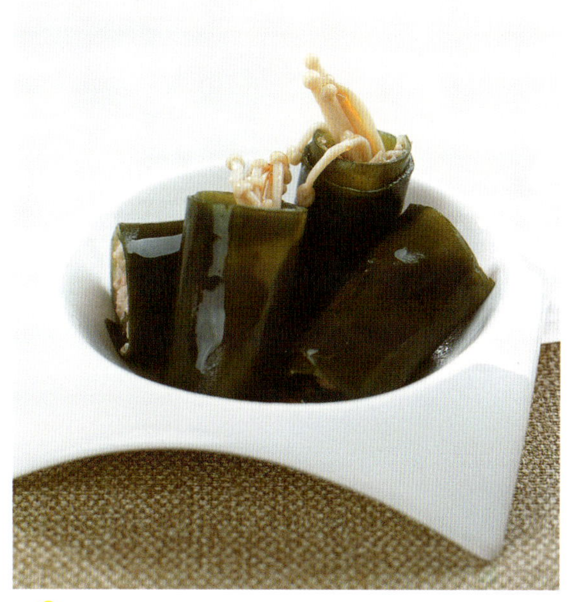

贴心小贴士

靠菠菜补铁的说法是不可靠的，虽然菠菜含铁，但它比其他蔬菜含有更高的草酸成分，草酸可以明显抑制铁的生物吸收和利用。

诗词胎教：《一去二三里》

一去二三里

宋·邵康节

一去二三里，烟村四五家。
亭台六七座，八九十枝花。

胎教引语

有多久没有去郊游了?还记得那些美丽的野菊花是什么味道吗? 那种全身舒畅的感觉真的不应该让胎宝宝错过。我国的古人对许多大自然的美景有十分传神而富有美感的描述，在他们的诗歌中，往往可以找到久违的感觉。

胎教意境

《一去二三里》这首诗很有意思，诗人将1~10这10个数字巧妙地融入其中，非但没有引起牵强附会之意，反而成为点睛之笔，简单几个修饰语，一幕幕生动的影像就跃入读者的脑海，走在路上，看到了一座村庄，村民们开始做饭了，所以有炊烟升起，附近有个亭台，旁边还有零零碎碎的花朵，看来这是一个悠闲的春天啊。

诗人该是多么的悠闲，才会有如此富于童趣的有感而发。诗人为北宋邵康节，康节为谥号，名雍，字尧夫，是宋朝著名卜士，关于它占卜测字的故事很多，虽说没有科学性，却也颇有一番趣味，不妨来欣赏其中一则。

一天，邵康节应邀参加张节度的一场酒宴，恰逢有人送一盆名贵的植物来，张节度便说："久仰你测字的大名，今日刚好有此机会见识，不知你能否算出这盆植物将来花开几朵?"邵康节说："无妨，请赐一字。"张节度就令他外孙随便说一个字，他外孙此时正手持剪刀，就说"剪"字。邵康节立即说："剪属金，五行中金数为四，所以这盆植物将来开花四朵。但因有剪伐的征兆，即使开花也不能长久。剪刀为女子所用的器具，将来开花后必为女子所摧残。"

张节度深知邵康节测字无不神准应验，于是派人加紧看护该盆植物并禁止他人剪取，心想，这么严密的保护，你邵康节的话还能成真? 后来，植物真的开花四朵，但隔日因新雇用的侍女不察，误用盐水浇花，没多久花就凋萎了。

胎教感言

想必孕妈妈读这首诗时也引发了无限遐想吧，你还可想象自己和胎宝宝正在郊外观景，一起坐在古道长亭中欣赏着那美丽的花丛，心情会无比的畅达和开阔。

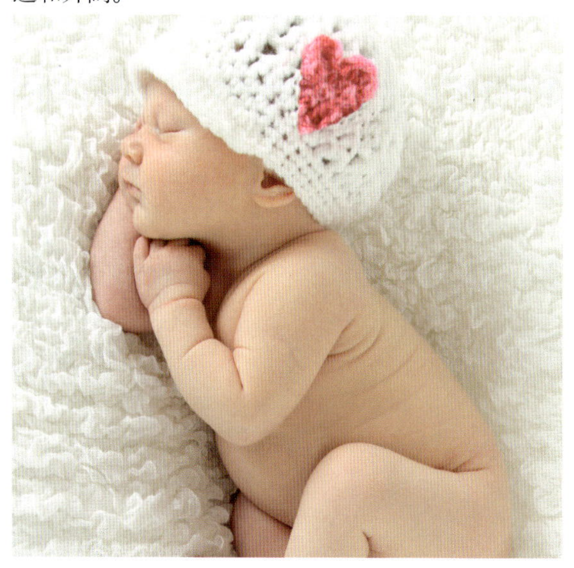

文化之旅：唐诗宋词的魅力

唐诗宋词是中国文学史上的两颗明珠，唐代被称为诗的时代，而宋代则被称为词的时代。词源于民间，始于唐，兴于五代，盛于两宋。

唐诗

唐代(618—907年)是我国古典诗歌发展的全盛时期，尽管离现在已有一千多年了，但许多诗篇还是为我们所广为流传。

唐代的诗人特别多，这些诗人，今天知名的就有2300多人，李白、杜甫、白居易是世界闻名的伟大诗人。他们的作品，保存在《全唐诗》中的也有48900多首。

唐诗的题材非常广泛，从自然现象、政治动态、劳动生活、社会风习，直到个人感受，都逃不过诗人敏锐的目光，成为他们写作的题材。

唐诗的形式是多种多样的，基本上有这样六种：五言古体诗、七言古体诗、五言绝句、七言绝句、五言律诗、七言律诗。古体诗的风格是前代流传下来的，所以又叫古风。近体诗有严整的格律，也称格律诗。

近体诗是当时的新体诗，它的创造和成熟，是唐代诗歌发展史上的一件大事，它把我国古曲诗歌的音节和谐、文字精练的艺术特色，推到前所未有的高度，为古代抒情诗找到一个最典型的形式，至今还特别为人民所喜闻乐见。

佳句欣赏

举头望明月，　低头思故乡。——《静夜思》李白

会当凌绝顶，　一览众山小。——《望岳》杜甫

野火烧不尽，　春风吹又生。——《草》白居易

气蒸云梦泽，　波撼岳阳城。——《临洞庭上张丞相》孟浩然

少小离家老大回，　乡音无改鬓毛衰。——《回乡偶书》贺知章

宋词

宋词是宋代最有特色的文学样式上词，它以姹紫嫣红、千姿百态的风神，与唐诗争奇，与元曲斗艳，历来与唐诗并称双绝，都代表一代文学之盛。

宋词兼有文学与音乐两方面的特点。每首词都有一个调名，叫作“词牌”，依调填词叫“依声”。

宋词基本分为：婉约派、豪放派两大类,还有一种为花间派。婉约派的代表人物：柳永、李清照、秦观、周邦彦等。豪放派的代表人物：辛弃疾、苏轼、欧阳修等。花间派的代表人物：温庭筠等。

词是一种音乐文学，它的产生、发展，以及创作、流传都与音乐有直接关系，因此宋词读起来都十分有韵味和节奏感。

佳词赏析

大江东去，浪淘尽，千古风流人物。——《念奴娇·赤壁怀古》苏轼

纤云弄巧，飞星传恨，银汉迢迢暗度。——《鹊桥仙》秦观

帘外雨潺潺，春意阑珊。——《浪淘沙》李煜

莫等闲，白了少年头，空悲切。——《满江红》岳飞

胎教感言

无论是富裕自由的大唐盛世，还是风雨飘摇中的宋王朝，都留下了不朽的文字精品，唐诗宋词的美是中华文化中美文的最高峰，李白的狂放，柳永的缠绵，陆游的雅致，李煜的凄婉，一个个鲜明的个性让后世人永远记住了他们和他们的诗词，这就是唐诗宋词的魅力。

第15周

孕妈妈和宝宝的身体变化

孕妈妈变化

怀孕后，由于内分泌的改变，对雌激素需求的增加，孕妈妈牙龈多有充血或出血，同时由于饮食结构不当，身体慵懒不愿运动，没有及时刷牙等都有可能引发牙周炎。有关资料表明，在发生流产、早产的孕妈妈中，牙周炎的发病率很高。此时胎儿的状况已经稳定，在注意口腔卫生的同时，孕早期不能接受的拔牙、治疗牙病的情况现在可以解决了。

早孕反应过去了，孕妈妈胃口好了很多。孕妈妈腹部膨大，可以考虑穿孕妇装了。

胎宝宝变化

- 肝脏开始分泌胆汁。
- 肾脏开始分泌尿液。
- 手指可与手掌握紧，脚趾和脚底可以弯曲。
- 条件反射的能力加强。
- 眼睛开始突出，两眼之间的距离拉近。
- 胎儿长约8.5厘米，体重达28克。

防治妊娠纹

怀孕初期，由于孕激素和雌激素分泌量增多，你的皮肤会有所改变，皮肤表面色素沉着，致使皮肤表面产生妊娠纹和面部生出黑褐色斑块（俗称蝴蝶斑）等，妊娠纹会随着子宫的膨大、腹部肌肤扩张而加重，好发于腹部、臀部、乳房、大腿内侧、腰部等部位。

一般来说，你在孕期所出现的蝴蝶斑、妊娠纹变化，在分娩之后会逐渐消失的，因为胎儿出生以后，体内的内分泌水平会逐渐恢复正常，肌肤亦会逐渐恢复原来的模样。因此，不必过于担忧。但对于孕期“丑”的生理变化，要善于因势利导，采取适当的保养措施。

防治蝴蝶斑、妊娠纹的方法

1 自信就是美。怀孕的你散发出来的那种成熟、迷人的母性风韵，是最迷人的。你首先应该将那些沮丧的心情抛开，保持良好的情绪，这对胎儿来说也是非常重要的。

2 注意皮肤、乳房、腹部及外阴的清洁卫生。平时应注意避免在阳光下长时间暴晒，白天外出时最好戴上大檐白布帽，也可以打遮阳伞，涂一些防晒霜，以免在紫外线的照射下加快黄褐斑、蝴蝶斑的形成和发展。

3 适当限制食盐的摄入，多吃些新鲜蔬菜和水果，减少冷热等物理、化学因素和不良精神因

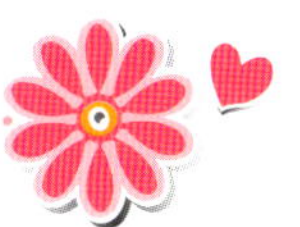

素的刺激。多喝水，保持体内有足够的水分，这样对皮肤的健康很重要。

4 避免摄取过多的甜食及油炸物，改善皮肤的肤质，让皮肤保持弹性，减少妊娠纹的发生。

5 控制体重的增长：在怀孕时体重增长的幅度上，每个月的体重增加不宜超过2千克，整个怀孕过程中应控制在11~14千克。防止增重过快导致妊娠纹产生。

6 可以从孕中期开始涂抹预防妊娠纹的护体霜（孕婴专卖店一般都有卖的），也有一定的预防妊娠纹的功效。

7 适度的按摩，可以增加皮肤弹性，减轻妊娠纹。建议从怀孕3个月后（孕早期不宜按摩腹部）开始到生完后的3个月内坚持腹部按摩，可以有效预防妊娠纹生成或淡化已形成的细纹。

8 怀孕4个月后，如果腹围增长比较快，可以使用托腹带来减轻腹部和腰部的重力负担，减缓皮肤向外、向下过度延展拉扯，可以有效避免妊娠纹。

贴心小贴士

选用尺寸合适、支撑力够的孕妇内衣，可减少胸部下垂所造成的皮肤拉扯，以避免胸部、腋下妊娠纹的产生。游泳对于恢复皮肤弹性也很有好处，可以借助水的阻力进行皮肤按摩，孕妈妈在产后体质恢复以后，可以适当游泳。

孕妇操：抬腰提肛

孕中期最适合做一些比孕早期动作稍微复杂一些的孕妇操，抬腰提肛运动是训练腰背及骨盆肌肉的一种孕妇操，对于分娩时放松肌肉很有帮助，还可以帮助缓解孕妈妈便秘，对于孕中期可能会出现的漏尿情况也有好处。

抬腰提肛的做法：

1 仰卧，平躺于床上，双腿放平，两手放于身体两侧，平静地呼吸。

2 右脚向上弯曲，然后右腿向右边打开。

3 重复第2步4次，放回原位。

4 换左脚，同样动作重复4次，放回原位。

5 双腿放平，慢慢吸气，同时收缩肛门，腰部抬起。

6 慢慢呼气，放松腰部，再放松肛门。

7 重复第5~6步5次。

8 这个运动每日可以早晚做2次，每次5分钟左右。

以上动作可以简单地理解为：把腰尽量地离开床面，像忍大便一样地提肛门。

美食胎教：豆腐

豆腐素有“植物肉”之美称，含有铁、钙、磷、镁等多种微量元素和丰富的优质蛋白，可满足一个人一天钙的需求量，豆腐有补中益气、清热润燥、生津止渴、清洁肠胃的功效。孕期的你常食豆腐可促消化，对胎宝宝神经、血管、大脑的发育都有很大的好处，还具有美容功效。

美食推荐：鲑鱼味噌豆腐汤

原料 豆腐、鲑鱼各50克，味噌20克，高汤一碗。

调料 葱花适量，盐少许。

做法

①鲑鱼、豆腐洗净切小块备用。

②味噌加少许水搅拌均匀。

③锅中倒入水煮滚后，放入豆腐与味噌煮至沸腾，再加入鲑鱼块煮滚后即可。

更多美食选择：鱼头炖豆腐、香菇炖豆腐、家常豆腐、鱼香豆腐。

小窍门

1 没有包装的豆腐很容易腐坏，买回家后，应立刻浸泡于水中，并放入冰箱冷藏，烹调前再取出。

2 北豆腐口感粗糙，适宜煎、炸、烧、炒和做汤；南豆腐质地细嫩，不适合煎、炸、炒，比较适合做汤。

3 豆腐里的皂角苷成分可以促进碘的排泄，容易造成碘缺乏，如果与海带同食，则可以补充碘质，避免出现碘缺乏的情况。

4 豆腐中缺少一种人体必需的氨基酸——蛋氨酸，烧菜时如果和肉、蛋、鱼等其他含蛋白质丰富的食物搭配成菜，可大大提高豆腐中蛋白质的利用率。

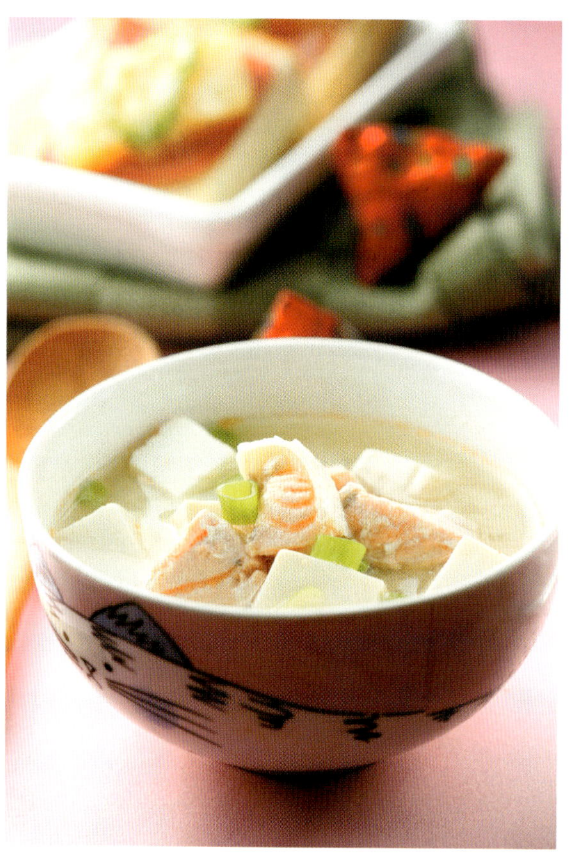

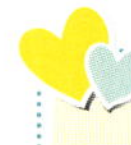

贴心小贴士

豆腐虽好，一次食用也不要过量，如果你有缺铁性贫血、痛风、胃寒者、腹泻腹胀、脾虚等症的话，要控制好食用的量，不要贪吃。

诗歌胎教：《雪花的快乐》

假如我是一朵雪花，
翩翩的在半空里潇洒，
我一定认清我的方向——
飞扬，飞扬，飞扬，——
这地面上有我的方向。
不去那冷寞的幽谷，
不去那凄清的山麓，
也不上荒街去惆怅——
飞扬，飞扬，飞扬，——
你看，我有我的方向！
在半空里娟娟的飞舞，
认明了那清幽的住处，
等着她来花园里探望——
飞扬，飞扬，飞扬，——
啊，她身上有朱砂梅的清香！
那时我凭借我的身轻，
盈盈的，沾住了她的衣襟，
贴近她柔波似的心胸——
消溶，消溶，消溶——
溶入了她柔波似的心胸！

胎教引语

《雪花的快乐》是诗人徐志摩的一首爱情诗，韵律和谐，灵动飘逸，富于音乐美，也富于绘画美，用词富有想象力，创造了一个优美的意境。

胎教意境

爱情诗是徐志摩诗作中最有特色的部分，充满感情与想象，在《雪花的快乐》中，诗人把它做了升华，把对爱情的追求与改变现实社会的理想联系在了一起，热烈而清新，真挚而自然，真切地表达了对一切美好事物的执着追求，用积极的心态和笑容面对生活吧，腹中的胎儿也能体会到追求美好事物的快乐感觉的。

胎教感言

孕期的你要坚持每天阅读、学习和思考，多了解自己和宝宝，他的成长过程会让你很有成就感，你也会愈发好地融入做母亲的角色里。

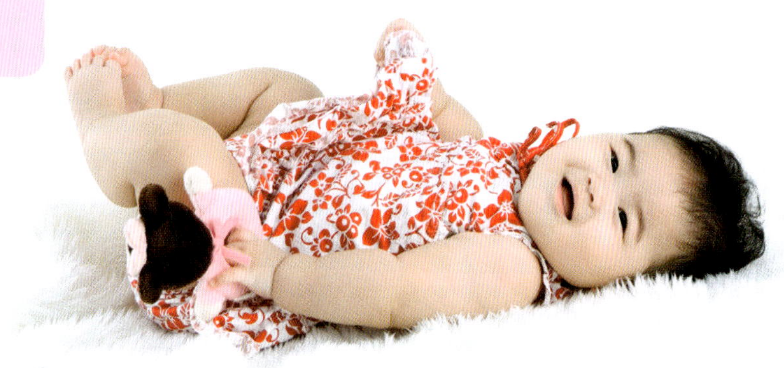

故事胎教：《一滴水》

从前有一个老头儿，大家把他叫作克里布勒·克拉布勒，这就是他的名字。他总是希望在一切东西中抽出最好的东西来。当他没有办法达到目的时，他就要使用魔法了。

有一天他坐下来拿着一个放大镜放在眼前，查看一滴从沟里取出来的水。嘿，那才是一副乱爬乱叫的景象呢！无数的小生物在跳跃着，互相撕扯，互相吞食。

“这真吓人！”老克里布勒·克拉布勒说，“我们不能劝它们生活得和平和安静一点吗？不能劝它们不要管别人的闲事吗？”

他想了又想，可是想不出办法，最后他只好使用魔法了。

“我得把它们染上颜色，好使它们显得清楚！”他说。

于是他就在这滴水里倒进了一滴像红酒这类的东西。不过这是巫婆的血——最上等的、每滴价值两个银毫的血。这样，那些奇异的小生物就全身染上了粉红色；水滴简直像住着一群裸体野人的城市一样。

“这是一些什么东西？”另外一个魔法师问。这人没有名字——而他却正因为没有名字而驰名。

“嘿，如果你能猜出它们是什么东西，”老克里布勒·克拉布勒说，“我就把它们送给你。不过，你不知道，要猜出来是很不容易的。”

这个没有名字的魔法师朝放大镜里面望。这真像一个城市，那里面的人都在跑来跑去，没有穿衣服！多么可怕啊！不过更可怕的是可以看到这个人怎样打着和推着那个人，他们互相咬着、掐着、拉着和捶着。在下面的要爬上来，在上面的被拉到下面去。

“这真是滑稽透顶！”魔法师说。

“是的，你知道这是什么吗？”克里布勒·克拉布勒问，“你能看得出来吗？”

“这很容易就可以看得出来！”魔法师说，“这就是哥本哈根的缩影，或者某个别的大城市——因为它们都是一样的。这就是大城市！”

“这不过是沟里的一滴水而已！”克里布勒·克拉布勒说。

——选编自《安徒生童话》

胎教引语

一些流传至今的故事通常都饱含哲理，给胎儿讲这些故事，能教给他智慧。

胎教意境

老克里布勒·克拉布勒是个很有意思的人，他对什么都有点上心，而又对什么都似乎不那么操心。他看到一滴水，里面有很多小生物在打闹，于是他给它们染了点颜色，让别的魔法师来猜这是什么东西，那个魔法师也朝放大镜里面看，他说这是一座缩影的城市，可是，为什么他不用肉眼观察呢？这样他就会看到，其实那只是一滴水而已。

胎教感言

《一滴水》的故事生动有趣，会令孕妈妈和胎宝宝惊叹于蕴藏其中的哲理智慧：不要随便将生活看得悲观，不要将简单的事情看得复杂，这就像盘里的龙虾，我们以为它张牙舞爪得很凶猛愤怒，而说不定它自己却感到愉快高兴呢！

文化之旅：《安徒生童话》

汉斯·克里斯蒂安·安徒生（Hans Christian Andersen，1805年4月2日—1875年8月4日），他是丹麦作家，诗人，他因为他的童话故事而世界闻名。

安徒生最著名的童话故事有《小锡兵》、《冰雪女王》、《拇指姑娘》、《卖火柴的小女孩》、《丑小鸭》和《红鞋》等，其创作的童话被称为“安徒生童话”。

为孩子们带来欢乐

安徒生一生坚持不懈地进行创作，把他的天才和生命献给了“未来的一代”，安徒生决定给孩子写童话后，出版了《讲给孩子们听的故事》，此后数年，每年圣诞节他都出版一本这样的童话集。其后他又不断发表新作，直到1872年因患癌症才逐渐搁笔。近40年间，共计写了童话168篇。

安徒生生前曾得到皇家的致敬，并被高度赞扬为给全欧洲的一代孩子带来了欢乐。

在西方国家，《丑小鸭》、《国王的新衣》和《豌豆公主》等故事早已家喻户晓，然而只有少数的人可以说出它们的作者。它们跟查尔斯·佩罗的故事一样成为人类共同的遗产，和格林兄弟的作品一样，已经成为真正的民间故事了。

旅行者安徒生

安徒生是一位伟大的旅行者。他最远的一次旅程，是在1840年至1841年，穿越了德国（旅途中他第一次乘坐了火车）、意大利、马耳他和希腊，到达了君士坦丁堡。途径黑海和多瑙河返回。而他的重要著作《一个诗人的市场》（1842年），和被大家公认是他写过最好的旅行游记的旅游书就是根据这段旅行经历创作的。

尽管在丹麦1845年时他的社会地位还受到一些人的质疑，但是这时安徒生在欧洲已经非常受欢迎了。1847年6月，他首次访问英国，并在社交界取得了成功；当他离开的时候，查尔斯·狄更斯亲自送他到码头。

那之后不久，狄更斯出版了《大卫·科波菲尔》，据说里面的角色Uriah Heep是以安徒生为原型创作的；至少那个人物跟安徒生一样，都是左撇子。

安徒生的想象才能

1805年4月2日，安徒生出生在丹麦的欧登塞，父亲是一名鞋匠，体弱多病，母亲长父亲几岁，是一名洗衣妇。一家人住在一间窄小的房子里。在父母自由的教育环境下，尤其是母亲的鼓励，安徒生很早就展现了其想象才能。

他在家中搭起了玩具剧场，并且给他的木偶做衣服，同时他还阅读所有能借到的戏剧剧本，这些剧本包括路维·郝尔拜（Ludvig Holberg）和威廉·莎士比亚的作品。后来他甚至记下了莎士比亚的所有剧本。

后来安徒生在转向写作前，短暂时间的戏剧创作唤醒了他的才华，这与幼年时父母对他的影响是分不开的。

胎教感言

《安徒生童话》跨越了文化藩篱，超越年龄限制，是一部老少皆宜的不朽传家经典，值得每一个人细细品味，安徒生的一生也像童话般值得回味，他的童话大部分都带有自传的性质。

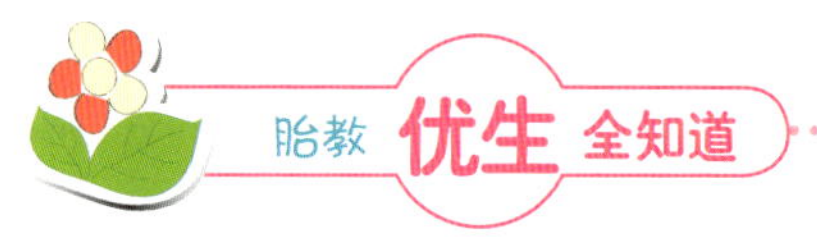

听一听胎儿有力的心跳

在胎儿全身脏器的发育中，心脏是最早有功能的器官，早在第四五周的时候，他的心脏就开始跳动了，现在，胎儿的心脏跳动已经很有力气了，甚至准爸爸将耳朵贴在孕妈妈的肚子上，就能听到胎儿的心跳。

如何听胎心音

1 **做好准备**：听前孕妈妈需要排尿后仰卧床上，伸直两腿，准爸爸可直接用耳朵贴在你腹壁上听，孕妈妈则可以借助听诊器。

2 **找准胎心的位置**：要听胎儿的心跳声，首先要找到胎心的位置。胎心位置因胎位而异。如是头位，胎儿头朝下，在孕妈妈脐孔的右下方或左下方听。若为臀位，胎宝宝臀在下，那就在孕妈妈脐孔的右上方或左上方听。要是横位，就在孕妈妈的脐部听。家属当然不会摸胎位，不过，没关系，只要孕妈妈记得医生检查时所说的胎位，是在哪个部位听取胎心音的，照做即可。

3 **注意分辨胎心音与孕妈妈腹内的杂音**：胎心音是双音，犹如钟表的“滴答”声，清脆整齐，速率较快。听的时候必须与孕妈妈腹内的几种杂音准确地区分开。

◆ 宫杂音，即血液流动发出的声音，这是和脉搏频率相同的吹风样杂音，一般在腹部左侧较明显。

◆ **腹主动脉音**，即腹主动脉的跳动声，其速率与脉搏一致。

◆ **胎动音**，即胎儿肢体碰撞子宫壁时发出的声音，它是一种没有节律的杂音。

胎心起初跳动较慢，到第8周后，每分钟能达到180次左右，第14周以后下降为每分钟140次左右，20周以后保持在每分钟120~160次。

胎心跳动的速度稳定下来后，可以直接反映胎儿的情况，过快、过慢或不规则都说明胎儿情况异常，如果胎心率低于120次/分钟或大于160次/分钟，或节律不规则，很可能是胎宝宝宫内窘迫的信号，就要密切观察胎动和胎心的变化，如果仍不正常就必须从速去医院就诊。

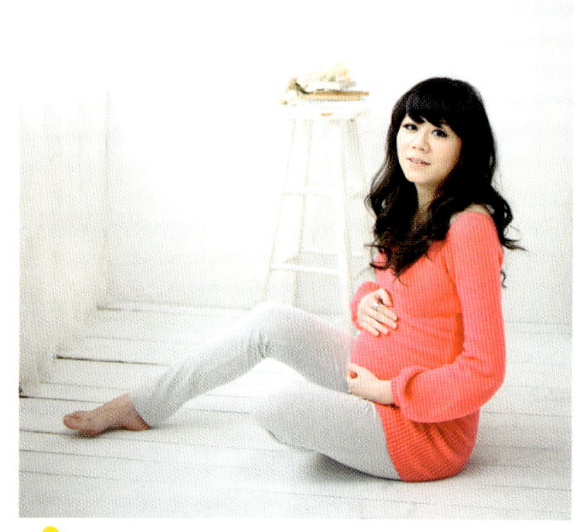

贴心小贴士

在你开始感觉到宝宝胎动的前几周里，怀孕的早期症状通常已经消失了，那个时候你的确需要知道一切正常才会安心。一定要坚持去医院做产前检查，如有任何不正常的症状，立刻找医生解决。

准爸爸读诗歌:《我愿意是急流》

我愿意是急流,
山里的小河,
在崎岖的路上,
岩石上经过……
只要我的爱人
是一条小鱼,
在我的浪花中
快乐地游来游去。

我愿意是荒林,
在河流的两岸,
对一阵阵的狂风,
勇敢地作战……
只要我的爱人
是一只小鸟,
在我的稠密的
树枝间做巢,鸣叫。

我愿意是废墟,
在峻峭的山岩上,
这静默的毁灭
并不使我懊丧……
只要我的爱人
是青青的常春藤,
沿着我荒凉的额,
亲密地攀缘上升。

我愿意是草屋,
在深深的山谷底,
草屋的顶上,
饱受风雨的打击……
只要我的爱人
是可爱的火焰,
在我的炉子里,
愉快地缓慢闪现。

我愿意是云朵,
是灰色的破旗,
在广漠的空中,
懒懒地飘来荡去,
只要我的爱人
是珊瑚似的夕阳,
傍着我苍白的脸,
显出鲜艳的辉煌。

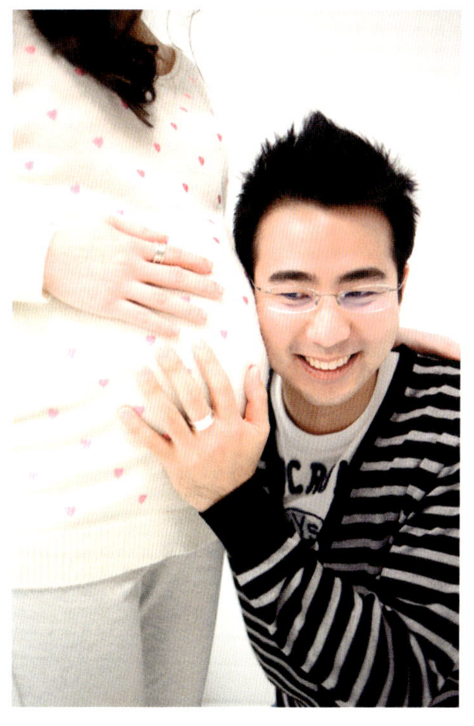

胎教引语

也许在不经意的哪一天,准爸爸会发现胎宝宝在孕妈妈的肚子里面“做运动”,开始能切切实实地感觉到胎宝宝的存在,而且他在用独有的方式跟你打招呼。

胎教意境

朗读诗歌、唱儿歌等是爸爸参与的好项目,即便不会唱的歌,当作念唱曲目也是很好的,上面的诗歌是诗人裴多菲一首深情的告白之作,是准爸爸抒发对妻子和腹中宝宝感情的良好机会。

胎教感言

小小的生命也将开始帮你建立起“已为人父”的概念,这个时候多和胎宝宝进行“交流”是非常重要的,唱歌、说话、讲故事等都可以。

第16周

孕妈妈和宝宝的身体变化

孕妈妈变化

这一周是产前检查的最好时机，不要错过。

孕期令人兴奋的时刻到来了，现在你可以感觉到胎动了，当胎儿动来动去的时候，许多孕妈妈都会感觉到他快速的运动。胎动会在16~20周时逐渐明显起来，你可以感到子宫在蠕动，胃里发出类似饥饿时的咕噜声。当你感觉到第一次胎动时，一定要记录下时间，下次去医院体检时请告诉医生。

这个时期胎儿的生长发育很快，有必要进行家庭监护以利于随时了解胎儿的情况。你可以请丈夫帮你做这件事情，爸爸的关爱会通过妈妈的感受传达给胎儿。

胎宝宝变化

- 生殖器官已成形。
- 手指上出现指纹印。
- 胎儿可以用自己的手摸脸。
- 胎儿长至12厘米左右，体重约50克。

营养胎教：吃出好心情

孕期有个好心情很重要，有一些食物能让情绪明朗起来，给孕妈妈推荐以下食物，能够帮助孕妈妈在孕期更快乐：

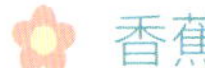

香蕉

香蕉可向大脑提供重要的物质酪氨酸，使人精力充沛、注意力集中，并能提高人的创造能力。此外，香蕉中还含有可使神经“坚强”的色氨酸，还能形成一种叫作“满足激素”的血清素，它能使人感受到幸福、开朗，预防抑郁症的发生。

土豆

土豆是让人的情绪积极向上的食物，因为它能减轻心脏的压力。土豆的好处还在于能够迅速转化成能量，所以，平时多吃点土豆做的菜是快乐的秘诀。

但是，薯片不属于我们推荐的范畴，因为薯片经过油炸，而且添加了盐，多吃无益。

南瓜

南瓜富含维生素B_6和铁，这两种营养素能帮助

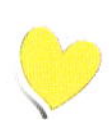

身体所储存的血糖转变成葡萄糖，葡萄糖正是脑部唯一的燃料。

豆类食物

大豆中富含人脑所需的优质蛋白和8种必需氨基酸，这些物质都有助于增强脑血管的机能。身体运行畅通了，心情自然就舒畅了。

葡萄干和其他干果

慢慢地咀嚼这些干果，能吸收大量的微量元素和矿物质，因此能激活大脑中的快乐激素。

谷物类食品

早在中世纪，欧洲人就把金黄、饱满的谷物称作“快乐粮食”，原因是谷物类的食品能够将太阳的能量很好地储存起来，并且在被人体吸收后重新释放，给人快乐的能量。

海鱼和蘑菇

海鱼和蘑菇是最好的维生素D的供应者。维生素D是促进快乐激素形成的很重要的营养元素，尤其在冬天，阳光不够充足或室外活动减少时更应该适当多吃点海鱼和蘑菇。

贴心小贴士

吃巧克力能马上恢复精神，但糖分的补充只能是暂时缓解不良情绪，之后还会引起紧张情绪的连锁反应，除非临产，孕妈妈紧张时不宜吃巧克力。

音乐胎教：《云雀》

《云雀》是奥地利著名作曲家海顿的D大调弦乐四重奏，由两把小提琴和中提琴、大提琴组合演奏，四声部均衡搭配。

胎教引语

《云雀》的整个乐章就像进行一次愉快的交谈，第一乐章开始处，小提琴奏出轻快的旋律，这段旋律十分像云雀欢快婉转的啼唱声，因而后人将这首乐曲称为《云雀》。

胎教意境

《云雀》的音乐风格中也有海顿性格的表现，海顿虽其貌不扬，却十分善良、淳朴、幽默和平易近人，音乐中热情、典雅的风格，欢乐、幸福、和平的气氛就如海顿在和听者轻轻交谈一样。

胎教感言

《云雀》是一首可以让心灵回归自然的音乐，胎宝宝听这首乐曲可以领略到大自然浑然天成的魅力，令心情愉快，经常放给胎宝宝听对培养胎宝宝的音乐感觉是很有帮助的。

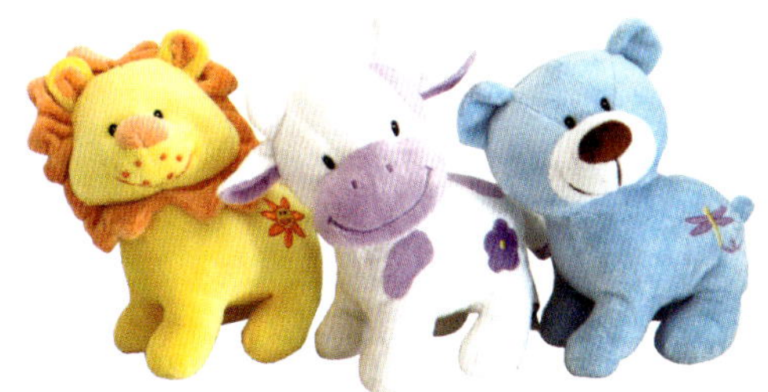

给宝宝做件漂亮的小衣服

孕妈妈可以试着用舒适柔软的衣料，给宝宝做一些简单易穿脱的衣服，制作出来的衣服不仅可爱，而且也能有效地进行手工胎教。精细的手工活动能令胎宝宝将来动作更灵活，也是一份送给胎宝宝的不错礼物。

适合刚出生的小婴儿的衣服以和尚服为佳。下面我们给孕妈妈介绍一种简单易行的做法：

需要准备的材料

绒布料，20厘米长的带子4根。

按图示画出纸样，并裁剪出来，尺寸可以根据需要调整，图中尺寸适合0~3个月的宝宝。

制作步骤

1 按纸样裁剪绒布，得到两片袖子，一个衣身。注意，纸样中为一半的衣身，裁剪衣身时，布料应对折后裁剪。

2 将袖口内折1.5厘米，然后再折1.5厘米后缝边，正面对折，缝合袖口的邻边。

3 在衣身图示位置分别缝上4条带子，将袖子上在衣身上即可。

4 为了美观，可以给衣服进行包边处理。

贴心小贴士

虽然不建议你在宝宝出生前过多地筹备婴儿服装，但是如果你有时间的话，可是尝试着给你的宝宝做一两件小衣服或者织件小毛衣，在衣服上绣上宝宝的小名儿，这该是多么有意义的事啊！

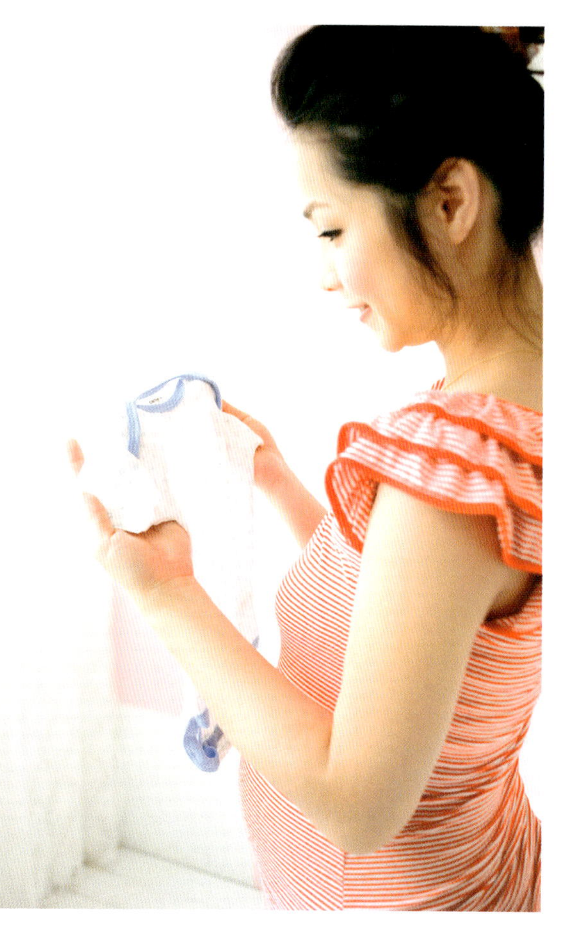

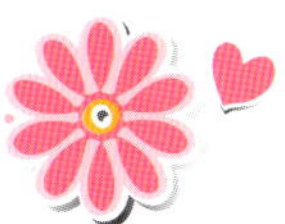

名曲胎教：《友谊地久天长》

怎能忘记旧日朋友
心中能不怀想
旧日朋友岂能相忘
友谊地久天长
友谊万岁 朋友 友谊万岁
举杯痛饮 同声歌颂友谊地久天长
我们曾经终日游荡在故乡的青山上
我们也曾历尽苦辛到处奔波流浪
友谊万岁 朋友 友谊万岁
举杯痛饮 同声歌颂友谊地久天长
我们也曾终日逍遥荡桨在绿波上
但如今却已劳燕分飞
远隔大海重洋
友谊万岁 万岁朋友 友谊万岁
举杯痛饮 同声歌颂友谊地久天长
我们往日情意相投
让我们紧握手
让我们来举杯畅饮
友谊地久天长
友谊万岁 万岁朋友 友谊万岁
举杯痛饮 同声歌颂友谊地久天长
友谊万岁 万岁朋友 友谊万岁
举杯痛饮 同声歌颂友谊地久天长
友谊万岁 万岁朋友 友谊万岁
举杯痛饮 同声歌颂友谊地久天长

胎教引语

《友谊地久天长》是18世纪苏格兰诗人罗伯特·彭斯据当地父老口传录下的，这首诗后来被谱了乐曲，除了原苏格兰文外，亦被许多国家谱上当地语言，传唱度很高。

胎教意境

在西方很多国家，《友谊地久天长》通常会被人们在除夕夜吟唱，象征送走旧年而迎接新年的来临，它的主调并非表象看上去那样是感伤的，而应该是略带喜悦和期望的。

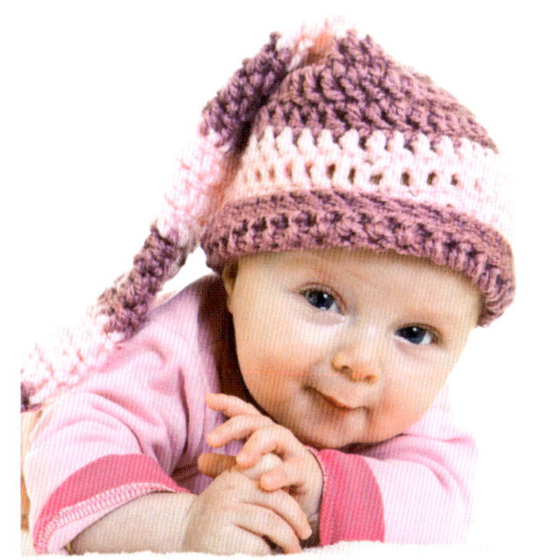

胎教感言

人在小的时候总盼望着快些长大，等真正长大成人以后，才发现儿时那无忧无虑的灿烂阳光是多么宝贵，多给宝宝吟唱一些国内外经典名曲吧，给他们即将来到的“漫长”童年增加多一点色彩。

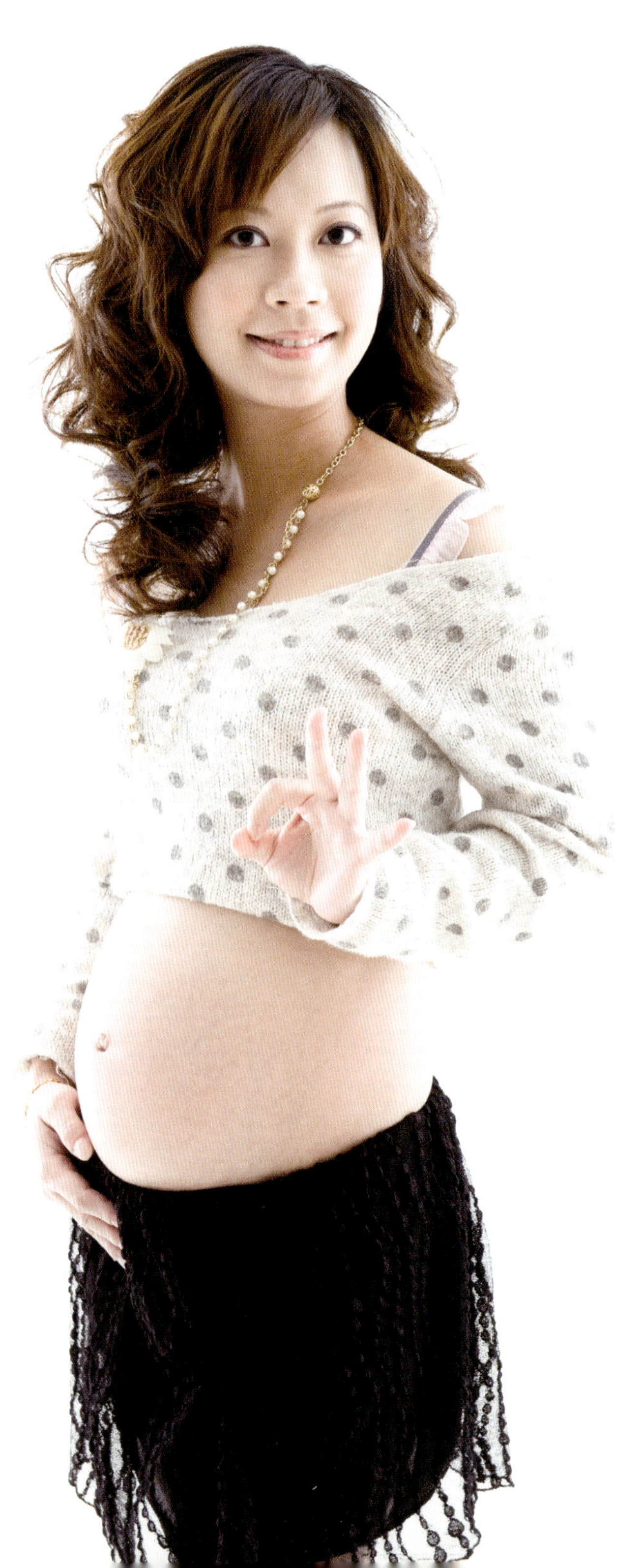

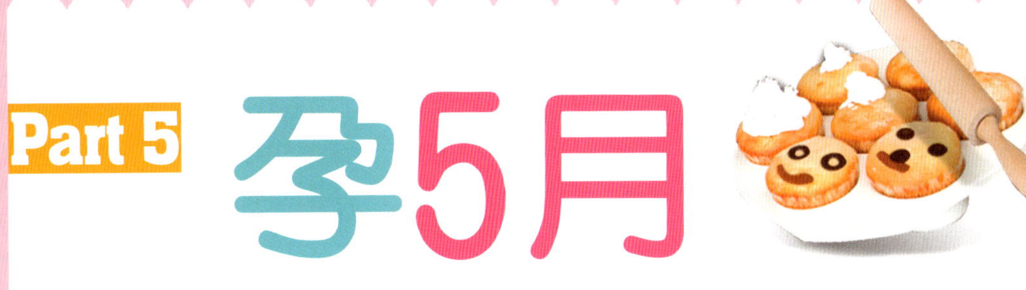

Part 5

孕5月

我的世界因你而越发精彩

第17周

孕妈妈和宝宝的身体变化

孕妈妈变化

孕妈妈的体重增加明显，此时孕妈妈体重最少已增加了2千克，有些孕妈妈也许会增加5千克。孕妈妈的子宫长得很大，有时腹部会有阵阵的剧痛，这是由于腹部韧带拉伸的原因。由于子宫上升，因此尿频消失。

经产妇会感觉到第一次胎动。

胎宝宝变化

- 可以握拳、挤眼、皱眉、吮手。
- 皮肤表层覆盖了一层薄薄的细绒毛。
- 味觉已初步发育成熟。
- 眉毛开始长出来了，头发也在生长。
- 胎儿已达13厘米左右，体重约为80克。

美食胎教：牛肉

牛肉享有“肉中骄子”的美称，含有丰富的蛋白质、脂肪、B族维生素、烟酸、钙、磷、铁等营养成分，具有强筋壮骨、补虚养血的功效，有利于胎宝宝神经系统、骨骼等各器官的发育，增强孕妈妈体质，是孕期的你进补全面营养的美食。

美食推荐：瓦罐牛肉

原料 牛肉200克，鸡蛋2个（约100克），盐、淀粉各适量。

做法

1. 牛肉切成长块，入冷水锅煮去血水，捞出沥干；鸡蛋打散，加淀粉、盐调成蛋糊。
2. 锅内放油烧至六成热，将牛肉蘸上淀粉，下锅炸至黄色，捞出控净油。
3. 将蛋糊抹在牛肉块上，再下锅炸至金黄色即可。

更多美食选择：萝卜炖牛肉、青椒牛肉丝、土豆烧牛肉。

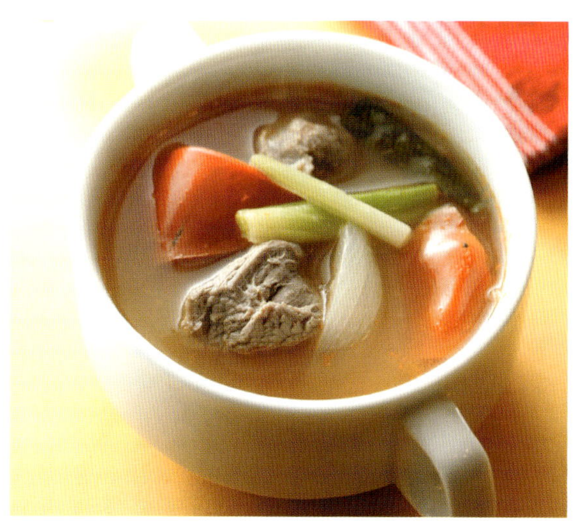

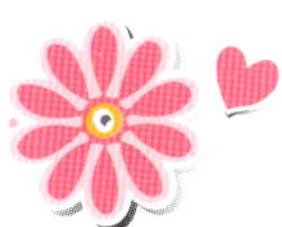

小窍门

1 炖牛肉时，可放一块橘皮或一点茶叶进去，牛肉就容易熟烂，并能较好地保存牛肉中的营养成分。

2 牛肉的纤维较粗，结缔组织又多，切的时候应该横切，将牛肉的长纤维切断。否则不仅没办法入味，还不容易嚼烂。

3 煮老牛肉的前一天晚上把牛肉涂上一层芥末，第二天用冷水冲洗干净后下锅煮，煮时再放点料酒和醋，这样处理之后老牛肉容易煮烂，而且肉质变嫩，色佳味美，香气扑鼻。

给脚一双合适的鞋

在孕期，孕妈妈应为自己选一双合脚的鞋，尤其是孕中晚期，此时容易发生腿脚浮肿的情况，一双合适的鞋能够减轻足部的压力，缓解水肿带来的不适感。

怎样为自己选择一双舒适的鞋子

1 选择圆头且肥度较宽，鞋面材质较软的鞋子。春秋季节可以选择布鞋，布料透气性、吸汗性比较好，行走起来比较省力；冬天可穿保暖性好、柔软轻薄的牛皮、羊皮鞋。

2 鞋底要选择耐磨度好且止滑性较佳的大底，鞋底、鞋帮不要太硬，建议孕妈妈穿柔韧易弯曲的软底布鞋、旅游鞋。

3 鞋型选择上开式，即系鞋带式或魔术粘贴带式较佳，其次可以选择有松紧带或可调整宽度的鞋类款式。

4 鞋类尺码需依脚长而定，并且略比脚大1厘米左右，为脚的胀大留出空间。

5 注意鞋跟高度，理想的鞋跟高度为1.5~3厘米。平跟的鞋子则会由于妈妈身体重心前移、体重增加等原因，给妈妈带来足底筋膜炎等足部不适的困扰。

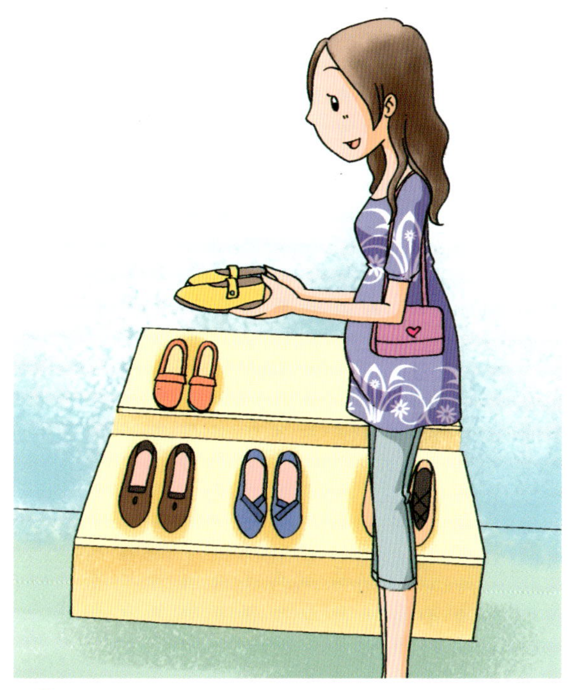

贴心小贴士

流行的长靴大多不适合孕妈妈，首先孕妈妈本身末梢血液循环较差，而长靴又是包裹小腿和脚部的设计，透气性也不好，会阻碍脚部血液循环，引发冻疮。

瑜伽胎教：直立式

随着腹部的日益隆起，孕妈妈身体的重心改变，身体会不自觉地向前倾。瑜伽能帮助孕妈妈稳定身体的重心，保持身体平衡，纠正不良的身体姿态。站姿练习可以消除紧张和压力感，恢复体力，振作精神。

直立式是种瑜伽站姿练习，这个姿势常用来休息放松，适合初级练习者，孕初期、孕中期、孕晚期的孕妈妈皆可练习。

直立式的做法

1 双脚平行分开站立。身体重量平分在两脚上，练习过程中眼睛闭上，双膝放松(不要弯曲双膝，膝盖部位不要往后拉或收紧)，不要咬紧牙齿，舌头保持柔软平放在口腔底部，不要抵住上颌，放松双肩，感受耳垂和肩膀之间的空间感，觉得肩膀非常自然柔软地落在耳垂下方，心里继续体会这种柔软的感觉顺着手臂，经过手腕流到指尖，体会它从脊椎顺流而下的感觉。

2 先放松胃部肌肉，然后是臀部肌肉。这种柔软的感觉继续顺着双腿，经过双膝到达双脚。想象你的双脚是扎在土地里不断生长的根。感觉一天的不适和压力都从大脑出来，顺着脊柱和腿流淌，从脚板排除。这个姿势保持的时间越长，身体感觉越平静。这是开始练习瑜伽之前的一个很好的预备姿势。注意练习中呼吸要保持平稳。

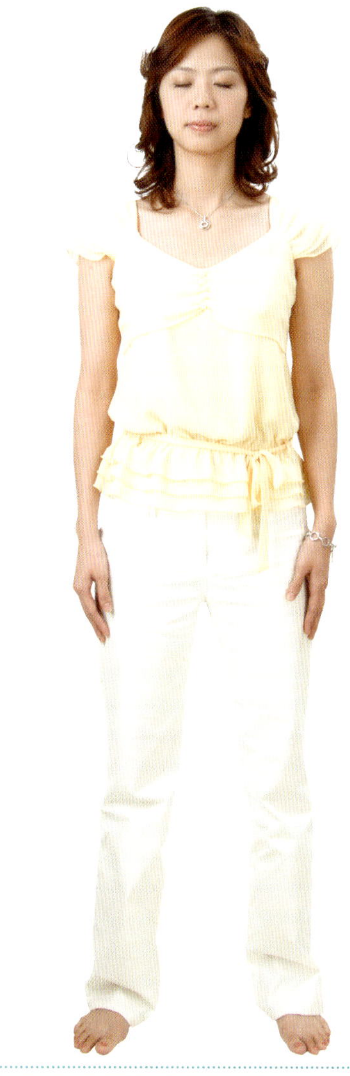

贴心小贴士

瑜伽练习时着装宜宽松舒适，不要穿着有拉链或扣子的衣服，练习时容易被压到而不舒服。同时，孕妈妈要注意保暖，以免着凉。

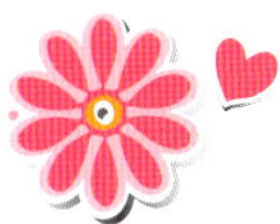

头脑体操：孕妈妈下棋

胎儿的大脑正在形成，而且现在脑部发育非常迅速，是对他进行适当脑部刺激的好时机了，孕妈妈多动动脑，能帮助胎儿开发潜能。

下棋是很好的智力体操，不但让孕妈妈思维更加活跃，而且随着孕妈妈对棋艺的思考冥想，脑电波会触发胎儿的脑细胞，使胎儿的脑细胞也活跃起来，这就是智力灶点的潜伏，是聪明、智慧遗传素质的形成基础。

孕妈妈下棋要注意的问题

1 **控制下棋时间**：下棋是比较高强度的脑力游戏，如果一次下棋时间太长，也难免令人头昏脑涨，所以孕妈妈要控制下棋时间，以自己感觉舒适为宜。

2 **培养游戏情操**：有的孕妈妈会因为输棋了而发脾气，也有的孕妈妈会因为输棋而觉得没有面子，为了避免这些负面影响，孕妈妈事先要明白“胜败乃兵家常事”，不用担心下得不好而被取笑，输赢不重要，重要的是享受比赛的乐趣。

3 **下棋时最好有语言沟通**：下棋时一定要说出来，比如玩象棋，边走边说跳马走车飞炮，旨在说给胎儿听。

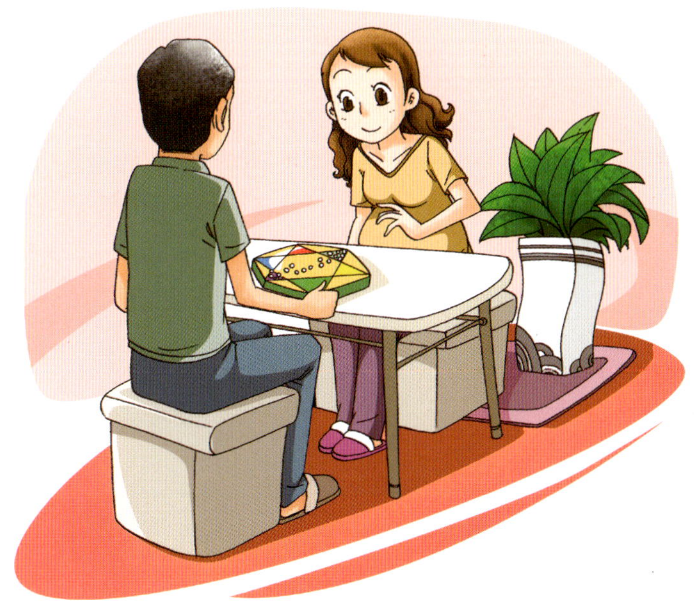

贴心小贴士

准爸爸一般都对下棋有更多的兴趣，更了解下棋的规则和战术，如果准爸爸是个下棋的高手，不妨在对弈的时候悄悄让着孕妈妈，让孕妈妈享受赢棋的乐趣，但是千万不能太明显了让孕妈妈发觉，要不就失去了比赛和思考的乐趣。

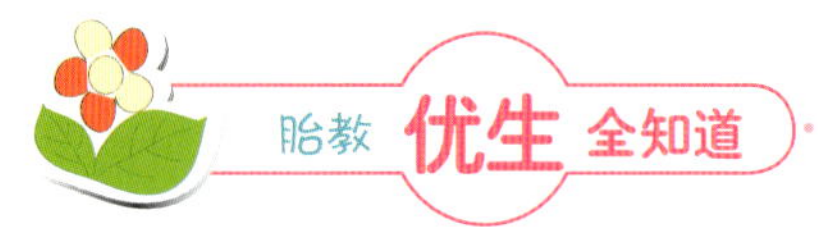

准爸爸胎教：与胎宝宝做游戏

现代医学研究表明，孕妇子宫内胎儿活动的差异能预示出生后活动能力的强弱。在正常情况下，胎儿时期活动能力强的婴儿，出生6个月以后，要比胎儿时期活动能力差的婴儿动作发展得更快些。

5个月的胎宝宝已经是个有感觉的小生命了，他会时不时伸一个懒腰、打一个哈欠、调皮地用脚蹬一下妈妈的肚子，不仅如此，他还能够以胎动的形式对外界的刺激给予回应，也许有的时候孩子的胎动并不明显，但是这种信号很有节奏，只要用心，就一定有感觉的。

1 准爸爸这个时候更应该多和胎宝宝做一些互动，多做游戏，轻声的呼唤、轻柔的抚摸都是不错的游戏，现在可以适当地加一些游戏的内容，像抚摸游戏、念故事、诗朗诵、对话、光照胎教等，游戏的种类多种多样，关键是准爸爸也能够参与到胎教中来，与孕妈妈一起营造温馨祥和的气氛。

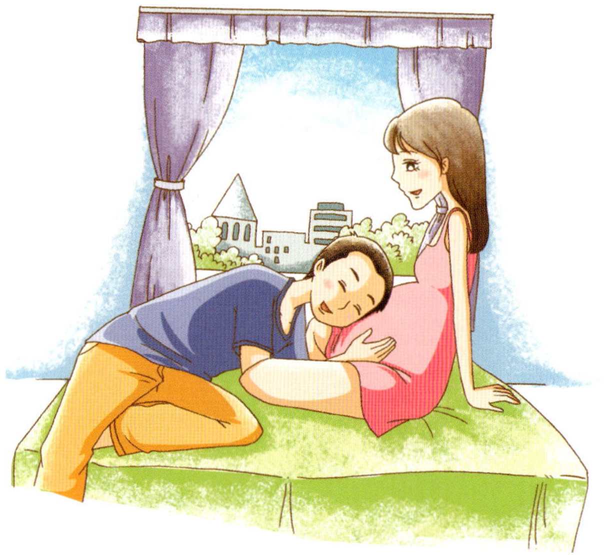

2 在所有的游戏方式中，抚摸可谓是最直接的游戏方式，胎儿能够直接感受到对他的动作，胎儿喜欢体肤接触。准爸爸可以用一个手指轻轻按一下孕妈妈的肚皮，然后抬起，有的胎儿能立即做出反应，有的则要过一阵，胎儿习惯后，只要手一按压上去，胎儿就会主动迎上去。

3 在与胎儿做游戏时，还可以配合相应的音乐。当做抚摸游戏时，可以播放一些欢快的乐曲；给胎儿念优美的美文时，则可以播放一些舒缓的音乐。

4 可以给5个月以后的胎儿光刺激，用普通五号电池手电（不要用强光手电）贴近肚皮一亮一灭地照射，透过肚皮和子宫壁的微弱光亮，可使胎儿视觉获得一点信息，促使他眼球转动，并促进视觉神经发展。

5 一些简单、轻松的即兴游戏也很好，比如在孕妈妈进餐时，准爸爸可以模拟给胎宝宝喂饭，一边喂一边说："宝宝，爸爸正在喂你吃饭呢！""爸爸做的饭好不好吃呀？"

贴心小贴士

有时候胎儿不想进行游戏，他不高兴时会用力挣脱或蹬腿反对，孕妈妈如果感受到这种情况，就应马上停止游戏。

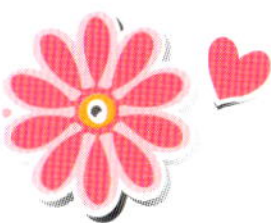

第18周

孕妈妈和宝宝的身体变化

孕妈妈变化

孕妈妈的子宫不断地长大，身体的重心也在发生变化，孕妈妈可能感觉行动有些不便，此时应注意不可穿高跟鞋。由于胃口大开，精神高涨，精力恢复，不少孕妈妈出现性欲增强的现象。这是由于体内雌激素大量增加，导致盆腔内血流量增多，使性欲提高，并更易达到高潮。

胎宝宝变化

- 胎盘形成，母亲和胎儿已紧密连成一体。
- 胎盘成为半圆形，占宫腔一半。
- 羊水量达200毫升左右。胎儿在羊水中不受重力影响，行动如太空人一样自由。
- 皮肤增厚，变得红润有光泽。
- 触觉和味觉非常发达，听觉日渐发达。
- 强烈的阳光照射腹部，胎儿会用手挡。
- 内脏器官越来越接近完成阶段。
- 可用超声波装置听到胎心音，心脏的搏动更加活跃。
- 手指甲完整地形成了，关节也开始运动了。
- 腿长超过了胳膊的长度。
- 头部偏大。
- 外表和构造逐渐呈人形。
- 胎儿身长14厘米左右，体重约105克。

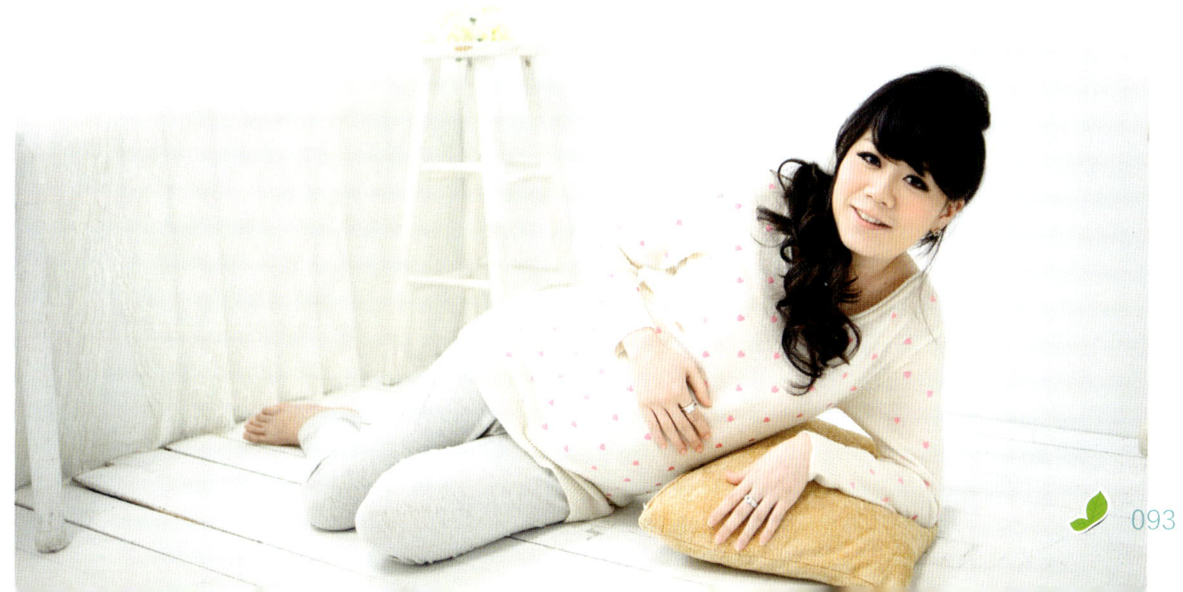

防治妊娠糖尿病

妊娠糖尿病是指妊娠期首次发现或妊娠后才发生的糖尿病，多出现在孕20~24周之后，发生率为3%~6%，是一种妊娠后合并的糖代谢异常病症，当糖筛检查和糖耐受试验的结果数值达到了糖尿病的数值标准时，就会诊断为妊娠期糖尿病。

妊娠糖尿病的表现

1 可能出现糖尿病典型的“三多一少”的表现：多食、多饮、多尿，体重不增(或者与孕周期应该增加的体重严重不符)。

2 特别容易疲乏，总是感到劳累。

3 也有的以霉菌性阴道炎为先期症状。

妊娠糖尿病是非常严重的孕期疾病，可导致胎儿成为巨大儿、早产儿、胎儿畸形、死胎及新生儿死亡率高等，威胁到你和胎儿的健康安全。孕期的你即使不胖、吃得不多，也没有糖尿病家族史，也要注意做好糖尿病的防治工作。

妊娠糖尿病的防治

1 注意养成良好的生活习惯，并且规律作息：每天的吃饭时间、每次进食量及进餐次数应大体相同；每天工作和学习的时间及工作量大体相同；保证充足的睡眠，每天的作息时间应大体相同。

2 只要身体和天气允许，妈妈最好每天可以到户外进行散步，呼吸一些新鲜的空气，通过适度的运动，可以增加妈妈身体对胰岛素的敏感性，促进葡萄糖利用，降低游离的脂肪酸。

3 严格保持饮食均衡、营养全面，控制热量和糖分的摄入，少食多餐，增加膳食纤维。

4 保持心情舒畅，认真对待病情但不做无谓的担心。

5 做好孕期体检工作，预防妊娠糖尿病的发生。如果你有糖尿病家族史、身体较胖、羊水过多、胎儿偏大或者有反复流产史等，建议你在孕24~28周考虑进行尿糖测试，以预防糖尿病。孕期血糖高的妈妈应该经常到医院进行血糖监测，适时调整饮食和生活。

6 如果你已经出现尿糖阳性，也不要过分紧张，应在医生的指导下，适当控制饮食或者用药，并加强对胎儿的监护，在现代医学条件下，糖尿病孕妈妈也能生一个健康的宝宝。

7 如果需要药物控制，一定要严格配合医生的治疗和做好自我检测。

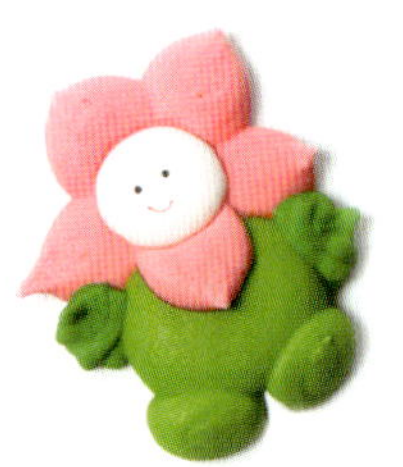

贴心小贴士

很多妈妈都会把血糖偏高和糖尿病相混淆，其实孕期血糖偏高并不等于糖尿病。血糖偏高的妈妈只要注意控制饮食，及时调整饮食结构就不会发展成糖尿病。孕期血糖偏高其实与真正的糖尿病还是有很大区别的。

5月营养胎教：补钙

钙是人体内含量最多的矿物质，孕妈妈怀孕以后消耗的钙量要远远大于普通人，若孕妈妈没有注意补充钙，会出现这样的情况：

◆ 孕妈妈血钙浓度降低，出现抽筋、酸痛、浮肿等现象，严重的话会导致高血压、难产、牙齿松动、骨质软化症、产后乳汁不足等病，进而影响健康。

◆ 胎宝宝发育所需要的钙是由母体透过胎盘来供给，其中有99%用来制造骨骼，如果孕妈妈饮食摄取的钙不足，可导致胎宝宝的骨骼与牙齿发育不良，新生儿也因为血钙低而容易惊厥，易有水肿发生。

孕期补钙是孕妈妈的一项重要工作。我国营养学会推荐的钙供给量为成年人每天800毫克。为保证胎宝宝骨骼的正常发育，又不动用母体的钙，到孕中期以后，孕妈妈每天需补充1000毫克钙，晚期更可达1200毫克。

孕期补钙的途径

1 摄取含钙量丰富的食品。如奶制品、海产品、大豆及豆制品、深绿色的叶菜等，其中牛奶的含钙量极为丰富。一般一袋250毫升的牛奶可补充250毫克的钙，孕妈妈每天喝2袋牛奶即可。其中一袋应该在晚上睡前喝，这样可以维持半夜血钙正常，防止腿抽筋。乳糖不耐受的孕妈妈，可以改喝酸奶，也可以补钙。一袋150毫升的酸奶的含钙量，也相当于一袋250毫升的牛奶。

2 适当增加运动，可通过骨骼肌的运动使钙沉积在骨骼上，有利于钙被机体利用。孕妈妈可以在阳光明媚的大路上散步，每天坚持30~40分钟，或者在宽敞的操场上做孕妈妈保健操。

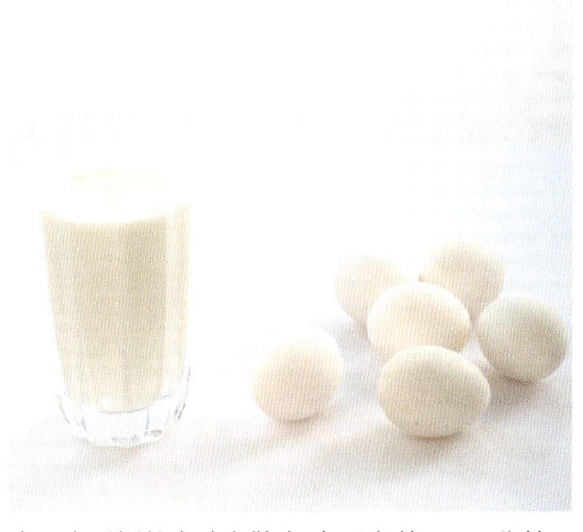

3 增加户外活动，接受紫外线的照射，使体内产生促进钙吸收的维生素D。

4 补充维生素D和钙剂，这一点是因人而异的。一般而言，通过日常的均衡膳食和增加奶制品的摄入，可以基本满足人体对于钙的需求，不需要服用补钙制剂。对于缺钙的孕妈妈，应该在医生指导下服用钙片补充钙质。

5 孕妈妈在喝骨头汤的时候不妨放点醋，因为在一定的酸性环境下，骨头中的钙离子容易游离出来，有助于钙的吸收。

6 孕妈妈在补钙的同时要注意磷的补充，如果磷摄入不足，会影响钙的吸收，可以多吃一些海产品，如海带、虾、蛤蜊、鱼类等。

名画欣赏：《音乐课》

这幅画作与《缠毛线》的风格类似，同属莱顿的作品。画面中女教师微微俯身帮助女孩调试琴弦，女孩则依偎在女教师胸前弹拨着六弦琴，女教师面庞秀美清丽，小女孩天真烂漫、纯真无邪，表情认真，显得十分可爱。这幕普通的音乐课情景，却被画家描绘得极富美感韵味。

这幅画最大的特点是能给孕妈妈带来宁静柔和的美感，无论是女教师还是小女孩，都有着让人喜欢的面容，她们身上的长裙，花纹、质地也被画家描绘得十分逼真，衣裙褶纹的复杂与环境的简单对比，这种形式美感能让观者被艺术震撼。

胎教感言

画面的美丽场景容易感动观者，孕妈妈带着对胎儿的美好想象去看，效果会更好，注意看的过程中体会一下画面高超的用色技巧，这能对胎宝宝有所启蒙。

运动胎教：游泳好时机

游泳对孕妈妈来说是相当好的有氧运动，当然这也需要根据身体情况而定，如果妈妈怀孕期间身体状况良好，那么从孕早期到后期都可以进行。孕中期时，你的情况稳定，运动项目可以丰富一些，这个时候也是考虑游泳的好时机。

游泳的好处

1 游泳让全身肌肉都参加了活动，促进血液流通，能让胎儿更好地发育。游泳能耗较大，孕妈妈可通过游泳来控制增长过快的体重。

2 水的浮力能够减轻身体负担，从而缓解或消除孕期常有的腰背痛症状，并促进骨盆内血液回流，消除瘀血现象，有利于减少便秘、痔疮、四肢浮肿和静脉曲张等问题的发生。

3 孕期经常游泳还可以改善情绪，减轻妊娠反应，对胎儿的神经系统有很好的影响。

4 游泳还可以锻炼孕妈妈的肺活量，让孕妈妈在分娩时能长时间地憋气用力，缩短产程。

怎样游泳最好

- 在游泳前最好征得医生的同意。
- 选择一个卫生条件好、人少，没有阳光直射的游泳池，最好有专职医务人员在场。
- 下水前先做一下热身，确认水温在30℃再下水。
- 下水时戴上泳镜，入水时千万不可纵身跳水。
- 游泳时动作要稳健和缓，最好选择仰泳，在水中漂浮、轻轻打水都是不错的锻炼姿势，不要使用蛙泳的姿势。
- 与其他游泳的人保持一定距离，防止别人踢到腹部，伤到宝宝。
- 游泳时间以1小时以内为宜，大致游300~400米即可。
- 锻炼时段选择在上午10~12时进行比较好，通常在这个时间内不易发生子宫收缩。

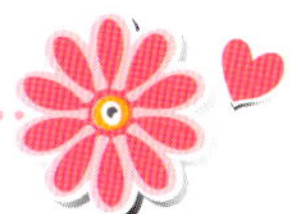

第19周

孕妈妈和宝宝的身体变化

孕妈妈变化

此时你的新陈代谢加快，血流量明显增加。腰身变粗，动作开始显得笨拙。

如果注意自己的乳房，你会发现乳晕和乳头的颜色加深了，而且乳房越来越大，这很正常，是在为哺育宝宝做准备。现在应注意乳头和乳房的保养，乳房增大后，乳腺也发达起来。如果忽略乳房保养，乳房组织就会松弛，乳腺管的发育也会异常，有可能生产后缺乏母乳。

进行乳房保养包括选用合适的胸衣，一些扁平乳头、凹陷乳头的孕妈妈，可以使用乳头纠正工具进行矫治。另外还需要做乳房保健按摩操，从乳房的四周向中心轻轻按摩，适时地开始乳房、乳头的保养按摩，可使乳头坚韧、挺起，利于将来宝宝吸吮。

胎宝宝变化

◆ 宝宝的循环系统和尿道进入了工作状态。

◆ 肺已开始工作了。

◆ 胎儿开始在妈妈的肚子里顽皮地抓拉脐带，不过不会做得太过分，他懂得小心地保护自己。

◆ 胎儿身长约为15厘米，体重约170克。

办公室安孕小提示

怀孕期间，如果你还在上班，只需要在办公室做一些简单的布置，就可以舒适地工作了，每一点微小的变化都会给你带来一天的好心情，试试看吧。

1 把你的桌椅调整得尽可能的舒适。在办公室长时间坐着的时候，可以在办公桌底下放个鞋盒做搁脚凳，把脚垫高点有利于血液循环，减少腿部的水肿。还可以摆一双拖鞋在办公桌底下，来上班以后就穿拖鞋，脚就更舒服了。

2 在办公桌上准备一个大水杯，随时填满你的喝水杯，这样你就不用因为懒得站起来接水而忘记补充水分了。

3 如果因为尿频而不得不去洗手间的话，就尽快去，以免膀胱受到压力。

4 工作一段时间后要适当地做做伸展运动，拍腿并适当按摩小腿部以放松压力，促进血液循环。这样还可以缓解工作期间遇到的压力，放松身心。

美食胎教：海带

海带中含有丰富的碘，如果妈妈体内缺碘，会导致胎宝宝出生后出现智力低下、个子矮小和不同程度的听力及语言障碍。孕妈妈适当吃海带还可缓解水肿，海带中的优质蛋白质和不饱和脂肪酸，对患有心脏病、糖尿病、高血压的妈妈有一定的防治作用，还可润发黑发。

美食推荐：海带豆腐汤

原料 豆腐200克，海带结50克，姜丝、盐各少许。

做法

①豆腐块挤干水分，切成小块，海带结洗净。

②锅中油烧热后，放入豆腐，煎至豆腐表面有些发黄后，倒入适量清水、海带结、姜丝。

③煮至水开后，转小火煮30分钟，出锅前撒盐调味即可。

更多美食选择：海带炖排骨、海带炖鸡、黄豆芽拌海带。

小窍门

1 为了保证海带的食用安全，食用前最好将海带用足够的水浸泡24小时，并勤换水，浸泡24小时后再出水晒干贮存，可以防止砷中毒。

2 海带性寒，烹饪时宜加些性热的姜汁、蒜蓉等加以调和，并且不要放太多油。

3 比较嫩、含砷量少的海带浸泡时间不要太长，以免海带中水溶性维生素、无机盐等营养物质溶解在水中流失，降低海带的营养价值。

4 炒海带前，最好将洗净的鲜海带用开水氽烫一下，炒出的菜会更加脆嫩鲜美。

欣赏优美的摄影作品

摄影是一门较为年轻的艺术门类，它是一种对现实高度的概括，与任何艺术一样，它来源于生活而又高于生活。拍摄者使用照相机反映社会生活和自然现象，用有艺术感染力的照片来表达思想感情。

摄影中包含的不仅仅是画面中表现出来的影像，还包含了诸如哲学、人类学、社会学、历史学、艺术史等方面的背景，是一种雅文化，孕妈妈学会欣赏名家摄影作品，可令自己对艺术的理解更深刻，也可将艺术感染力传递给胎宝宝。

这个阶段，孕妈妈不妨多欣赏一些优美的，以孕妈妈和胎宝宝为主题的摄影作品，这样的作品特别能引起孕妈妈的共鸣，艺术感染效果更好。

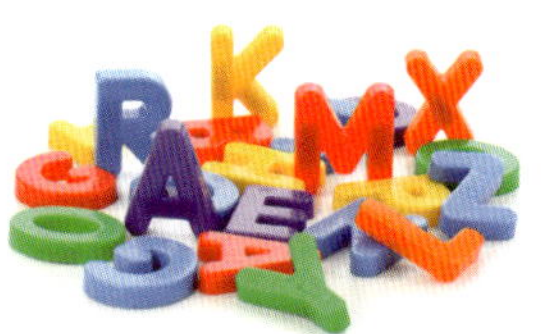

贴心小贴士

如果孕妈妈对摄影技术有一定了解，也可以尝试自己来摄影，做生活的摄影师，这不仅能提高艺术修养，还能提高对美学的把握，一举数得。

故事胎教:《丑小鸭》

丑小鸭

在一个非常美丽的乡下，有森林、小溪和一座漂亮的房子，这是贝拉拉的家。贝拉拉家养了一只鸭子、一只小鸡，还有一只猫。

这只鸭子很快就变成鸭妈妈了，因为她的小鸭子一只接一只地从蛋中裂出来了，变成可爱的、毛茸茸的小鸭子，他们还“吱，吱”地叫，鸭妈妈“嘎，嘎”地回答他们，好像在说：“好美丽的世界啊！”

可是还有一个大的鸭蛋没有裂开，于是鸭妈妈继续坐在巢里，终于这枚大蛋裂开了，出来一只又大又丑的鸭子，和其他小鸭子不一样。鸭妈妈想：这小家伙会不会是火鸡呢？

鸭妈妈想了一个办法，这一天阳光明媚，天气非常暖和，她带着孩子们去游泳。鸭妈妈扑通跳进水里，小鸭子们也一只接着一只跟着跳下去。水淹到了他们头上，但是他们马上又冒出来了，游得非常漂亮。他们的小腿很灵活地划着。他们全都在水里，连那个丑陋的灰色小家伙也跟他们在一起游。真好！他不是火鸡。小鸭子们跟着妈妈游得很开心，这一天很顺利。

可是过了几天，小鸡们都啄这只丑鸭子，而且情况一天比一天糟。大家都要赶走这只可怜的小鸭，连他自己的兄弟姊妹也对他生起气来。他们老是说：“你这个丑妖怪，希望猫儿把你抓去才好！”

有一天丑小鸭看见蓝天上飞过一群白天鹅，丑小鸭羡慕极了。他想：“要是我也能拥有一双像白天鹅一样——又宽又坚硬的翅膀该多好呀！那样，我就能飞到外面的世界去看看了。”

丑小鸭慢慢长大，终于他离开了家，到了第二年春天，丑小鸭长大了，他也不再是那只灰色的丑小鸭，他有雪白的羽毛，变成了一只白天鹅。这一天他在河里游泳，天空中一群白天鹅飞过，他们和丑小鸭打招呼，很快他们就成了好朋友，一起游过一条小河，不知不觉来到了贝拉拉家的附近。小鸭们认出了丑小鸭，心里感到一种说不出的难过。鸭妈妈高兴地为丑小鸭祝福，看着丑小鸭和白天鹅们越飞越高、越飞越快、越飞越远……

——选编自《安徒生童话》

胎教引语

人生中的挫折和痛苦是不可避免的，要学会把它们踩在脚下，乐观地前行，树立生活目标，在自信、自强、自立中成长。

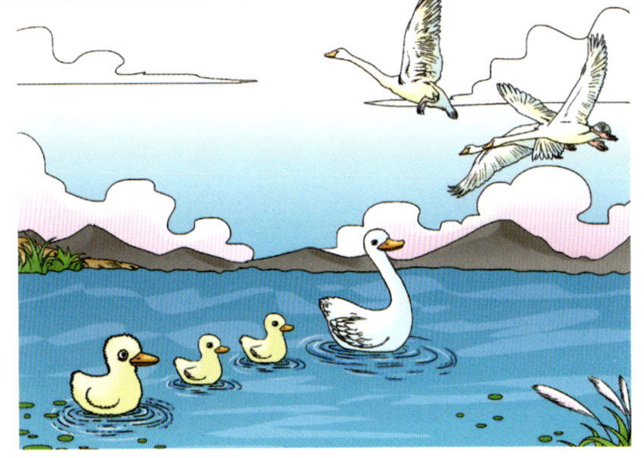

胎教意境

安徒生小时候经常和饥饿打交道，还处处遭到人们的鄙视，没有受过教育。但他有一个和身份不相称的志向——当一个艺术家、一个芭蕾舞演员、一个歌唱家。

为了这个梦想，他14岁就离开了家乡，带着几个铜子去举目无亲的文化中心哥本哈根闯荡。在那样世态炎凉的社会里，只有贫苦和饥饿与他做伴，再加上精神上连连遭受的打击，使他的身体和声音都遭到毁坏，他不能再成为一个舞台艺术家了。

但他以坚强的意志克服了种种困难，终于成为全世界亿万儿童所喜爱的童话作家，正因为他有着深厚的生活体验，使他创作出的形象真实感人。用他的话说“生活本身就是童话”。而丑小鸭这一形象可以说就是他本人生活经历的艺术写照。

胎教感言

丑小鸭历经千辛万苦、重重磨难之后终于变成了白天鹅，生命的轨迹很难寻觅，关键是对美好境界、美好理想的追求。告诉胎宝宝你对故事的感想，让胎宝宝明白：“只要有梦想，为之努力坚持，终有一天也会变成白天鹅。”

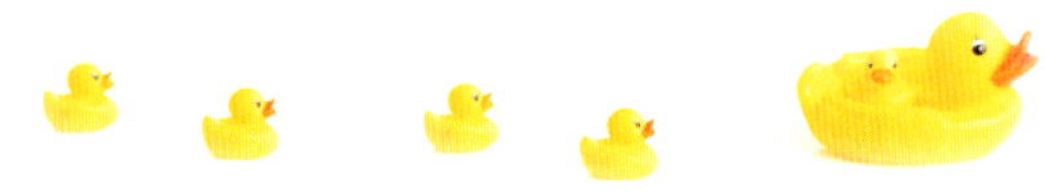

宋词胎教：《江城子》

江城子

宋·苏轼

十年生死两茫茫，
不思量，自难忘。
千里孤坟，无处话凄凉。
纵使相逢应不识，
尘满面，鬓如霜。
夜来幽梦忽还乡，
小轩窗，正梳妆。
相顾无言，惟有泪千行。
料得年年肠断处，
明月夜，短松冈。

胎教引语

苏轼的词作多豪放、大气，他同时也写出了很多感情细腻的词作，读来十分有意味。

胎教意境

苏轼19岁与王弗结婚，而后出蜀入仕，夫妻琴瑟调和，甘苦与共。10年后王弗亡故，归葬于家乡的祖茔。这首词是苏轼在密州一次梦见王弗后写的，距王弗之卒又是10年了。生者与死者虽然幽明永隔，感情的纽带却结而不解，始终存在。“不思量，自难忘”两句，看来平常，却出自肺腑，十分诚挚。

这首词道出了一对夫妻的正常感情，它像日常生活一样，平淡无奇，然而淡而弥永，久而弥笃，因此才能生死不渝。

胎教感言

家庭氛围和谐，夫妻琴瑟调和，夫妻之间的感情只会历久弥新，即便在日常生活中显得很平淡，但这冥冥中似乎符合能量守恒定律，淡而持久。

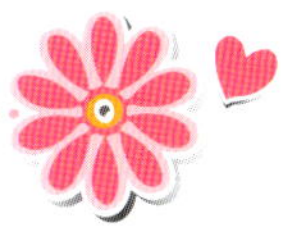

准爸爸胎教：多和胎宝宝说话

实验发现：胎儿特别喜欢听准爸爸的讲话声，在准爸爸的说话声和歌唱声下，胎儿似乎“陶醉”了，轻轻摇晃起来，表示他的满意心情。这大概与胎儿不甚喜欢高、尖、细的声音(这种声音常常会造成胎动增加)，而喜欢低沉、宽厚的声音有很大的关系。

有一位准爸爸这样同胎儿谈话：小宝宝呀，你的小手在哪儿？伸出来让爸爸摸摸吧。你的小脚在哪儿？会不会蹬？蹬蹬让爸爸瞧瞧吧。你的大脑袋呢？现在长头发了吗？妈妈经常为了你吃核桃和黑芝麻，你的头发一定是又黑又亮的，对吗？今天又有什么新本事呢？哟，会推了，那就轻轻地推一下吧，可千万别把妈妈推疼了。刚才听到音乐了吗……极为有趣的是，这个常与爸爸说话和玩耍的胎儿，每天晚上到了10点钟就急不可待地动起来。

宝宝出生后，同爸爸的感情非常好，同时，这个孩子的智力、能力发育水平远远高于同龄孩子。可以看到，准爸爸跟胎儿说话起到了难以估量的作用。

1 胎宝宝目前听觉逐渐发达，能够听到母体内外的各种声音，并且具有记忆的能力，有些胎宝宝在出生前留下的无意识的记忆，直到孩子长大成人后还记忆犹新，与胎儿说话是一项很必要的活动，无论是准爸爸还是孕妈妈。

2 准爸爸可以在每天晚上睡觉前，把手放在孕妈妈的腹部，对胎宝宝说：“你今天又长了这么多，我是你爸爸哟。” 通过准爸爸的抚摸，还可以对孕妈妈产生一种良性刺激，孕妈妈在精神与肌体得到享受的同时，胎宝宝也能从中受益不少，尤其是对于情绪和精神紧张的孕妈妈来说，这也是一剂良好的安慰剂。

3 准爸爸对胎儿说话，是父爱的一种具体表示，胎儿能够通过听觉和触觉，感受到不仅有母爱，而且还有父爱的温暖，这对于胎儿的感情发育具有莫大的好处。

4 准爸爸与胎宝宝说话的时候，不一定要拘于某种形式，内容应该丰富一些，诸如问候、安慰或批评胎宝宝等都可以。

5 在与胎宝宝说话时，准爸爸要善于揣测孕妈妈的心理活动，仔细琢磨一下孕妈妈需要听什么话，通过孕妈妈良好的心理感受而产生积极的胎教效应。

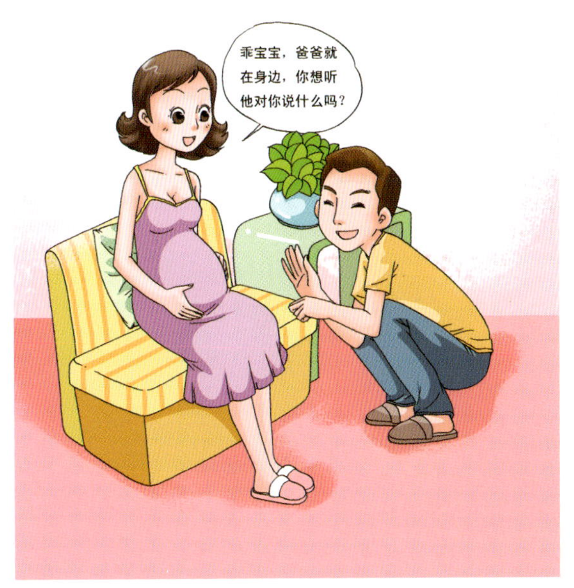

第20周

孕妈妈和宝宝的身体变化

孕妈妈变化

本周需要做一次产前检查。孕妈妈的腹部已经适应了不断增大的子宫，孕产妇可能在本周感觉第一次胎动。

胎宝宝变化

- 18周后使用听诊器在腹壁可听到胎心音。
- 胎儿已能听到外界较强的声音。
- 胎儿的骨骼变得越来越硬，开始骨化，此时需要较多的钙、磷和维生素D。胎儿大约为16厘米长，体重约200克。

缓解孕期水肿

由于在整个怀孕过程，孕妈妈的体液会增加6~8升，其中4~6升为细胞外液，它们贮留在组织中，从而造成水肿。孕中期以后，孕妈妈的子宫已大到一定程度，有可能会压迫到静脉回流，也会导致水肿现象。随着怀孕周数的增加，孕妈妈的水肿现象会日益明显。

孕妈妈可以用以下方法判断自己是否有水肿：用手按压皮下脂肪较少的地方，如小腿前侧、手背、脚背等地方，如果会形成明显凹坑，手收回后，需要3~4秒时间凹坑才能恢复，说明你患上产后水肿了。

脚掌、脚踝、小腿是最常出现水肿的部位，有时候甚至脸部也会出现轻微的肿胀，一般分娩后即可回复，并无大碍。

缓解孕期水肿的方法

1 保持侧卧睡眠姿势，并保证充分的休息。这可以最大限度地减少早晨的浮肿，建议孕妈妈在睡前（或午休时）把双腿抬高15~20分钟，加速血液回流、减轻静脉内压，缓解孕期水肿。

2 注意保暖，不要穿过紧的衣服。当患有水肿时，必须保证血液循环畅通、气息顺畅，所以不能穿过紧的衣服。

3 避免久坐久站，经常改换坐立姿势。孕妈妈步行时间不要太久；坐着时应放个小凳子搁脚，促进腿部的血液循环通畅，每一个半小时就要站起来走一走；站立一段时间之后就应适当坐下休息。

4 适当运动。散步、游泳等都有利于小腿肌肉的收缩，使静脉血顺利地返回心脏，减轻浮肿。

5 给自己选择一双合脚的鞋。

6 平时可以做简单的腿部运动：晚上仰卧于床上，双腿高高竖起，靠在墙上，保持5~10分钟，这可以起到加速血液回流、减轻静脉内压的双重作用，消除过度紧张，缓解孕期水肿，还可以预防下肢静脉曲张等疾病的发生。

孕妇操：腰背、肩臂肌运动

随着胎儿的发育增长，孕妈妈的身体重心会发生改变，为了平衡，孕妈妈往往需要将身体往后倾，这种姿势会加重韧带和脊柱的负荷，导致腰背部及肩臂疼痛。到了孕晚期，疼痛还会加重，建议孕妈妈做些合理的有氧运动，可有效缓解孕妇的腰背痛。

增强腰背肌肉力量的运动

1 以舒适的姿势侧卧在地毯上，右手臂自然地放在身上，左手臂屈肘向头部弯曲，并且把小臂枕于头下，左腿向下伸直，右腿向上屈膝并放在一个枕头上。以闭目养神的样子在心里默数到10，先深吸气再做呼气动作。按照这个姿势，上身再向相反方向侧卧，做同样的动作。

2 将两条腿放松地跪在地毯上，向前弓腰，双臂下伸，两只手扶地，两条手臂与大腿平行，两条小腿着地。心里默数到10，先深吸气再做呼气动作，使身体重心移向两手和两膝。

3 保持刚才的姿势，孕妈妈将头慢慢地低下，让颈部用力地挺直。心里默数到10，先深吸气再做呼气动作，然后身体恢复原状，使背部受力。

小提示：这一组运动中的每一个动作，可以重复做5~6次，一定要注意动作轻柔缓慢，充分放松腹部。

增强肩臂肌肉力量的运动

1 盘腿或取舒适姿势坐在地毯上，面向前方；两条手臂向上屈肘，两只手的五指并拢，然后两手放在肩上。

2 两肘分别向前移动，然后两手的手指略弓，手腕用力，稍加用力按压肩部。心里默数到10，先深吸气再做呼气动作，两手恢复原状。

3 盘腿或取舒适姿势坐在地毯上，面向前方。左手臂屈肘并让小臂着地，右手臂向上举起，上身向左侧弯曲，同时右手臂向右伸展。心里默数到10，先深吸气再做呼气动作，身体恢复原状。

4 盘腿或取舒适姿势坐在地毯上，面向前方。右手臂屈肘并让小臂着地，左手臂向上举起，上身向右侧弯曲，同时左手臂向左伸展。心里默数到10，先深吸气再做呼气动作，身体恢复原状。

小提示：这一组运动中的每一个动作，可以重复做10次，要注意掌握节奏和疲劳程度。

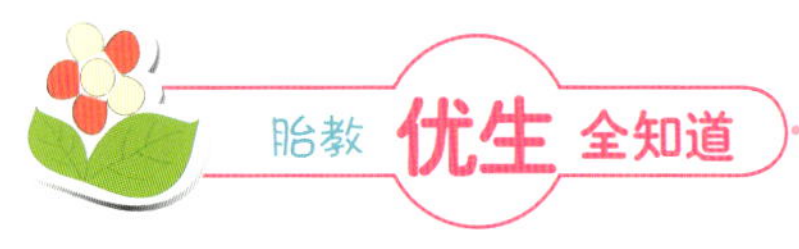

学做家庭监护，为胎宝宝健康保驾护航

怀孕期间，除了定期产检，以确保孕妈妈与胎宝宝正常外，还需要经常性地在家中进行自我监护，以便及早发现胎宝宝生长发育的异常情况，及时采取应对措施。孕中期后，孕妈妈行动不便，准爸爸应学会做家庭监护：

数胎动

胎动是胎宝宝发育存活的标志之一，准爸爸帮助孕妈妈数胎动，是监护胎宝宝发育和健康状况的手段之一，也是家庭生活中的母—子—父之间的关系开始逐渐形成的表现。

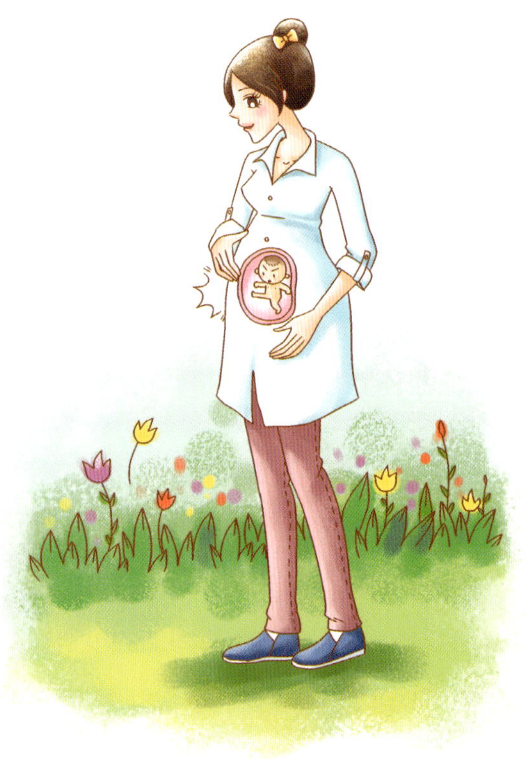

数胎动的方法

准爸爸将两手掌放在孕妈妈的腹壁上，可感觉到胎宝宝有伸手、蹬腿样活动。

从发现有胎动开始，最好每天早晨、午后、晚上各数一次，每次数1小时，然后将3小时的胎动次数相加乘以4，即可代表12小时的胎动次数。

胎动规律

胎动一般开始于怀孕4个月，在16~24周时会比较明显，一天有两个高峰，一个在下午19~21时，另一个是在午夜23时至凌晨1时，早晨最低。一般正常胎动持续在12小时20~30次。

注意：若每天不能数3次，则至少每天数1次，即于晚上20时以后数1小时，1小时内胎动明显少于3次，可继续重复数1小时，若还是少于3次，或根本没有胎动，必须立即去医院检查。

听胎心

听胎心音也是观察胎宝宝发育情况的重要手段之一。

听胎心的方法

孕妈妈两腿伸直，准爸爸直接用耳朵或者听筒放在腹壁（脐部上、下、左、右4个部位）上听，时间为每天一次，每次1分钟。

胎心规律

一般正常胎心率为每分钟120~160次，过快、过慢或不规律均属异常现象，证明胎宝宝在子宫内有问题，须到医院诊查。

量宫底

子宫底的高度指的是从耻骨联合上缘到宫底的高度。测量子宫底的高度，主要是用来测定和推算胎宝宝发育和成长的情况。

量宫底的方法

孕妈妈排尿后，使其仰卧，两腿屈曲，准爸爸用卷尺测量耻骨联合（阴毛覆盖下的那块骨头）上缘至子宫底的距离。自怀孕20周开始，每周测1次。最好在医生指导、培训后再做。

宫底高度规律

随着孕期增加，子宫底的高度逐渐上升，怀孕第12周在耻骨联合上缘，第16周时居耻骨和肚脐中央，20周达到肚脐；36周时胎头入盆宫底上升速度减慢，或略有下降。

一般自20周起，宫底每周增加1厘米，若过分超过和明显落后于相应水平，应咨询医生。

称体重

孕妈妈的体重随着胎宝宝的生长发育而增长，体重的增长应当是逐渐的，一般规律如下：

孕周	体重增长值
1~12周	2~3千克
13~28周	4~5千克
29~40周	5~5.5千克

怀孕中期以后，每周体重增加约450克。

如体重增加过少，可能是营养不足、贫血，或胎宝宝发育迟缓。

如果体重增加过多，要注意是否是身体水肿、羊水过多等情况。不正常的体重情况，预示着母体病变或胎宝宝发育异常，应及时咨询医生。

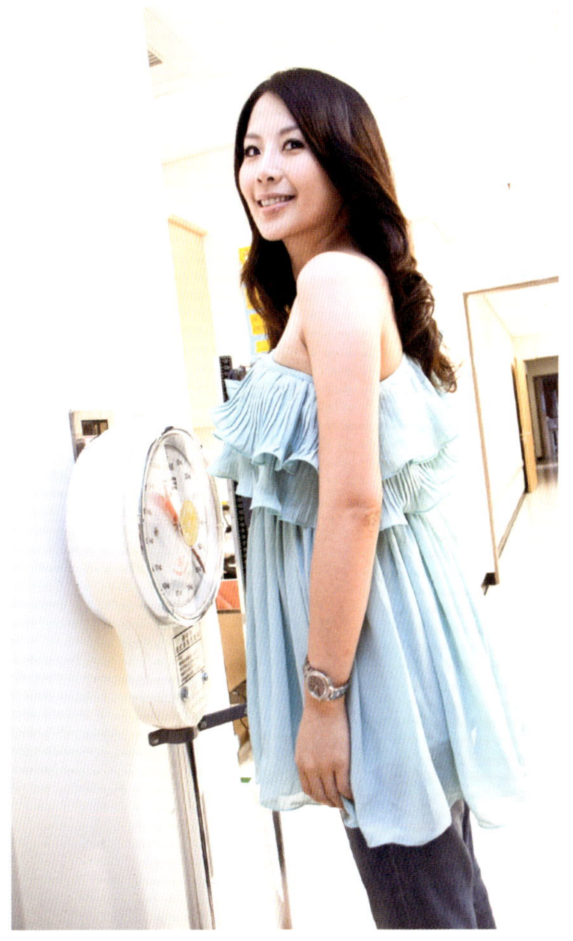

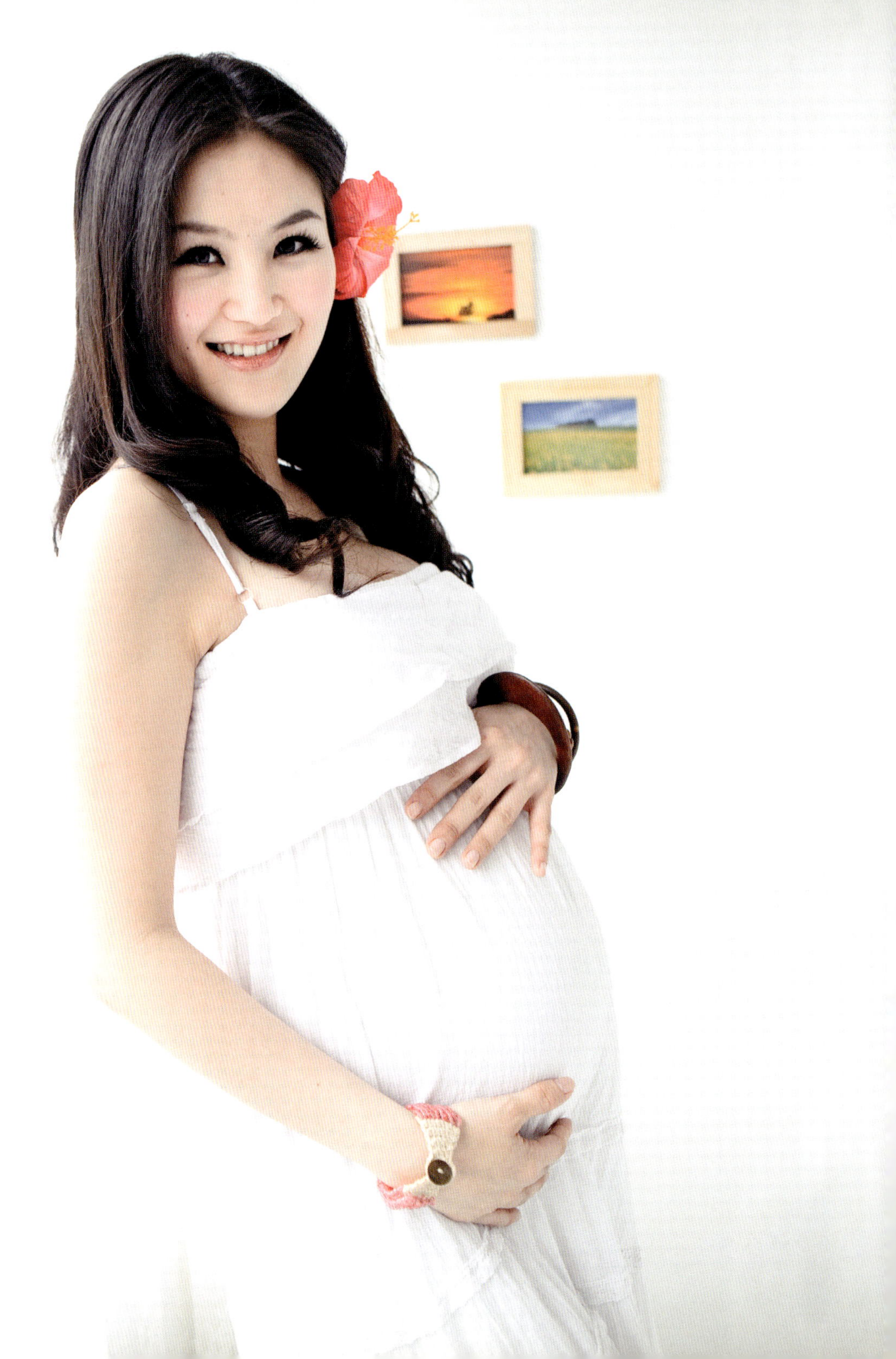

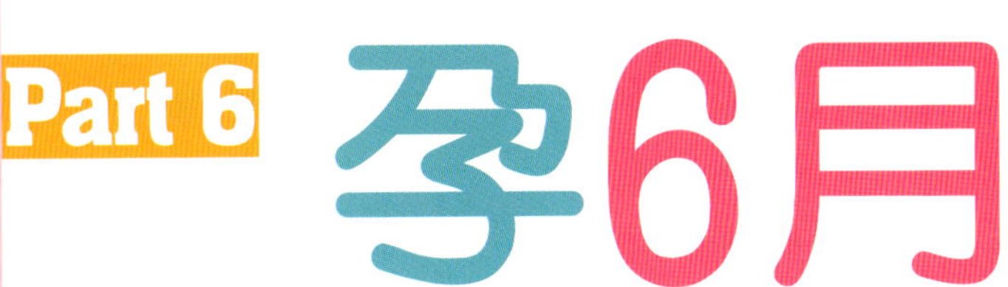

Part 6 孕6月

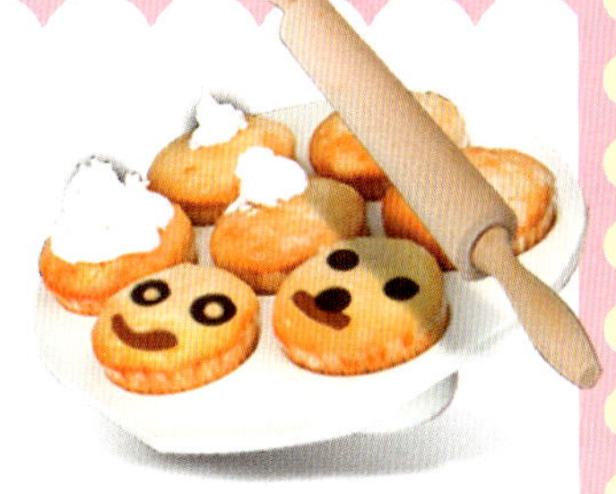

我知道，你认真听着我说每句话

第21周

孕妈妈和宝宝的身体变化

孕妈妈变化

孕妈妈会觉得呼吸变得急促起来，特别是上楼梯的时候，走不了几级台阶就会气喘吁吁的。这是因为日益增大的子宫压迫了孕妈妈的肺部，而且随着子宫的增大，这种状况会更加明显。

此时胎儿和母体的生长发育都需要更多的营养，要注意增加铁质的摄入量，胎儿要靠吸收铁质来制造血液中的红细胞。这一阶段孕妈妈常会出现贫血现象，应该多吃富含铁质的食物，如瘦肉、鸡蛋、动物肝、鱼、含铁较多的蔬菜及强化铁质的谷类食品，如有必要也可在医生的指导下补充铁剂。

胎宝宝变化

- 胎儿的胸脯不时鼓起来，陷下去，胎儿开始了呼吸，不过口腔中是羊水而非空气。
- 胎儿体长17厘米左右，体重大约为230克。

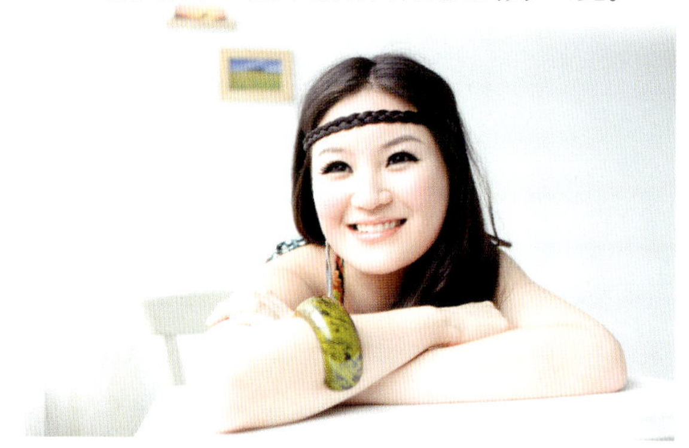

防治妊娠高血压综合征

妊娠高血压综合征，简称妊高征，是指怀孕20周（孕5月）以后出现的高血压、蛋白尿及水肿等的综合征。多发于妊娠32周，发病越早病情越重。妊娠高血压综合征还会影响胎盘功能，使胎儿发育迟缓，甚至窒息，一定要做好防治工作。

首先做好预防

1 定期产检。孕妈妈不应错过产检，多关注血压、尿蛋白和体重，因为妊娠高血压加上尿蛋白，可能意味着一种比较严重的孕期疾病，就是先兆子痫，应及早发现及早治疗，把影响降到最低。

2 控制体重增长速度与幅度。每周体重增长过快是妊娠高血压综合征的危险因素，尤其是孕晚期，每周增重0.5千克为宜。

3 注意既往史。曾患有肾炎、高血压等疾病以及上次怀孕有过妊娠高血压综合征的孕妈妈要在医生指导下进行重点监护。

4 如果你属于身材矮胖、贫血、营养不良、工作紧张或有高血压家族史的易患人群，则更要密切注意高血压的防治，在孕中、后期要常测量血压、体重、尿蛋白等以排除异常情况。

5 尽量避免紧张、焦虑、发怒、劳累等，以防血压上升。

注意饮食、营养

1 饮食应三高一低，即高蛋白、高钙、高钾及低钠，有助于预防妊高征。孕妈妈应多吃鱼、肉、蛋、奶及新鲜蔬菜，少食过咸食物。

2 严格控制食盐摄入量。食盐控制量每日应在5克以内，避免所有含盐量高的食品，如浓肉汁、调味汁、腌制品、熏干制品、罐头制品、油炸食品、肉类熟食等。酱油也不能摄入过多，6毫升酱油约等于1克盐的量。

3 补充维生素C和维生素E。这样能够抑制血中脂质过氧化作用，降低妊娠高血压综合征的反应。因此，妊高征孕妈妈应多吃蔬菜、水果、坚果等健康食品。

了解妊娠高血压的症状

一旦发生类似高血压的症状，应及时就医治疗：

1 **初期阶段症状：**血压轻度升高，伴有水肿和蛋白尿。水肿多由踝部开始，渐延至小腿、大腿，重者达外阴部及腹部，指压时有明显的凹陷，经休息也不消退。

2 **病情恶化阶段症状：**会出现头痛、眼花、恶心及呕吐等症状。

3 **严重阶段症状：**发生抽搐，临床上称此为先兆子痫，如不采取紧急治疗将迅速出现全身抽搐及昏迷，易产生脑出血、急性心力衰竭、胎盘早期剥离及急性肾功能衰竭等各种并发症，直接危及母子的生命，甚至导致母儿死亡。

及时纠正异常情况

- 如发现贫血，要及时补充铁质。
- 若发现下肢浮肿，要增加卧床时间，把脚抬高休息。
- 血压偏高时要按时服药。
- 症状严重时要考虑终止妊娠。

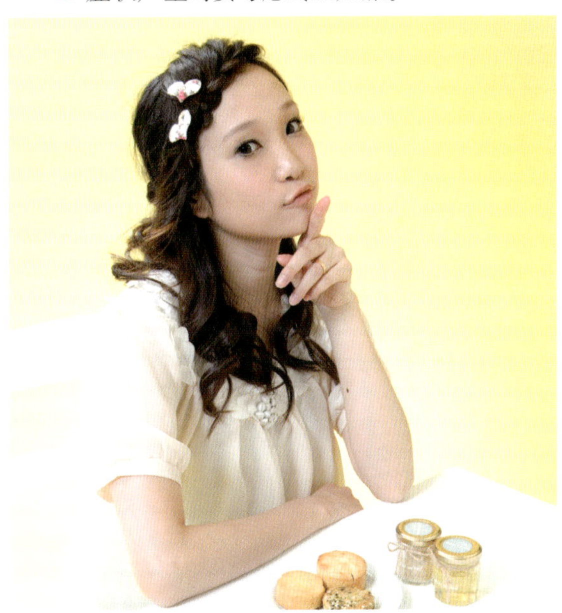

贴心小贴士

妊高征发病原因尚不清楚，因此难以完全避免，如果出现妊娠高血压症状，一定要注意多休息，不要为工作或生活所累，在医生的指导下用药，一般病情都能得到控制并好转。

美食胎教：猪血

猪血中含有人体不可缺少的钙、铁、钾、锌、铜等微量元素，具有很好的造血功能，是理想的补血佳品之一。此外，猪血还具有解毒和滑肠作用，有助于顺利分娩，孕妈妈吃猪血还可帮助提高免疫功能、健身防病。

美食推荐：清炒猪血

原料 猪血500克，姜1片，料酒、盐各1小匙。

做法

①将猪血清洗干净，切成大块备用；姜洗净切成丝备用。

②将锅置于火上，加入适量清水烧沸，放入猪血块氽烫片刻，捞出沥干水分，改切成小块。

③锅内加入植物油烧至七成热，倒入猪血，加入料酒、姜、盐，翻炒均匀，起锅前加鸡精调味即可。

更多美食选择：猪血菠菜汤、猪血丸子、木耳猪血汤。

小窍门

1 买回猪血后，要除去附着的猪毛及杂质，放到开水锅中氽烫，再进行进一步烹调。

2 猪血不宜单独烹饪，最好加一些辣椒、葱、姜等作料，以除去猪血本身的异味。

贴心小贴士

选购猪血时首先要看有无气孔，因血中含有气体，一经加热后就会有较均匀的小孔，这是鉴别真猪血的首要条件。猪血不宜与黄豆、海带同煮，否则会引起消化不良或便秘。

音乐胎教：《小狗圆舞曲》

弗雷德里克·弗朗索瓦·肖邦，波兰作曲家和钢琴家，他是欧洲19世纪浪漫主义音乐的代表人物，也是历史上最具影响力和最受欢迎的钢琴作曲家之一。

胎教引语

降D大调圆舞曲（“小狗”）（作品64之1）作品64号共有三首圆舞曲，是肖邦在世时最后发表的圆舞曲。其中第三首（降D大调，即本曲）为肖邦圆舞曲中最著名的一首，俗称为《小狗圆舞曲》。

胎教意境

传说肖邦的情人乔治·桑喂养着一条小狗，这条小狗有追逐自己尾巴团团转的兴趣。肖邦依照乔治·桑的要求，把“小狗打转”的情景表现在音乐上，作成了这首乐曲。乐曲以快速度进行，在很短的瞬间终了，因此又被称为《瞬间圆舞曲》或《1分钟圆舞曲》。

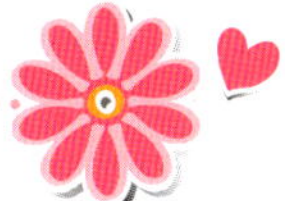

全曲为简单的三段体。在四小节序奏后，主旋律以反复回转的形态出现，其速度之快令人目不暇接，中段则是甜美而徐缓的旋律，与第一段的急促形成鲜明的对立；第三段为第一段之反复。

胎教感言

进入到孕6月之后就可以真正开始有计划的音乐胎教了，每天播放1~2 次音乐，每次15~20 分钟，为了保证胎教效果更好，每种音乐尽量连续播放几天，让胎宝宝有足够的时间来熟悉。

儿歌胎教：《玛丽有只小羊羔》

玛丽有只小羊羔，小羊羔，小羊羔，
玛丽有只小羊羔，啊 雪白小羊羔。

不管玛丽到哪里，到哪里，到哪里，
羊羔总要跟着她，啊 总要跟着她。

一天玛丽到学校，到学校，到学校，
羊羔跟在她后面，啊 跟在她后面。

惹得同学哈哈笑，哈哈笑，哈哈笑，
羊羔怎能进学校，啊 怎能进学校。

老师把羊赶出去，赶出去，赶出去，
羊羔不能进学校，啊 不能进学校。

羊羔等在校门口，校门口，校门口，
直等玛丽出校门，啊 玛丽出校门。

羊羔为啥爱玛丽，爱玛丽，爱玛丽，
同学吵着要知道，啊 吵着要知道。

因为玛丽爱羊羔，爱羊羔，爱羊羔，
老师这样回答说，啊 这样回答说。

胎教引语

这首儿歌歌词亲切生动，饶有儿歌情趣，曲调活泼甜嫩，曲式浅简，节奏欢快，念唱结合，易学易唱，深受儿童喜爱，趣味性很好。

胎教意境

这是一首经典的美国儿歌，故事很直白，但符合孩童的认知特点，是教宝宝为人处世道理的好素材。

胎教感言

人与人的相处之道看起来似乎很复杂，但如果用小朋友的眼光去看，就如同玛丽和小羊羔之间一样，玛丽爱小羊羔，小羊羔自然也就爱玛丽，孕妈妈爱宝宝多一点，宝宝爱妈妈也会更真切。

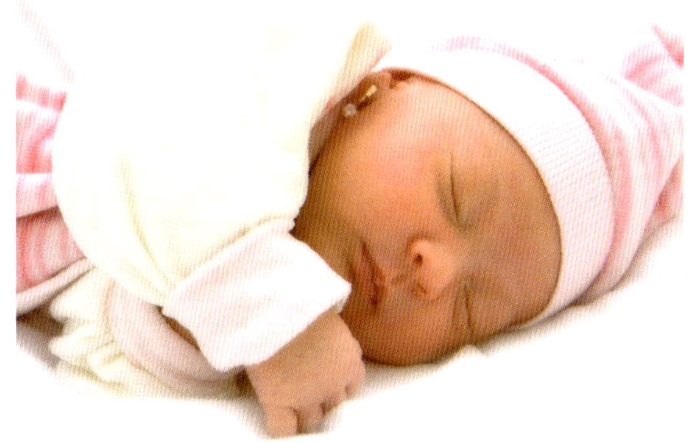

第22周

孕妈妈和宝宝的身体变化

孕妈妈变化

这一时期是孕期最为轻松的时刻。孕妈妈的肚子还不是很大，早孕阶段的恶心、呕吐、疲乏等妊娠反应已经逐渐消失。孕妈妈可以充分享受这个时期的轻松，因为进入孕晚期后身体会越来越笨重，行动也会越来越不方便。

如果必须安排一次外出旅行，此时是比较好的时期。孕妈妈的乳房开始分泌初乳，乳晕小结开始分泌以使乳头保持湿润，保护哺乳时的乳汁。

胎宝宝变化

- 胎儿可以吞咽羊水，肾脏能制造尿液。
- 感觉器官开始按区域迅速发育。
- 给胎儿听很大的声音，胎儿会用手捂住耳朵。
- 全身长满细柔的胎毛。
- 开始生出头发指甲。
- 胎儿长约18厘米，体重大约为250克。

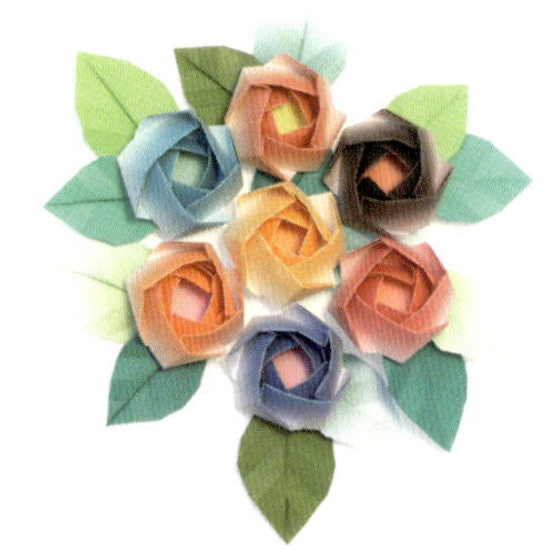

怎样缓解频繁袭来的便秘

怀孕后，由于胃肠道蠕动速度减慢、盆底肌肉群张力变弱、子宫的压迫等因素，食物通过胃肠道的时间明显延长，容易发生便秘，轻度的便秘会让妈妈腹痛、腹胀；重者可导致肠梗阻，并发生早产。因此，为了胎宝宝的安全，孕期要及时缓解便秘。

缓解便秘从生活习惯开始

孕期便秘不能随便用药，最好是从饮食、起居等各方面来进行调理，从改变不良生活习惯入手：

1 多吃新鲜蔬菜，如芹菜、菠菜、大白菜、韭菜、南瓜等，不宜进食菠萝、柿子、桂圆、橘子等，食用这些水果会加重便秘。

2 膳食应以粗细搭配、荤素搭配为好，少吃被精制加工过的食物，多吃一些荞麦、高粱、玉米等粗粮，可以在煮饭时适当添加，既有丰富的营养，又能防治便秘。

3 多喝水，尤其是每日清晨起床后，可以喝一杯温水，润通肠道，促进排便。

4 最好每天喝一杯酸奶，有助于加强消化功能，增加大便湿润度，促进其排出。一般在饭后30分钟到2个小时之间饮用酸奶效果最佳。

5 少吃辛辣和带刺激性的食物，避免饮酒。这些饮食都会导致大便变干，加重便秘。

6 不易消化的食物，如莲藕、蚕豆、荷包蛋、糯米等也要少吃，否则也会加重肠胃负担。

7 适当进行一些活动，可以促进肠胃蠕动，缩短食物通过肠道的时间，并能增加排便量。

8 养成良好的排便习惯，每日定时排便1次，孕妈妈最好在每天早晨起床后就立即排便，一旦有便意就要及时排掉。

要注意的是，孕妈妈便秘持续超过3周以上时，应及早就医，尤其当便秘改变成腹泻，或腹泻转变成便秘时，更应寻求医生帮助，千万不要置之不理，忽略身体发出的信号。

长期便秘的缓解妙方

长期便秘的孕妈妈可以尝试以下方法：

1 每天早晨醒来后，尝试空腹喝一些蜂蜜水，或者舀一小勺蜂蜜吃，刺激肠道蠕动，帮助身体产生便意。

2 将1根香蕉、1小块木瓜、1袋250毫升的牛奶放入榨汁机内，打成果汁。每天晚上睡觉前喝一杯，坚持喝3天就会有很好的效果。但孕妈妈要先确定自己对香蕉、木瓜、牛奶不过敏；另外，第一次不要喝得太多，每天1杯即可。

3 习惯性便秘的孕妈妈，可以早晚空腹喝一点儿香油，以润肠通便。

要注意的是，以上方法对于肠胃不好，有腹泻现象的孕妈妈并不适用，此类孕妈妈应征求医生的建议。

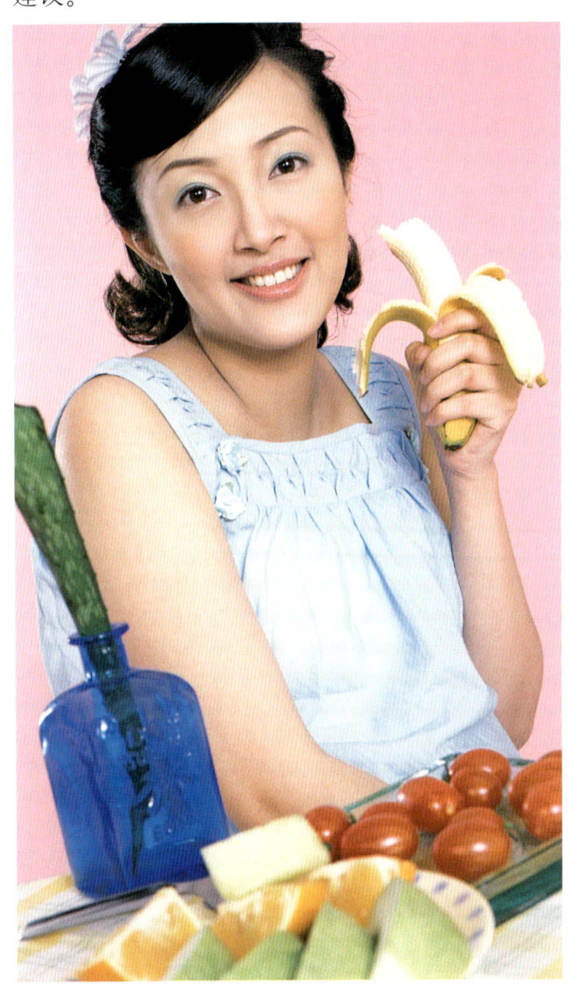

营养胎教：通便食物

通便食物多为富含粗纤维、润肠通便或是易消化的食物，它们的主要作用原理是促进胃肠蠕动、增加粪便体积，促进陈便排出。

 通便食物推荐

土豆：土豆是一种营养非常全面且易消化的食物，有助于胎儿的发育，保证孕期健康。同时，它所含的粗纤维可促进胃肠蠕动和加速胆固醇在肠道内的代谢，具有降低胆固醇和通便的作用，对改善孕期便秘很有助益。食用土豆前请注意观察，发芽或皮变青、变绿的不可食用。

玉米：玉米是粗粮中的保健佳品，其膳食纤维含量很高，能刺激胃肠蠕动，加速粪便排泄，对孕期便秘大有好处。此外，它还具有利尿、降压、增强新陈代谢，细致皮肤等功效。食用玉米要避免过量，因为玉米易导致胃闷、胀气。

黄豆：黄豆的营养价值很高，它含有非常优质的蛋白质和丰富的膳食纤维，有利于胎儿的发育，并促进孕妈妈的新陈代谢。同时，丰富优质的膳食纤维能通肠利便，利于改善孕期便秘。黄豆不宜生吃，夹生黄豆也不宜吃。

芋头：芋头富含营养，是一种很好的碱性食物，有保护消化系统、增强免疫功能的作用。孕妈妈常吃芋头，可以促进肠胃蠕动，帮助吸收和消化蛋白质等营养物质，还能清除血管壁上的脂肪沉淀物，对孕期便秘、肥胖等都有很好的食疗作用。食用芋头应避免过量，芋头易致胃闷、胀气。

草莓：草莓营养丰富，其含有多种人体所必需的维生素和矿物质、蛋白质、有机酸、果胶等营养物质，其中的胡萝卜素有明目养肝的功效，尤其是其所含的果胶和膳食纤维可以助消化，通大便，对胃肠不适有滋补调理作用。

扁豆：扁豆含有丰富的蛋白质和多种氨基酸、维生素、矿物质，经常食用能健脾胃、增进食欲、健美肌肤、提高注意力，豆荚中的膳食纤维丰富，便秘的孕妈妈常吃可以促进排便通畅。扁豆烹煮时间宜长不宜短，没煮熟的扁豆可能引致中毒。

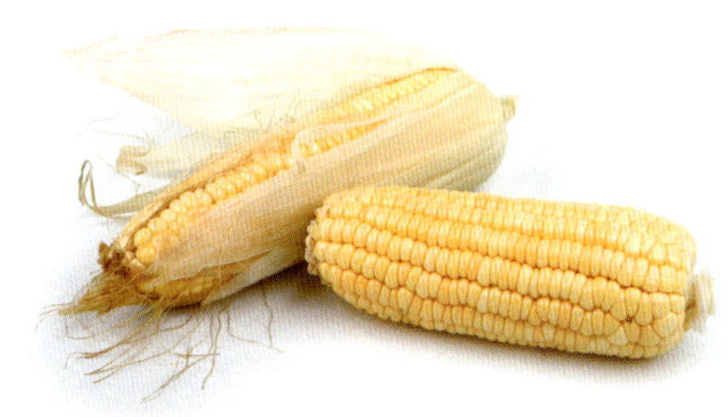

贴心小贴士

很多人通过吃香蕉来通便，确实有效果，因为香蕉中含有丰富的膳食纤维和糖分，具有很好的润肠通便功能，不过这种作用只有熟透的香蕉才具有，否则可能会起到反作用。

准爸爸胎教：安排一次短期出游

怀孕中期约16~28周最适合出游，这个时段，孕妈妈已适应怀孕生理变化，身体状态最佳，不适症状最少，而且发生流产或早产的机会最小，即使长途旅行也不会有太大问题，准爸爸可以为一家人安排一次短期旅游。

旅游前的准备

1. 必须去医院看一次妇产科医生，将整个行程向医生交底，以得到医生的指导。
2. 必须准备宽松、舒适的衣裤和鞋袜，带一个符合自己心意的枕头或软垫供途中使用。
3. 必须有亲人陪同，确保途中的周全照顾与安全。
4. 为了以防万一，事先上网搜集当地医院、旅馆、餐饮、交通线路资料。
5. 制订合理的旅行计划。在行程安排上一定要留出足够的休息时间。若行程难以计划和安排，有许多不确定的因素，最好还是不去。
6. 运动量不要太大或太刺激。例如，不要玩过山车、自由落体、高空弹跳等。
7. 旅途中随时注意身体状况。若有任何身体不适，如下体出血、腹痛、腹胀等，应立即就医，不要轻视身体上的任何症状而继续旅行，以避免错过最佳诊治时机。
8. 一般来说，出游季节以气候温和凉爽的春季及秋季为好，地点以平坦的平原、交通方便的地方为主，不要做走马看花似的旅游，省去舟车劳顿之苦。

旅途中的衣食住行

衣	衣着以穿脱方便的保暖衣物为主，也可戴上帽子、围巾等，以预防感冒；若所去地区天气炎热，帽子、防晒油不可少；多带一些纸内裤可以应急
食	避免吃生冷、不干净的食物，以免造成消化不良、腹泻等突发状况；奶制品、海鲜等食物容易变质，若不能确定是否新鲜，最好不要吃
住	避免前往海岛或交通不便的地方；蚊蝇多、卫生差的地区不可前往
行	坐车、搭飞机一定要系好安全带，而且要在落座前找好洗手间的位置；不要搭坐摩托车或快艇；登山、走路注意不要太费体力，一切宜量力而为

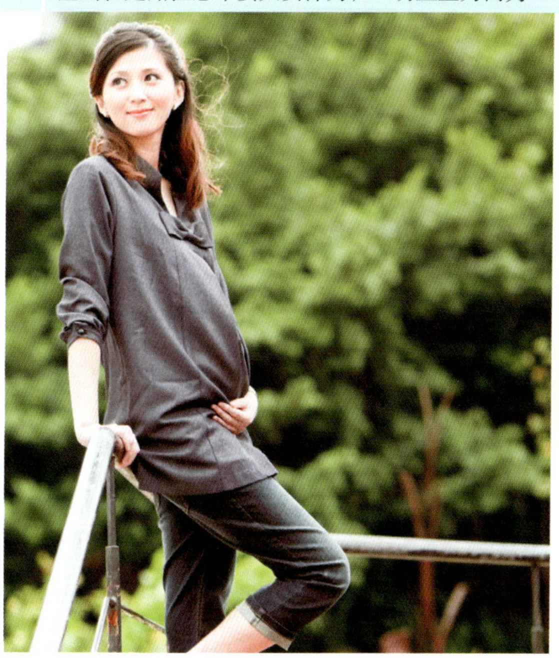

旅行中需要带哪些东西

物品类别	物品推荐	贴心叮咛
药品	口服的肠胃药、止泻药、外用的酒精棉片、止吐药、优碘、外伤药膏、创可贴、清凉油等	要注意各种药品的使用最好能征得医生的同意
食品	一些奶粉；备些薄荷糖、果仁、葡萄干、甘草柠檬，甚至芝士、酸乳酪等	在没有鲜奶的情况下，可以冲服奶粉，小零食可以慢慢咀嚼，增加食欲，减少恶心的感觉
衣着	吸汗、透气、宽松的衣服；旅游鞋；肚子较大的孕妈妈可以准备托腹带	裤装比裙装便于活动，即便夏天也应随身携带一件薄长袖上衣，防晒保暖，最好不穿新鞋，以免不适应
其他	产前检查手册、保健卡、医生的联络方式、护垫等	这些必要的信息、手册最好能备份的则备份，分装在行李中，同时随身携带一份

好书推荐：《小王子》

童话《小王子》完成于美国纽约，首版于1943年，作者为法国作家安东尼·德·圣埃克苏佩里。《小王子》被译成超过180种语言，销售量超过8千万册。

胎教意境

作者圣埃克苏佩里在献词中说：这本书是献给长成大人的从前的那个孩子，诚然如此。这个小王子给全世界所有的大人上了一课，他有那么多的为什么，有那么多奇怪的行为，还有那么多令大人们不解的想法。

《小王子》以第一人称的观点叙事，作者在撒哈拉沙漠遇上了从遥远的小星球来的小王子，从小王子有意无意的透露中，他逐渐知道了小王子的经历：小王子在自己的小星球上与骄傲的玫瑰花闹别扭之后，动身四处游历，他在不同星球遇到了不同的成年人，这些成年人的行为，也同样令小王子大惑不解。

在童话中，小王子住在B612号小行星上，有一天他来到了地球，初次登陆，他降落在无边无际的沙漠上，像创世纪的旱地那么凄凉，小王子与飞行员的对话，闪闪烁烁，憨直好笑，默认时羞答答的脸红，生气时金头发在风中乱摇，像每个追梦的人一样，为自己的问题所迷茫时，小王子也常常流露出一种伤感的情绪。

胎教感言

这本给成人看的儿童书处处包含着象征意义，这些象征看上去既明确又隐晦，因此也格外的美。将这本童话推荐给孕妈妈，在小王子略显忧郁又充满童趣的世界里，相信每一个孕妈妈会别有一番感受。

故事胎教：《钉子》

钉子

一个商人在集市上生意红火，他卖完了所有的货，钱袋装得满满的。他想天黑前赶到家，便把钱箱捆在了马背上，骑着马出发了。

中午时分，他到了一个镇上休息了一会儿。当他想继续赶路时，马童牵出马来对他说："老爷，马后腿的蹄铁上需要加颗钉子。"

"由它去吧，"商人回答说，"这块蹄铁肯定能撑到走完这六里路，我要急着赶路呢！"

下午时候，他又一次叫人喂马，马童走进房间对他说："老爷，马后腿上的一块蹄铁掉了，要不要我把它带到铁匠那儿去呢？"

"由它去吧！"商人回答说，"这马一定能坚持走完这剩下的几里路，我时间紧着呢！"

他骑着马儿继续往前走，但不久以后马就开始一步一瘸的了，再过会儿就开始踉踉跄跄，最后它终于跌倒在地，折断了腿。那生意人只好扔下他的马，解下钱箱扛在背上，步行回家。

等赶回家时已是午夜时分，只听他唠叨着："都是那颗该死的钉子把我给害惨了。"

——选编自《格林童话》

胎教引语

道理大家都懂，但是在实践中还是会一而再再而三地犯同样的错，这是个难以说清楚的问题，但从故事中看问题与讲道理相比，人们往往更喜欢自己从故事中总结道理，然后默默地恪守，其实各人心里都有一杆秤，轻重自知，就看怎样表达。

胎教意境

孕妈妈讲故事的时候，可以仔细把故事讲给胎儿听，自己领会其中蕴含的道理，然后将总结的经验和道理说给胎儿听，可以是探讨的语气，也可以是反问的语气，不必太刻板。

故事中的道理大致是：一颗钉子看起来不起眼，最后却让马儿摔断了腿。它告诉人们，有时候越是着急做某件事情，越是做不好，这就是欲速则不达的道理。它还告诉人们，平时遇到一些小问题如果不及时解决，就会越来越严重，等到小问题变成大问题，就会造成不可挽救的后果。

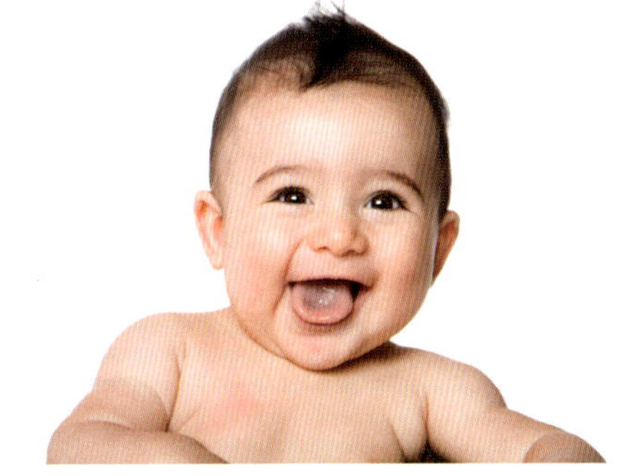

胎教感言

孕妈妈可以坐在公园的小板凳上给胎宝宝讲故事，这样可以让身心都能够投入到故事中去。在大脑中想象故事里的场景，并把它传递给胎宝宝。

联想胎教：学习数字与算术

孕妈妈通过深刻的视觉印象，将卡片上描绘的数字、图形的形状和颜色，以及孕妈妈的声音一起传递给胎儿，这就是联想法，这种方法很适合教胎儿学习抽象的数字和算术。

认识数字

在教数字时，孕妈妈集中注意力凝视其形状及颜色，让其在头脑中留下鲜明的印象。

仅仅看还是不够的，比如"1"这个数字，即使视觉化了，对于胎儿来说，也是一个极为枯燥的形象，为了学习起来饶有兴趣，窍门在于加上由"1"联想起来的各种事物。如"铅笔""电线杆""火柴棍""英文字母I"等。

另外，孕妈妈可以用身旁的具体的"物"来表示"1"的意思，如一个苹果、一只猫、一个盘子……

在教"2"这个数字时，孕妈妈可以想象"浮在水面上的天鹅的倩影"和"发条的一端加上一根横棍儿"的样子，尽可能从身旁的材料中找出适当的例子来。当然这时不要忘记清楚地发好"1""2"的读音。

其他数字孕妈妈可以根据数字的特点去尽情想象。

学算术

以数字8为例，孕妈妈可以先想象8的形状，像个葫芦，然后联想与8有关的数字，进行各个数字的组合，比如进行加减法运算：4+4=8，5+3=8，6+2=8，8-1=7，8-2=6，8-3=5等。

还可以将每个数字都想象成不同的颜色，假想脑海中有一张图画纸，一支可以变换颜色的笔，然后假想自己正在把这些算式写在纸上，这样下来，很快就能将运算方式理解得更透彻。

按照上面说的方法，每天教5个数字的加减运算，忙的时候可以只教2个到3个，加减法熟悉后，可以再教乘除运算，按同样的方式假想算式，并想象自己正在写到纸上。

运算不用太复杂，只要认为能让胎儿立即懂即可。

此外，孕妈妈还可以将实物与联想结合起来运用，例如，在一个苹果的旁边再放一个苹果，就变成两个苹果，想象算式"1+1=2"，再通过视觉将其印在脑子里，同时出声地对胎儿说："这里有一个苹果，我再从别处拿一个摆在这里，现在就变成两个了。"

联想时，孕妈妈要把注意力集中在眼前的物体和算式上，和胎儿一起思考，并将思考传递给胎儿。

与联想结合的实物可以是孕妈妈喜欢的任何物体，比如饼干、娃娃等。

为了使胎儿与孕妈妈合拍，孕妈妈应在每次胎教开始前给胎儿一个信号，告诉胎儿说："我的乖宝宝，现在开始教数字和算术了，让我们一起来学习吧。"

传奇作家的故事：圣埃克苏佩里

安东尼·德·圣埃克苏佩里（1900年6月29日—1944年7月31日），法国作家、飞行员，他以于1943年出版的童话《小王子》（Le Petit Prince）而闻名于世。在他逝世50周年时，法国人将他与小王子的形象印在50法郎的钞票上。

圣埃克苏佩里生于法国一个没落贵族家庭，母亲懂音乐，爱绘画，艺术修养很高，他幼时爱遐想，喜欢写诗歌，摆弄机械。他青年时服兵役参加空军，获得过13项航空科技发明专利。

圣埃克苏佩里与飞行

圣埃克苏佩里一生喜欢冒险和自由，是利用飞机将邮件传递到高山和沙漠的先锋，他生前称自己首先是飞行员，他为飞机而生，为飞机而死。在第二次世界大战期间，他加入“自由法国部队”。盟军在诺曼底登陆后不久，为了帮助“自由法国部队”登陆被纳粹占领的法国南部，他自驾飞机侦察地形。1944年圣埃克苏佩里最后一次驾驶“闪电P38”型飞机从科西嘉岛起飞，起飞后不久即失踪，时年44岁。

位于圣埃克苏佩里家乡的里昂-圣埃克苏佩里机场是以他的名字命名的。直到2004年4月，离奇失踪近60年的圣埃克苏佩里驾驶的飞机残骸才在法国南部马赛海底附近被找到。

圣埃克苏佩里与写作

除了飞行，用写作探索灵魂深处的寂寞是圣埃克苏佩里的另一终生所爱。

圣埃克苏佩里的《夜航》、《人的大地》初次出现时，他那些雄奇壮丽的情景，使读者感到耳目一新、惊心动魄，他是第一个从航空探索人生与文明的作家，从高空中发现人类只是生存在一个大部分是山、沙、盐碱地和海洋组成的星球上，生命在上面只是像瓦砾堆上的青苔，稀稀落落地在夹缝中滋长。

他因此得出的结论是：人生归根结底不是上帝赐予的一件礼物，而是人人要面临的一个问题。人的价值不是与生俱来的，而是后天获得的。

圣埃克苏佩里的作品可以说是他一生的思想写照与行动实录。他在黑夜中期待黎明，在满天乱云中向往中途站，在璀璨星空中寻找自己的星球。

胎教感言

圣埃克苏佩里的母亲有很高的艺术修养，他本人自幼喜欢遐想，从他的故事中同样可以看到母亲和想象力对于孩子的影响力。

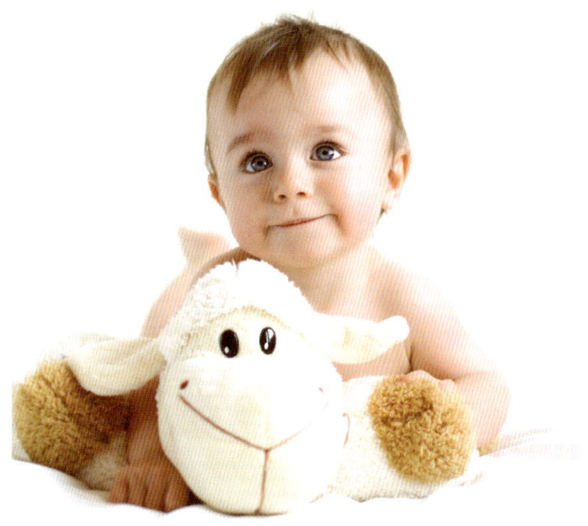

第23周

孕妈妈和宝宝的身体变化

孕妈妈变化

此期孕妈妈体重每周大约增重300克，体重稳定增加，由于增大的腹部影响到消化系统，某些孕妈妈可能会有消化不良或胃部灼热感，少食多餐可能有助于减轻胃部灼热感，饭后散步有助于消化。孕妈妈还会发现分泌物增多，这是正常情况，不用担心。

胎宝宝变化

◆ 胎儿全身开始变得滑溜溜的，身上有了一层胎脂，可以保护胎儿的皮肤以免在羊水的长期浸泡下受到损害。

◆ 胎儿的体重在不断增加。

美食胎教：土豆

土豆含有丰富的维生素、膳食纤维及钙、钾等微量元素，非常容易消化，可宽肠通便，帮助机体及时排泄代谢毒素，还可帮助孕妈妈预防妊娠高血压和生理性水肿。土豆中含大量有特殊保护作用的黏液蛋白，可预防心血管系统的脂肪沉积，还具有一定的美容和抗衰老作用。

美食推荐：土豆焖牛腩

原料 牛腩肉500克，土豆200克，胡萝卜100克，葱段、姜片、蒜末、白糖、料酒、盐各适量。

做法

①牛腩肉洗净，切成块，用清水浸泡半小时后捞出，沥干水分；胡萝卜洗净切滚刀块。

②土豆去皮，切滚刀块，入锅炸至半熟后捞出控油。

③牛腩肉块放入开水锅中再次煮开，撇净浮沫，加入葱段、姜片、料酒、蒜末、盐，改用小火炖至九成熟。

④加入土豆、胡萝卜，炖至熟烂即可。

更多美食选择：土豆烧牛肉、青椒土豆丝、凉拌土豆丝。

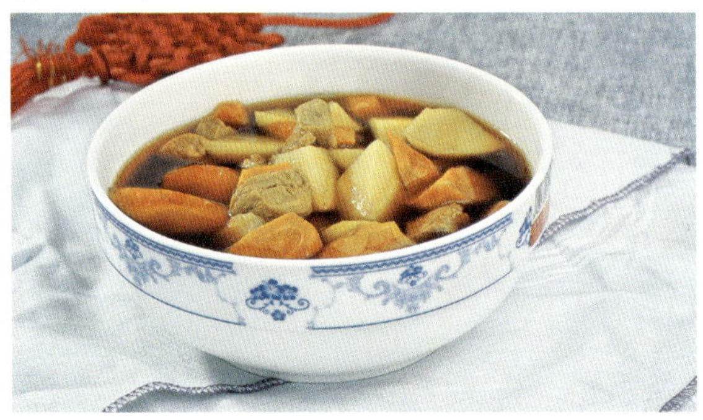

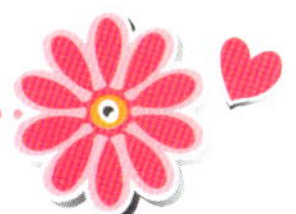

小窍门

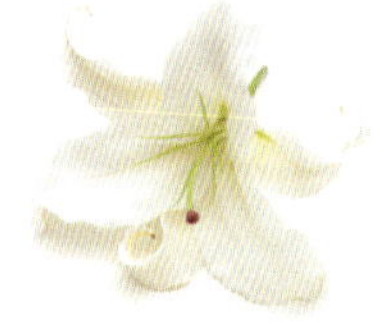

1 土豆适用于炒、炖、烧、炸等烹调方法。

2 把切好的土豆片、土豆丝放入水中，去掉部分淀粉可以方便烹调，但注意不要泡得太久而致使水溶性维生素等营养流失。

3 土豆宜去皮吃，有芽眼的部分应挖去，以免中毒。

4 土豆切开后容易氧化变黑，属正常现象，不会造成危害。

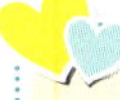

贴心小贴士

要特别提醒孕妈妈的是，有两种土豆绝对不要买。一是出芽的，二是皮变绿的。这种土豆在皮层和芽眼附近会形成有毒物质龙葵碱，食用后会引起中毒。

诗歌胎教：《当你年老时》

当你年老时

叶芝（爱尔兰）

当你老了，头白了，睡意昏沉，
炉火旁打盹，请取下这部诗歌，
慢慢读，回想你过去眼神的柔和，
回想它们昔日浓重的阴影；

多少人爱你青春欢畅的时辰，
爱慕你的美丽，假意或真心，
只有一个人爱你那朝圣者的灵魂，
爱你衰老了的脸上痛苦的皱纹；

垂下头来，在红光闪耀的炉子旁，
凄然地轻轻诉说那爱情的消逝，
在头顶的山上它缓缓踱着步子，
在一群星星中间隐藏着脸庞。

胎教引语

《当你年老时》是爱尔兰诗人威廉·巴特勒·叶芝于1893年创作的一首诗歌，是一首为爱情而写的名篇。

胎教意境

爱情是人类感情当中最为微妙的一种，当爱情来时，甚少有人抵挡得住，你腹中的宝宝便是爱情的美妙结晶，相信准爸爸和孕妈妈在期待宝宝时也会有类似难以抑制的感情吧。

胎教感言

当你我年老时，坐在炉火旁，内心深处是否也会为你的他或她依然保留着那样的一个位置，装着爱与朝圣者般的灵魂呢？

好书推荐：《爱的教育》

《爱的教育》被认为是意大利人必读的十本小说之一，是世界文学史上经久不衰的名著，被世界各国公认为最富爱心和教育性的读物，超越了时代和国界的限制，被译成数百种文字，至今销量已超过一千多万册，成为世界上最受欢迎的读物之一。

胎教引语

《爱的教育》是一部伟大的爱的经典。作品带有明显的引导性，它引导孩子们自己去关注、欣赏、品味、思考，引导他们用爱心与读者对话。

胎教意境

这本书是通过作者艾得蒙多·德·亚米契斯的儿子的日记改编的，这是一本日记体的小说，以一个四年级男孩安利柯的眼光，讲述了从四年级10月份开学的第一天到第二年10月份在校内外的所见、所闻和所感，全书共100篇文章。

书中充满了儿童情趣的幽默语言和19世纪意大利引人入胜的习俗风尚，父母对儿女的一片挚爱之心和殷殷期盼，师生、朋友、同学之间的爱和友谊，对祖国神圣的爱无不溢流于纸上，动人心魄，全书包括发生在主人公安利柯身边各式各样感人的小故事，父母在他日记本上写的劝诫启发性的文章，其中老师宣读的“每月故事”在意大利和许多国家早已家喻户晓，成了教育和鼓励孩子们的积极进取的名篇佳作。

此书以孩子的口吻、孩子的笔触、孩子的眼光来写孩子的生活和思想。

这本书通过塑造一个个看似渺小，实则不凡的人物形象，在读者心中荡起一阵阵情感的波澜，使爱的美德永驻读者心中。整部小说以一个小学生的眼光审视着身边的美与丑、善与恶，更贴近孩子的内心世界，也更能被孩子们接受，是为人父母一生必读的教育经典。

胎教感言

夏丏尊先生在翻译《爱的教育》时说：“教育之没有情感，没有爱，如同池塘没有水一样，没有水，就不成其池塘，没有爱就没有教育。”借用在教育胎儿上也是同样的道理。

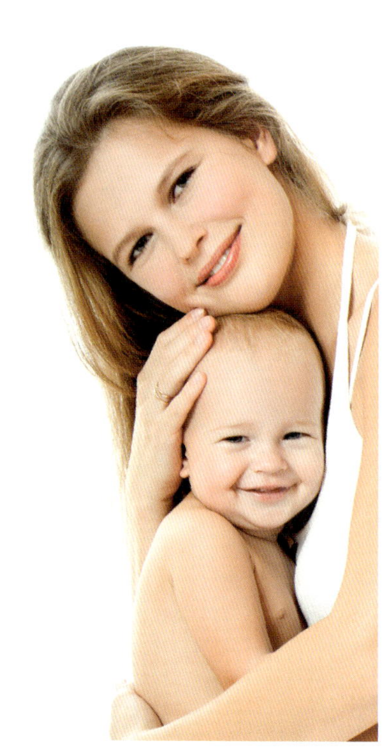

试试与胎宝宝说英语

由于胎儿对声音已经具有了记忆的能力，因此，你在怀孕的时候也可以试着与胎儿说说英语，可能有些许收获。

怎样和胎宝宝说英语

一开始，你可以讲一些简单点的话，比如："This is Mommy""It' s a nice day""Let' s go to the park""That is a cat"等，将自己看到、听到的东西简单地告诉胎宝宝，当然啦，虽然不说汉语了，但是起的名字还是别忘了叫，或者你还可以再给胎宝宝起个好听的英文名，比如：Tom、David、Lisa等。

接下来，你就可以说得长一些了，可以描述一件事情，比如："David， I am your Mom and I love you so much！""Johnny， you are my lovely baby and I will try to give anything that you like！"

再以后，你还可以选择一些优美的英语小文或诗歌读给宝宝听，比如：

Twinkle, twinkle, little star,	小星星，亮晶晶，
How I wonder what you are!	你到底是什么小精灵！
Up above the world so high,	高高住在云天外，
Like a diamond in the sky.	好似钻石嵌明镜。
Swan swim over the sea,	天鹅游得真快，
Swim, swan, swim!	转眼游过大海，
swan swam back again,	天鹅游得真快，
Well swum swan!	转眼游了回来！
Go to bed, Tom,	汤姆汤姆去睡觉，
Go to bed, Tom,	汤姆汤姆去睡觉，
Tired or not, Tom,	不管现在累不累，
Go to bed, Tom.	汤姆汤姆去睡觉。
Christmas comes but once a year;	一年一次圣诞，
And when it comes, it brings good cheer,	圣诞人人喜欢，
a pocketful odd money, and a cellar of beer.	又有酒又有钱，
And a good fat pit to last you all the year.	猪肉够吃一年。
Bbb, baaa, black sheep,	咩咩咩，黑绵羊，
Have you any wool,	多少羊毛身上长？
Yes, sir, yes, sir.	先生先生你来看，
Three bags full:	三个口袋鼓囊囊；
One for the master;	一袋主人面前放，
And one for the dame;	一袋是为主妇装，
And one for the little boy.	一袋送给小男孩，
Who lives down the lane.	住在前面小街巷。

巧妙借助音像制品

有的孕妈妈觉得自己的英文能力有限、发音不够标准，或者觉得在“非英语为母语”的环境中实行英语胎教有一定困难，那么也可以选择一些句型简单、内容健康、重复性高的英文音像制品，借助它有趣的内容、清晰的发音、活泼的气氛，同样可以起到很好的效果。

注意保持胎教成果

和胎宝宝说一段时间的英语后，你可以看看成效如何，如果以后当你对着他说英语时，他有用脚踢你肚子的反应时，表示胎宝宝有学习，这时你不妨试着用英语叫他别再踢，看看他会不会平静下来。

如果英语胎教有成果的话，这种成果的保持仍然需要坚持练习，多加巩固，不然日久胎宝宝就会生疏了。

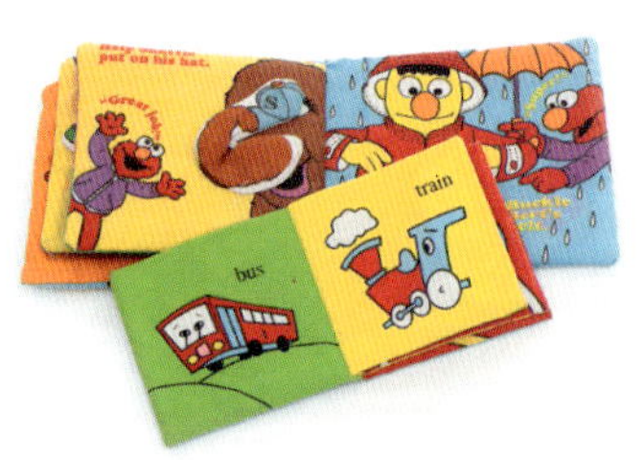

动脑时间——七巧板的百变魅力

七巧板又称“益智图”“智慧板”，是一种拼图游戏，起源自宋朝，简简单单的七块板能拼出千变万化的图形，不仅能拼几何图形（三角形、平行四边形、不规则的多角形等），还能拼出各种可爱逼真的形象，如猫、狗、房子或是中、英文字母符号等。

七巧板可以自己制作，制作方法很简单：

需要准备的材料

笔（需要有不同颜色的画笔）、尺、剪刀、一块纸板。

制作步骤

1 首先，在纸上画一个正方形，把它分为16个小方格。

2 按上图所示画线。

3 把它们涂上不同的颜色并沿黑线剪开，就可以拥有一副全新的七巧板了。

据说七巧板能拼出超过1600种图案，孕妈妈可以和胎宝宝探索一下，看看你们能拼出多少种。

胎教点读

七巧板对胎宝宝的思维力、想象力、图形分析、创意逻辑等方面有很好的锻炼作用，是开发智力的一种好工具。

电影工作者还拍过一部动画片，里面所有的背景、人物、图案都是用七巧板拼出来的，堪称一绝。孕妈妈也可以借鉴这条经验，用七巧板来讲故事给胎宝宝听，将数十幅七巧板图片连成一幅幅连贯的图画，再根据图画内容说给胎宝宝听，相信这样生动的故事胎宝宝一定很爱听。

准爸爸胎教：多抚摸胎宝宝

抚摸胎教是指用手在孕妈妈的腹壁上轻轻地抚摸胎儿，引起胎儿触觉上的刺激，以促进胎儿感觉神经及大脑的发育的一种胎教方法。

每个孩子都喜欢父母的爱抚，胎儿也不例外，经常受到父母爱抚的孩子长大后遇事更冷静沉着、反应更机敏，准爸爸的抚摸胎教对胎儿也同样重要。

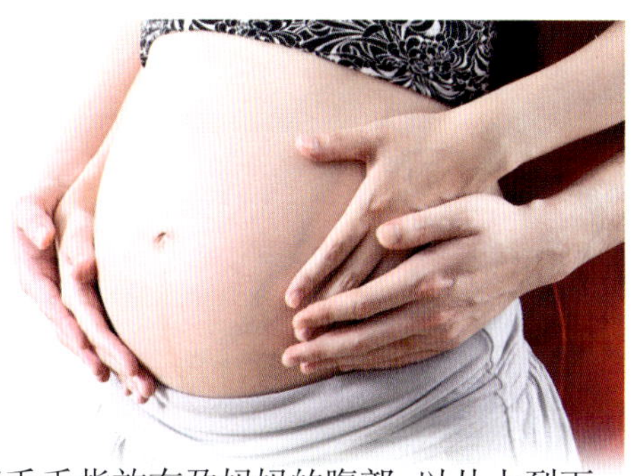

准爸爸进行抚摸胎教的诸多好处：

1 进行抚摸胎教时，胎儿可以通过触觉神经感受体外的刺激，提高皮肤触觉，促进大脑细胞的发育，加速智力的发展。

2 抚摸胎教能够促进胎儿运动神经的发育，激发胎儿的活动积极性。经常受到抚摸的胎儿，对外界环境的刺激反应机敏，出生后翻身、抓握、爬行、坐立、行走等运动发育都明显提前。

3 胎儿喜欢准爸爸的抚摸，准爸爸应经常轻轻地抚摸胎儿，并告诉他是爸爸在抚摸，还可以加入到亲子游戏中，一家人一起玩游戏，一定会乐趣无穷，也会让胎儿充分地感受到父母的关爱，家的温馨，还能使孕妈妈身心放松、精神愉快，加深一家人的感情。

4 抚摸胎教还能使无法亲身体验胎动的准爸爸身心放松、精神愉快，对稳定情绪很有好处。

准爸爸怎样做抚摸胎教最好

1 准爸爸可以让孕妈妈平卧在床上或者坐在较宽大的椅子上，放松身体，然后给她按摩一下双腿或是读一段优美的诗歌，当感觉到有胎动时，准爸爸将双手手指放在孕妈妈的腹部，以从上到下、从左到右的顺序轻轻触摸胎儿。

2 不要总是用顺时针或者逆时针的手势转圈抚摸，否则可能造成宝宝被引导而脐带绕颈。

3 每次抚摸胎教结束后，记得把胎儿的反应情况记录下来，这有利于总结胎儿的抚摸规律。

4 抚摸胎教要有规律，每天2~3次，并在固定的时间进行，这样胎儿才能心领神会地配合。

5 在安静舒适的环境中进行抚摸胎教，保持室内空气新鲜，温度适宜，效果会更佳。另外，孕妈妈情绪不佳时不要进行抚摸胎教。

6 抚摸时，准爸爸还可跟胎儿说说话，比如今天外面的景色，天气怎样，或者也可以说说自己今天做了什么等，这会让准爸爸的抚摸更加富有爱意，相信胎儿会很喜欢。

贴心小贴士

孕晚期临近预产期时不宜进行抚摸胎教，有流产、早产、产前出血等不良产史和不规则宫缩、先兆流产、先兆早产的孕妈妈也不适合经常抚摸腹部。

孕妈妈做手工：自制小肚兜

宝宝出生后要避免着凉，为他准备一些肚兜就能避免小肚子着凉了，小肚兜好看又耐穿，可以做成各种款式，很容易出彩，也容易让孕妈妈获得很大的满足感。

胎教引语

自制肚兜比较容易，做法简单，重点是创意，这十分符合现代人DIY的精神，有绣工的孕妈妈还能在肚兜上发挥更多的好创意。

胎教意境

材料：

两块棉质的方布，尺寸约为30厘米×30厘米，可自己进行调整。

带子4根（用同样的棉质布料裁剪，或其他棉质系带）。

步骤：

1 将两块棉布面朝外相叠，然后对折成三角形。

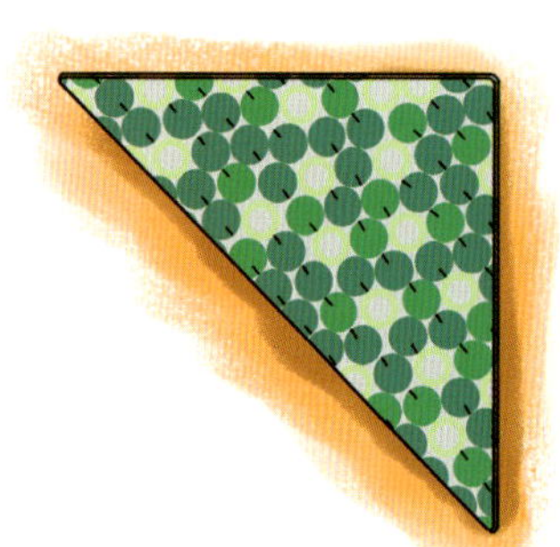

2 将一边为折边的任一角裁剪出凹弧形，用作脖子部分，其余两角剪成凸圆形。

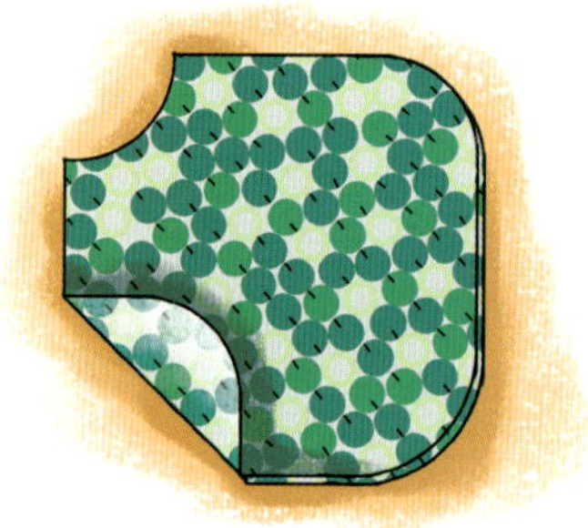

3 将剪好的布料展开，缝合两块布的接口，然后在脖子两端以及两边腰部各缝一条带子即可。

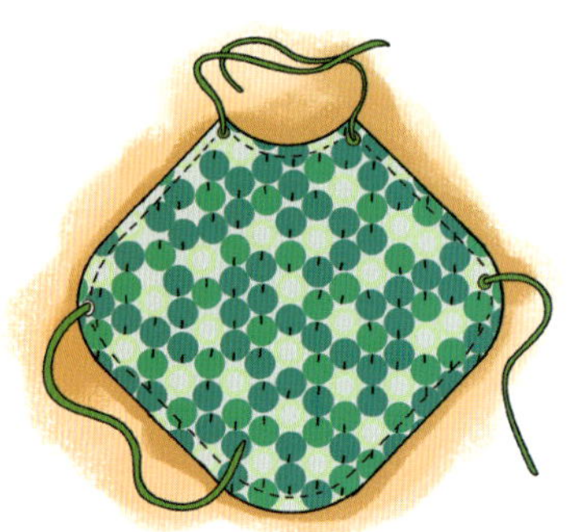

胎教感言

小肚兜是直接为腹中胎儿而做，等于是一份提前备下的见面礼，孩子一出生就能用上，非常实用。如果能制成，孕妈妈会很有成就感，这种积极的情绪对胎宝宝发育将非常有利，孕妈妈应怀着美好的期待，来为胎宝宝准备这份有意义的礼物。

第24周

孕妈妈和宝宝的身体变化

孕妈妈变化

此期孕妈妈体重每周大约增重300克，体重稳定增加，由于增大的腹部影响到消化系统，某些孕妈妈可能会有消化不良或胃部灼热感，少吃多餐可能有助于减轻胃部灼热感，饭后散步有助于消化。孕妈妈还会发现分泌物增多，这是正常情况，不用担心。

胎宝宝变化

◆ 胎儿已具备了一定的听力，可以听到说话声和一些音响声。

◆ 小手指上长出了娇嫩的指甲。眉毛和眼睑已清晰可辨。

◆ 胎儿身长约21厘米，体重约400克。

大肚妈妈的省力姿势

孕妈妈的腹部变大后，日常姿势不当就很容易引起全身酸痛，平常一些轻而易举就能做到的动作，现在都是一个很大的挑战，孕妈妈需要掌握一些行动的技巧，充分保证自己与胎儿的安全。

1 **站立的姿势**：两腿平行，两脚稍微分开，这样可以使身体重心落在两脚中间，不易疲劳。若站立时间较长，则应将两脚一前一后站立，并每隔几分钟就变换两脚前后位置，使体重落在伸出的前腿上，可以减少疲劳。

2 **行走的姿势**：行走时背要直、头要抬起、臀要紧收，保持身体平衡，稳步行走，不要用脚尖走路，必要时可以用两只手分别顶住自己的后腰，挺起肚子，这样也有助于身体平衡。如果需要的话，可以扶着扶手或栏杆行走，这样就更省力了。

3 **坐姿**：保持背挺直，背紧贴靠背，椅子的靠背可以支撑腰背部，也可以放一个小靠垫在腰背部，双腿不要交叉，将两脚放在小凳子上，有利于血液循环。

4 **下蹲拿放东西的姿势**：将放在地上的东西拿起时，注意不要压迫肚子。不要采取不弯膝盖、只倾上身的姿势，那样容易造成腰疼。应该屈膝、安全下蹲、单腿跪下的姿势，把要拿的东西紧紧靠住身体，伸直双膝拿起。拿棉被等大件物品时，要蹲下身体压在一条腿上，然后再站起来。

5 **睡姿**：在妊娠中期以后，由于肚子大起来，采取仰卧的姿势就会感到有点不舒服，这时候，侧卧位比较舒服。当腿脚疲劳或浮肿、有静脉曲张时，把叠成两折的坐垫放在腿下，把腿垫高，这样的睡眠效果会更好。

减轻静脉曲张

孕期的静脉曲张表现是腿部、颈部、会阴部浮现蚯蚓般的筋脉，或如蜘蛛网般的紫红色细丝状血管，除了影响美观，轻度静脉曲张一般不会引起任何症状，当其加重时，会使孕妈妈感到发胀、酸痛、麻木和乏力，甚至造成血栓性静脉炎或静脉栓塞等危险情况，因此，你在生活中必须多加防护。

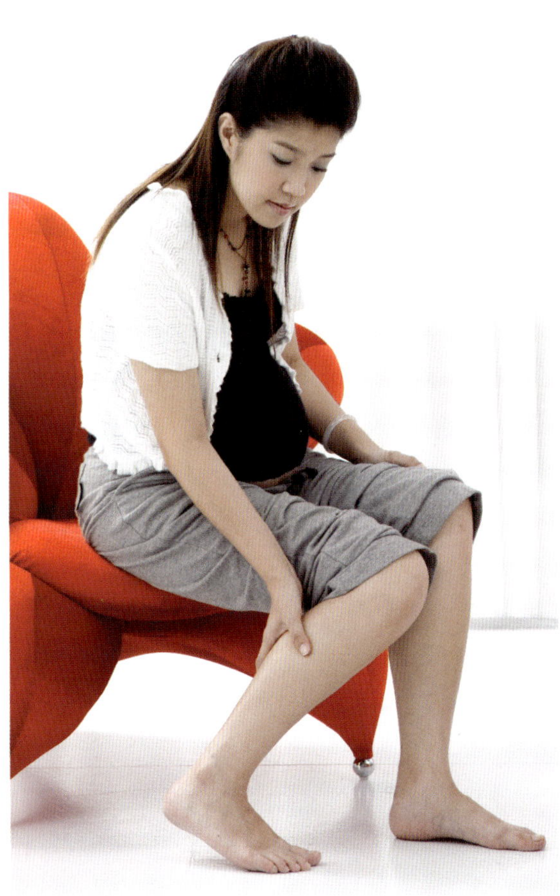

静脉曲张产生的原因

1 怀孕时体内激素改变造成血管壁扩张，再加上怀孕时全身血流量会增加，使得原本闭合的静脉瓣膜分开，造成静脉血液的逆流。

2 胎儿和增大的子宫压迫盆腔静脉和下腔静脉，使得下肢血液回流受阻，造成静脉压升高，曲张的静脉也会越来越明显。

3 家族遗传或孕期体重过重，静脉曲张有家族遗传倾向，体重是静脉曲张的高危因素。

静脉曲张的防护要点

1 尽量避免长期坐姿、站姿或双腿交叉压迫，每次蹲厕时间不要太长。休息的时候可将双腿抬高，帮助血液回流至心脏。

2 每天进行适度的温和运动，坚持锻炼有助于避免过量的脂肪堆积、保持良好的血液循环并强韧血管，慢走、游泳都是不错的选择。

3 控制体重，超重会使静脉曲张更加严重，孕妈妈应使妊娠期的体重增加控制在正常范围。

4 不要穿紧身的衣服，鞋子不可过紧，睡眠时用枕头垫高双腿，以促使静脉血回流，尽量左侧卧，避免压迫到腹部下腔静脉，减少双腿静脉的压力。

5 睡觉时尽量左侧卧，避免压迫到腹部下腔静脉，减少双腿静脉的压力。建议睡觉时脚部垫着枕头抬高。

6 可以在医生指导下，每天起床后，趁静脉曲张和下肢水肿较轻时，穿上合适的医疗级弹性袜来减轻静脉曲张症状，还可避免磕碰等外伤造成的出血及感染。

音乐胎教：《B小调第一钢琴协奏曲》

俄国作曲家柴可夫斯基一生写过三首钢琴协奏曲，《第一钢琴协奏曲》是最成功的一首曲子。

胎教引语

《B小调第一钢琴协奏曲》写于1874~1875年，它是柴可夫斯基的早期作品，是最著名和最具有代表性的钢琴协奏曲之一，是真正开朗的情绪和乐观主义的深刻体现。

胎教意境

这首《B小调第一钢琴协奏曲》，以新颖明晰的素材，表达了对光明的向往和对生活的热爱，曲调中充满了青春与温暖的气息。如果反复倾听那些小提琴与钢琴的合奏、有力的和弦、钢琴的伴奏，及生动活泼的快板，就觉得这支乐曲既好像是波涛起伏的大海，又像是和煦扑面的春风，好似灿烂的阳光铺满了生活的大地，真正感受到生活的美好。

乐章有两个主题，一个急速有力，充满无尽的表现力；另一个虽然比较平静，但逐渐也转换为胜利的步调，发展成为对生活的狂喜赞歌。这两个主题互相对比，互相补充，共同表达这首曲的明朗而乐观的基本思想。最后，尾声的音乐更是高潮迭现，其雄浑的气势，其亢奋的情绪，其辉煌的效果，都是前所未有的。

胎教感言

1 在利用音乐进行胎教时，最好不要只听几首固定的曲子，应该多样化，选曲时应注意到胎动的类型，因为人的个体差异往往在胎儿期就有所显

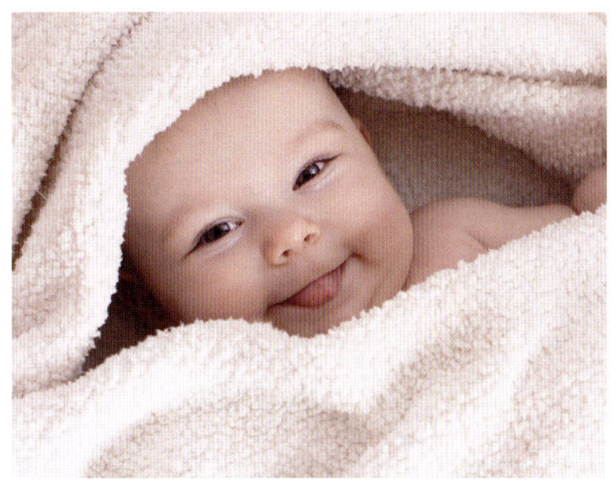

露，胎宝宝有的淘气，有的调皮，也有一些是老实、文静的。

2 一般来讲，给那些活泼好动的胎宝宝听一些节奏缓慢、旋律柔和的乐曲，如《摇篮曲》等；而给那些文静、不爱活动的胎宝宝听一些轻松活泼、跳跃性强的儿童乐曲、歌曲，如《小天鹅舞曲》等。如果能将音乐的节奏和表达的内容与胎宝宝的玩要结合起来，那将对胎宝宝的生长、发育起到更明显的效果。

3 临近孕晚期，除了可继续听之前听过的乐曲外，还可多听一些安谧、优美、恬静或欢快的乐曲，如 《喜洋洋》、《春天来了》、《小夜曲》等，它们对于孕妈妈安缓情绪、调适紧张感是有好处的，能令胎宝宝顺利产出。

4 由于这时孕妈妈的身体还不是太笨，尚能从事一些家务，所以完全可以边做家务边听音乐。

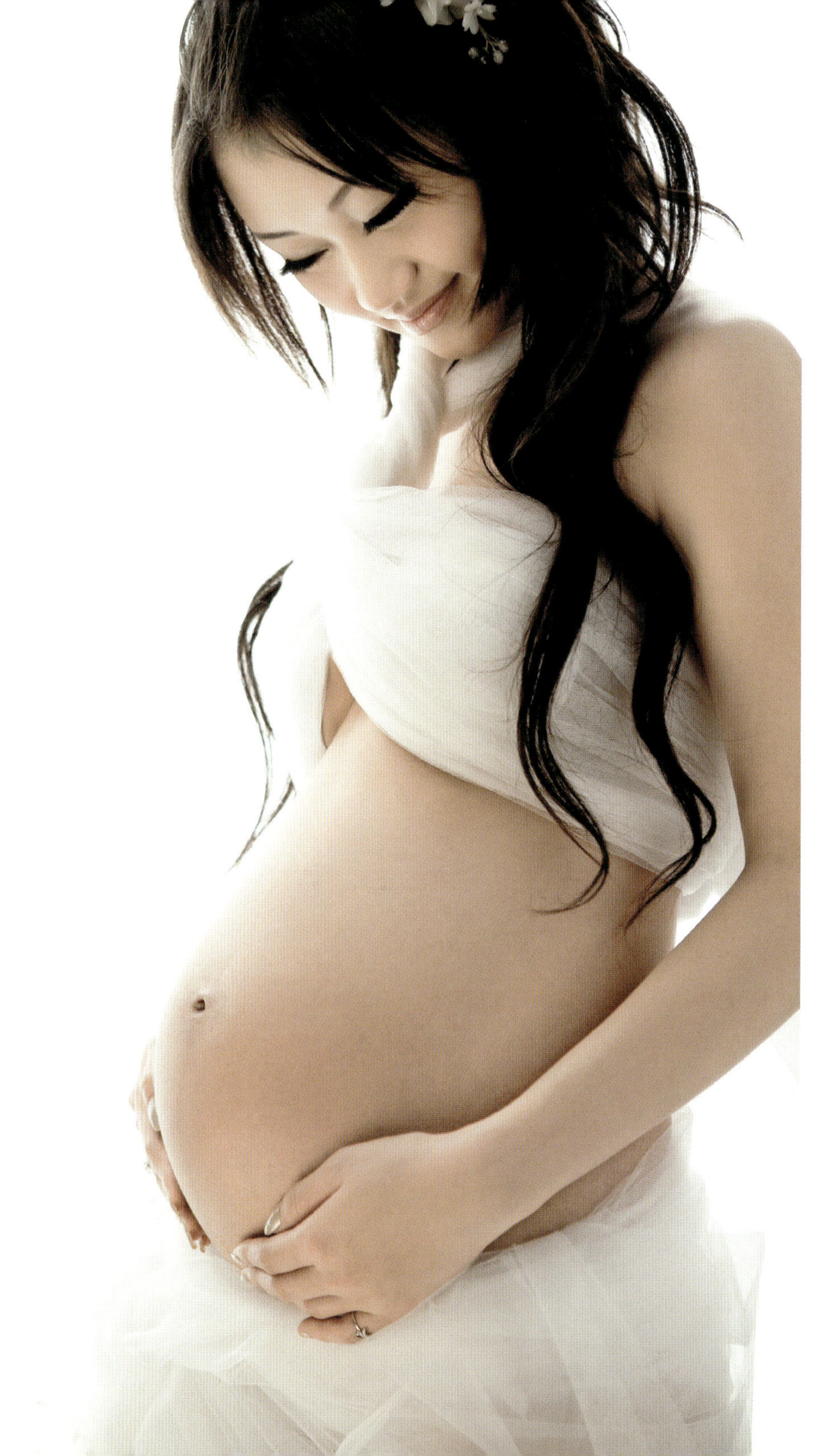

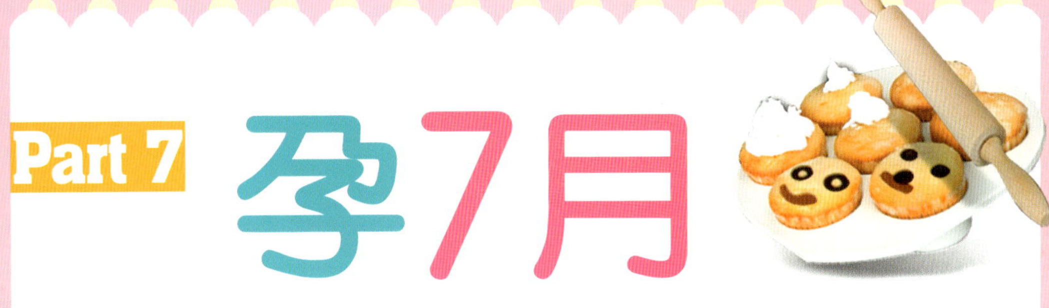

Part 7 孕7月

孩子，看到妈妈的肚皮了吗

第25周

孕妈妈和宝宝的身体变化

孕妈妈变化

此时孕妈妈会发现肚子上、乳房上出现了一些暗红色的细纹，好像皮肤被撑裂了似的，这就是妊娠纹。即使用护肤霜涂抹也不会使之消失，可以选用合适的乳罩来托护乳房，使乳房上的妊娠纹尽量减少。从肚脐到下腹部的竖向条纹也越加明显，不必担心，产后这些妊娠纹会逐渐变淡甚至消失。

此时孕妈妈可能会感到有些疲惫，由于胎儿的增大，腹部越来越沉重，为保持平衡，需要腰部肌肉持续向后用力，腰腿痛因而更加明显。也有些孕妈妈这时会感到眼睛不适，怕光、发干、发涩，这是比较典型的孕期反应，可以使用一些消除眼部疲劳、保持眼睛湿润的保健眼药水，以缓解不适。

胎宝宝变化

◆ 胎儿嘴唇、眉毛、眼睑已各就各位，视网膜已形成，具备了微弱的视觉。

◆ 胎儿长约为23厘米，体重约500克。

防治尿路感染

孕期，你的泌尿系统管壁的肌肉会变得肥厚扩张，蠕动减弱，子宫增大又对盆腔内的输尿管和膀胱产生压迫和推移，加上尿液中营养物质增加，有利于细菌滋生和繁殖，因此比较容易发生尿路感染。

尿路感染的初期症状可能有尿频、尿急、尿痛，有时还有血尿等症状，如果不注意防治，就会产生寒战、高热、腰痛等中毒症状，甚至造成胎儿早产。

因此你要注意防治尿路感染，关键在于做好日常生活中的卫生细节：

1 养成多喝水的习惯。喝水多，排尿就多，尿液可以不断冲刷泌尿道，使细菌不易生长繁殖。保持大便通畅，以减少对输尿管的压迫。

2 注意外阴部清洁，每次排尿后必须吸干外阴部残留的尿液，否则细菌很容易繁殖。无论大小便，都要用温水从前向后冲洗阴部，然后用煮沸过的干净毛巾从前向后擦干净。

3 睡前、便后要用温水清洗下身，清洗顺序应先洗外生殖器，后洗肛门，避免交叉感染，毛巾、水盆、擦脚布应分开，洗脚与洗外阴的毛巾也应分开。

4 每天换内裤，内裤要用纯棉制品，煮沸消毒，经日光暴晒最好。裤子要宽松，太紧的裤子会束压外阴部，使得细菌容易侵入尿道。

5 睡觉时应采取侧卧位，以减轻对输尿管的压迫，使尿流通畅，而且对增加胎儿血液供应量也有益。

6 不要憋尿，过度憋尿会造成尿液浓缩而刺激膀胱黏膜，导致发病。

7 有尿路感染病史的孕妈妈，孕期最好避免性生活，如果进行性生活，双方应先用温水清洗下身，事后孕妈妈应排空膀胱，可起到冲洗尿道、减少感染的作用。

8 多吃新鲜水果和果汁饮料，少吃葱、韭菜、蒜、胡椒、生姜等辛辣刺激性食物，减少对尿路的刺激。

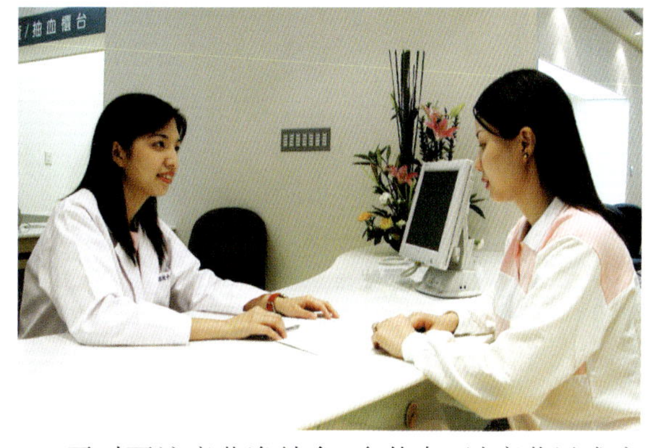

9 平时要注意劳逸结合，多休息，过度劳累或病后休息不好会导致感染复发和转变为慢性。

10 定期去医院进行尿常规检查，即使未出现尿路感染症状，也应配合医生每半个月到一个月检查一次，以便及时发现尿液改变，获得治疗，患病后一定要及时去医院诊治，切勿拖延以待自愈。

美食胎教：香蕉

香蕉中含有大量糖类物质及其他营养成分，可以帮助孕妈妈补充营养及能量，孕妈妈吃熟香蕉可以促进肠胃蠕动，预防和治疗便秘。此外，香蕉中含有血管紧张素转化酶抑制物质，可以抑制血压的升高，帮助孕妈妈预防妊娠高血压。

美食推荐：香蕉薯泥

原料 香蕉2根，土豆1个，草莓10颗，蜂蜜1小匙。

做法

①香蕉去皮、用汤匙捣碎；土豆洗净，去皮，放入锅中蒸至熟软，取出压成泥状，放凉备用。

②将香蕉泥、土豆泥与草莓混合，淋上蜂蜜即可。

更多美食选择：银耳百合炖香蕉、脆皮香蕉。

小窍门

1 一定要吃熟透了的香蕉，因为只有熟透了的香蕉才有润肠通便的作用；不熟的香蕉含有较多的鞣酸，具有收敛作用，不但不能通便，反而会加重便秘的程度。

2 香蕉连皮炖食，可以治痔疮。

3 香蕉属于热带水果，适宜储存温度是11℃~18℃，一般情况下保存时间最长的是13℃，不能放在冰箱里保存。

诗歌胎教：《乘着歌声的翅膀》

乘着歌声的翅膀

海涅（德）

乘着歌声的翅膀，
心爱着的人，
我带你飞翔，
向着恒河的原野，
那里有最美的地方。
一座红花盛开的花园，
笼罩着寂静的月光，
莲花在那儿等待，
它们亲密的姑娘。
紫罗兰轻笑调情，
抬头向星星仰望，
玫瑰花把芬芳的童话，
偷偷地在耳边谈讲。
跳过来暗地里倾听，
是善良聪颖的羚羊，
在远的地方喧闹着，
圣洁的河水的波浪。
我们要在那里躺下，
在那棕榈树的下边，
吸饮着爱情和寂静，
沉入幸福的梦幻。

胎教引语

海涅的《乘着歌声的翅膀》大约写于1822年，表达了诗人对爱情的美好向往。

胎教意境

细细品味这首诗歌，仿佛可以闻到紫罗兰、玫瑰、白莲花的芳香；看到恒河清澈的水波、碧绿的棕榈树、月光下的花园，还有那善良的羚羊、心爱的人……这一切都融入歌声里、梦幻中，把人们带到了恬静、纯净、充满诗意的东方。

迷人的异国情调就像一层轻柔的淡雾，飘逸在诗人所创造的这个神奇的世界里，而且全诗的色调透着一股秀气，像是怕着色太浓而破坏了这和谐里透着的温馨和甜蜜的气氛。诗人这种素雅、宁静的意境里透着的憧憬的甜蜜，流溢着诗人满腔的衷情，而将莲花、紫罗兰拟人化，又给这首诗增添了不少灵气。

胎教感言

诗人展开想象的翅膀，畅想印度恒河原野的迷人景色，用淡淡的近乎水彩的笔墨，把这个恬静的天地描绘了出来。孕妈妈在阅读诗歌时，也需要凭借自己的想象去还原诗人的文字，美妙的艺术感及审美能力的提升则潜藏于一次又一次的想象中，令胎儿受益无穷。

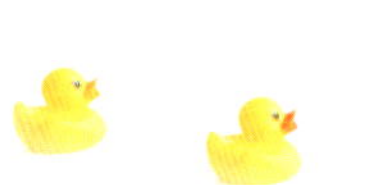

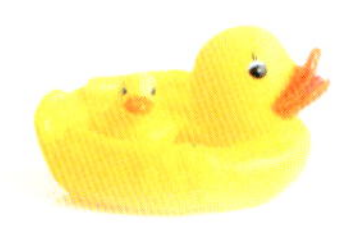

诗人的故事：海涅

海因里希·海涅是德国著名抒情诗人，他最广为人知的一首诗是由门德尔松为之作曲的诗歌《乘着歌声的翅膀》。

海涅与“歌德”

海涅，年幼时并不是一名好的学生，他写的作文从来都是被老师讥笑的话题，一度使他对写作丧失了信心，直到升入中学，老师从他那跨越时间、跨越空间的大胆想象中，仿佛看到了一株诗人的苗子，便不再强迫他写作文，并鼓励他说：“就这样写下去，你一定能成为歌德一样伟大的诗人。”

“我能成为歌德一样的伟大诗人？”小海涅被老师的话震惊了，尽管他当时连歌德是什么样的人都不知道，但他知道伟大是一个很了不起的词，因为他的父亲在说起伟大一词时，说的都是德国历史上那些名垂青史的英雄人物。

“能，一定能！”老师拉过小海涅的手说，“不过有一条你要记住，你要向歌德学习。”小海涅记下了这句话，并相信了这句话。后来老师又不失时机地一步一步告诉他向歌德学什么，小海涅竟一丝不苟地按老师的话去做了。

经过多年的努力，海涅真的写出了《北海纪游》、《德国，一个冬天的童话》和《旅行记》等在德国和其他国家文艺界产生过积极影响的诗歌和散文作品，被公认为是继歌德之后德国最重要的诗人。

成名后的海涅，他给当年的老师写了一封充满感激之情的书信，其中有这样一段话：“后来我才知道，你给我讲的那些有关歌德的故事是不真实的，但他对我的益处却是真实的。正是有了这一个又一个信念的激励，注定了我的昨天，也注定了我的今天。”

后来，海涅还曾写过一首题为“信念”的小诗：

你的周围是冬天，你的心中是冬天，你的心儿已经冻僵。

突然有白色的片片，降落到你的身上……

可是那并不是雪花，你立刻看出，十分的惊喜，这是芬芳的春天的花朵……

海涅与“胎教”

海涅年轻时，父亲希望他挣钱养家，便把他送到汉堡一个富有的伯父家里学经商。

这位百万富翁伯父是个银行家，也是个吝啬鬼，他不仅不把海涅当侄儿对待，除了给海涅干仆役的工作外，而且对海涅学写诗极为不满，时常出言侮辱。

海涅忍无可忍，决定教训一下这个犹太佬。一天，在许多人聚会的宴会上，当着他伯父的面，对大家说道：“胎教是很重要的，我母亲怀孕时阅读高雅的文艺作品，所以我便要成为诗人；而我伯父的母亲怀他时阅读强盗小说，所以我的伯父便成了银行家。”

胎教感言

在孩子心中播下一颗信念的种子，并细心浇灌它，孩子就能按照这种信念坚定地走下去，最终收获属于自己的果实。

音乐胎教：《乘着歌声的翅膀》

《乘着歌声的翅膀》该曲创作于1834年，当时门德尔松在杜塞尔多夫担任指挥，完成了他作品第36号的6首歌曲，其中第二首《乘着歌声的翅膀》便是他独唱歌曲中流传最广的一首。

胎教引语

门德尔松是德国浪漫乐派最具代表性的人物之一，他在一个有着辉煌的家族史、优越的家庭条件和良好的人文环境的家庭中生活，他的一生在平静、幸福中度过，除了感受到家庭给他的温暖和众人对他的尊重之外，从未品尝过生活的艰辛与苦涩。他被誉为浪漫主义杰出的“抒情风景画大师”，作品以精美、优雅、华丽著称，多数乐曲都是欢乐、明快的，《婚礼进行曲》也是出自他手。

胎教意境

《乘着歌声的翅膀》全曲以清畅的旋律和由分解和弦构成的柔美的伴奏，描绘了一幅温馨而富有浪漫主义色彩的图景——乘着歌声的翅膀，跟亲爱的人一起前往恒河岸旁，在开满红花、玉莲、玫瑰、紫罗兰的宁静月夜，听着远处圣河发出的潺潺涛声，在椰林中饱享爱的欢悦、憧憬幸福的梦……曲中不时出现的下行大跳音程，生动地渲染了这美丽动人的情景。

胎教感言

孕妈妈在听这首歌之前，不妨先阅读一下海涅的这首诗歌，体验一下诗人所描绘的那种温馨、甜蜜的气氛和那种在素雅、宁静的意境里透出的憧憬，然后在想象诗歌中场景的基础上再来聆听这首音乐。

运动胎教：拉梅兹呼吸法

拉梅兹呼吸法是减缓生产时的疼痛、加速产程进展的好方法，有助于轻松顺利地生产，孕妈妈应提前几个月进行练习，这样可以更加熟练地运用。

拉梅兹呼吸法的原理

拉梅兹分娩呼吸法是通过对神经肌肉控制、产前体操及呼吸技巧训练的学习过程，有效地让产妇在分娩时将注意力集中在对自己的呼吸控制上，从而转移疼痛，适度放松肌肉，能够充满信心地在分娩过程发生产痛时保持镇定，以达到加快产程并让婴儿顺利出生的目的。

练习拉梅兹呼吸法的准备

盘腿坐在地毯或床上，室内播放一些优美的音乐，在音乐声中，你应首先让自己的身体完全放松，眼睛注视着同一点。除了自行练习之外，也可以让准爸爸在旁陪伴，一同练习，这样可为你打气，增强信心。

拉梅兹呼吸法的步骤

名称	何时操作	怎样操作
深呼吸	每种呼吸的开始和结束	由鼻子深吸一口气，口呼
胸部呼吸	分娩开始时 子宫颈开 0~3 厘米 子宫收缩 5~20 分钟一次 每次收缩 30~60 秒	随着子宫收缩就开始由鼻子吸气、口吐气，反复进行，直到阵痛停止才恢复正常呼吸
嘻嘻轻浅呼吸	子宫颈开 3~7 厘米 子宫收缩 2~4 分钟一次 每次收缩 40~50 秒	用嘴吸入一小口空气，保持轻浅呼吸，让吸入及吐出的气量相等，呼吸完全用嘴呼吸，保持呼吸高位在喉咙，就像发出“嘻嘻”的声音
喘息呼吸	子宫颈开 7~10 厘米 子宫收缩 60~90 秒一次 每次收缩 30~90 秒	先将空气排出后，深吸一口气，接着快速做 4~6 次的短呼气，感觉就像在吹气球，比嘻嘻轻浅式呼吸还要更浅
哈气呼吸	阵痛开始	先深吸一口气，接着短而有力地哈气，如浅吐 1、2、3、4，接着大大地吐出所有的“气”，就像在吹一样很费劲的东西
用力推	子宫颈全开	下巴前缩，略抬头，用力使肺部的空气压向下腹部，完全放松骨盆肌肉。需要换气时，保持原有姿势，马上把气呼出，同时马上吸满一口气，继续憋气和用力，直到宝宝娩出
哈气运动	头出来了	可不用力，用口哈气

练习拉梅兹呼吸法的诀窍

→子宫收缩初期：先规律地用 4 个“嘻”、1 个“呼”的呼吸方式。

→子宫收缩渐渐达到高峰时：以大约 1 秒 1 个“呼”的呼吸方式。

→子宫收缩逐渐减弱时：恢复使用 4 个“嘻”、1 个“呼”的呼吸方式。

→子宫收缩结束时：做一次胸部呼吸，由鼻子吸气，再由嘴巴吐气。

贴心小贴士

如果你现在总感到子宫收缩频繁，每小时达到4~5次，并有轻微的腹痛感，应立即去医院检查，及时保胎。

准爸爸胎教：给孕妈妈做按摩

伴随怀孕而来的生理上的各种不适症状，腰酸背痛、水肿、疲劳等经常困扰着孕妈妈，准爸爸可在晚间为孕妈妈轻轻地按摩，这样可以带来的好处是：

通过按压的动作，不但可以促进血液循环、减少不适感觉、舒缓压力、增强抵抗力，还有助于松弛神经，让孕妈妈酣睡入梦。

此外，准爸爸体贴温柔地按摩，可以让孕妈妈感受到对她的关爱，从而使依赖的心理得到满足，还可以改善由于不适而引起的焦虑情绪。

准爸爸的按摩方法

1 **腿部按摩：**促进血液循环。把双手放在大腿的内外侧，一边按压一边从臀部向脚踝处进行按摩，将手掌紧贴在小腿上，从跟腱起沿着小腿后侧按摩，直到膝盖以上10厘米处，反复多次，可消除浮肿，预防小腿抽筋。

2 **胸部按摩：**从腋下以乳晕位中心聚拢胸部，然后向中央聚拢胸部，反复6次以上。可促进乳腺分泌，预防产后乳疮。

3 **腰背按摩：**用手掌掌根或拳面放在孕妈妈后背脊柱两侧肌肉，做轻快的、柔和的回旋运动，注意手要按住肌肉施加一定压力，不要在皮肤上摩擦。在一固定点按揉数十秒后将手向下移一手掌宽，再重复此操作，直至按揉到臀部以上。如此可以缓解孕妈妈的腰背疼痛。

4 **头部按摩：**用双手轻轻按摩头和脑后，3~5次。用手掌轻按太阳穴，3~5次，可缓解头痛，松弛神经。

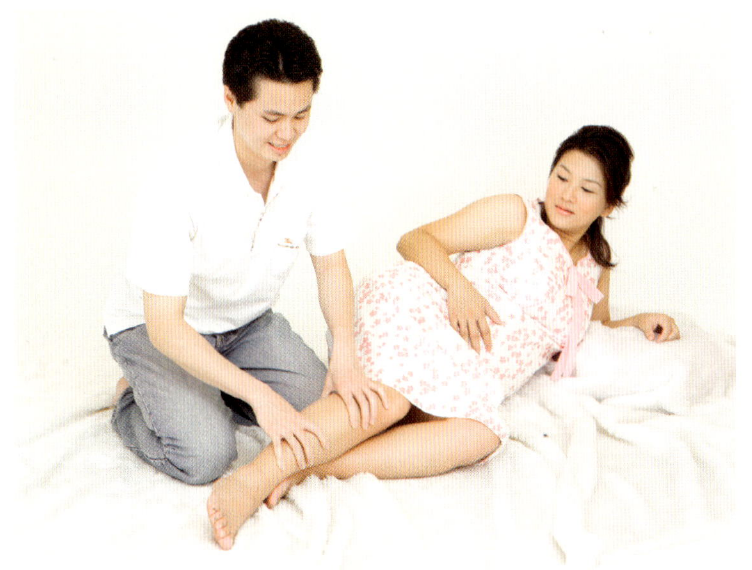

贴心小贴士

人体对疼痛的承受力各有不同，而男性的手劲较大，所以准爸爸帮孕妈妈按摩时，手法应温柔平和，力量要轻重适宜，以孕妈妈感觉舒服最重要，用力过猛、刺激太强易产生反效果。

第26周

孕妈妈和宝宝的身体变化

孕妈妈变化

这时孕妈妈可能会觉得心神不安，睡眠不好，经常做一些记忆清晰的噩梦，这是在怀孕阶段对即将承担的母亲的重任感到忧虑不安的反应。这是正常的，不必为此自责。关键是应该为了胎儿的健康发育保持良好的心境，可以向丈夫或亲友诉说内心感受，他们也许能够帮助孕妈妈放松下来。

这时还应该做一次血液检查，一些孕妈妈会在此时发生孕期糖尿病或贫血症状，应该根据医生的建议进行防治。

胎宝宝变化

- 胎儿的呼吸系统正在发育。
- 还在不断地吞咽羊水，他把含有杂质的羊水喝下去，经过肠胃，把杂质过滤掉，再到小小的肾里又一次过滤，干净后，通过尿排出体外，而将杂质贮存在肠子里，出生后，以第一次胎便形式排出去。
- 已形成听力。
- 出现哭泣的脸，哭泣有助于肺部、脸部肌肉和声带的发育。
- 胎儿身长约27厘米，体重约650克。

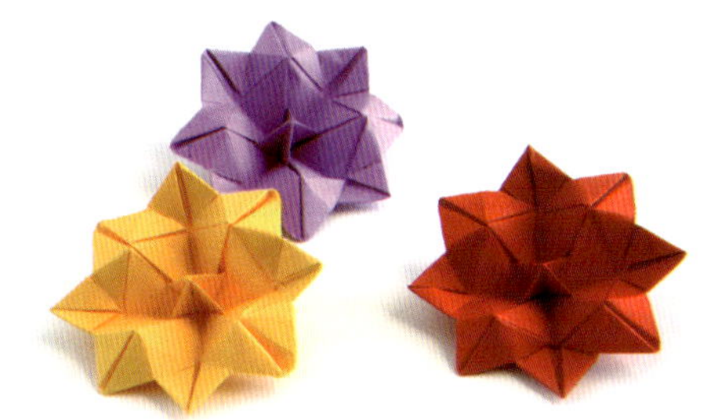

解救孕期痔疮

逐渐膨大的子宫会慢慢影响盆腔内静脉血液的回流，使得孕妈妈肛门周围的静脉丛发生瘀血、凸出，从而形成痔疮，也可以看作是静脉曲张的一种。

五成以上的孕妈妈在孕期会受到痔疮干扰，痔疮早期症状是便中带有血迹，有痒及发胀感，甚至引起头昏、气短、乏力、精神不佳等贫血症状。

如果你在孕期得了痔疮，也不用过于惊慌，一般分娩后可不治自消，即使需要手术治疗，也要等到生育之后再做。

为了避免痔疮随着孕期而加重，建议你从以下几个方面来进行改善：

养成良好的饮食习惯

平时注意多饮水，最好喝些淡盐水或蜂蜜水，晨起后空腹喝一杯淡盐水有助于排便。

多吃新鲜蔬菜水果，尤其应注意多吃些富含粗纤维的食物，如韭菜、芹菜、青菜，以利大便通畅，也要多吃些粗粮，如玉米、地瓜、小米等。

注意不吃或少吃辛辣刺激性的食物和调味品，如辣椒、胡椒、姜、蒜等。

养成良好的排便习惯

排便时间要相对固定，一般可定在某一次进餐后为好。排便习惯一旦形成后，不要轻易改变，到排便的时间，即使无便意也要坚持如厕。

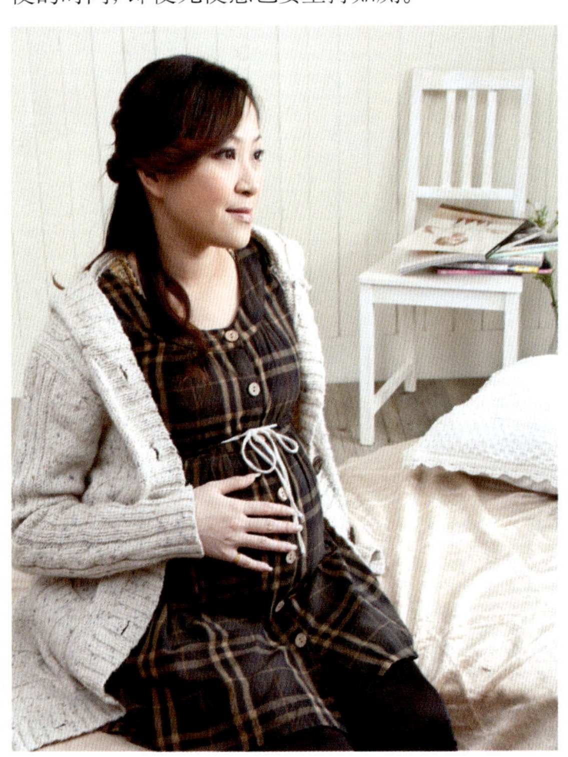

每次蹲厕所时间一般不要超过10分钟，如果一次排不出来，可起来休息一会儿再去。千万不要蹲在厕所里看书、看报，否则反而增加腹压和肛门周围血流的压力，导致痔疮加重。

有排便感时不要忍着，排便后，最好能用温水坐浴，以促进肛门局部血液循环，有便秘时应积极治疗。

适度运动

应防止久坐不动，尤其是不要长时间坐沙发，因为沙发质地软，久坐会加剧你的瘀血程度，造成血液回流困难，诱发痔疮或加重痔疮。

提倡适当的户外活动。适量的活动可增强体质，促进肠蠕动而增加食欲，防止便秘，慢走、游泳都很好。

做肛门保健

经常做肛门按摩来改善局部的血液循环，方法是：排便后先用温水清洗局部，再用热毛巾按压肛门，按顺时针和逆时针方向各按摩15次。

每日早晚可做两次提肛运动，方法是做忍大便的动作，将肛门括约肌往上提，同时吸气内收肚脐，然后放松肛门括约肌，呼气，一切复原，反复做15~30次，这样有利于增强盆底肌肉的力量和肛门周围的血液循环，有利于排便和预防痔疮。

贴心小贴士

孕期痔疮一般分娩后即可消除，如果痔疮严重，孕妈妈应及时就医，如果需要用药，应在医生的指导下使用，千万不可擅自用药，以免不明药物对胎儿产生影响。

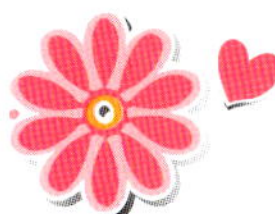

儿歌胎教：《小鸭子》

小鸭子

我们这里养了一群小鸭子，
我每天早晨赶着它们到池塘里，
小鸭子向着我嘎嘎嘎地叫，
再见吧小鸭子，我要上学了，
再见吧小鸭子，我要上学了；
我们这里养了一群小鸭子，
我放学回来赶着它们到棚里去，
小鸭子向着我嘎嘎嘎地叫，
睡觉吧小鸭子，太阳下山了，
睡觉吧小鸭子，太阳下山了。

胎教引语

《小鸭子》是作者潘振生与一个放鸭子的小男孩一边说笑、一边玩而“玩”出来的，他被放鸭娃的快乐感染，情动于衷，一个晚上连词带曲便把《小鸭子》写了出来。

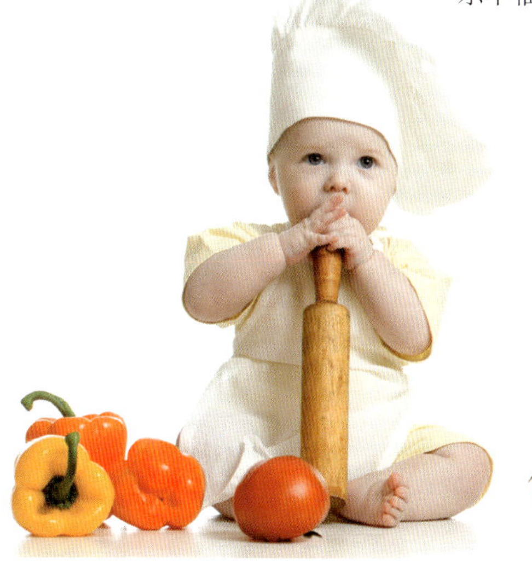

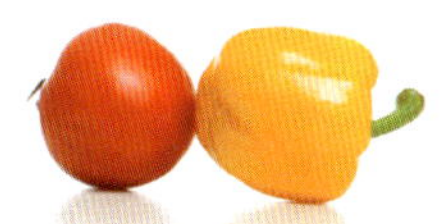

胎教意境

这首儿歌《小鸭子》中充盈着天真和童趣，曲调欢乐优美，能让你和胎宝宝感觉“情不尽，曲不止”。这也是一首适宜角色扮演的儿歌，可以和准爸爸一起来唱，还可以你和胎宝宝唱歌，让准爸爸扮演歌中的小鸭子，快乐一定是加倍的。

潘振生一生创作了大量儿童歌曲，主要作品有：《小鸭子》、《我在马路边捡到一分钱》、《好妈妈》、《春天在哪里》等，被人们誉为当代“儿歌大王”。他说：“我的歌中有孩子，孩子的歌中也有我；我们在一起玩，他们长大了，我变年轻了！”

胎教感言

相信对一个小生命的期待一定让你快乐无比，人很容易想起过往的快乐，妈妈的一个吻，爸爸温柔的一抱，以及陪伴着你长大的艺术作品，包括儿歌、电影、音乐等，常常重温它们会让你迅速找到快乐幸福的感觉。

电影胎教：《梦幻女郎》

中文：《梦幻女郎》，
又名《追梦女郎》
英文：DREAMGIRLS
导演：比尔·康顿
编剧：比尔·康顿
主演：杰米·福克斯
碧昂丝·诺尔斯
艾迪·墨菲
丹尼·格洛弗
詹妮弗·哈德森
类型：剧情/歌舞/音乐
片长：131分钟
语言：英语

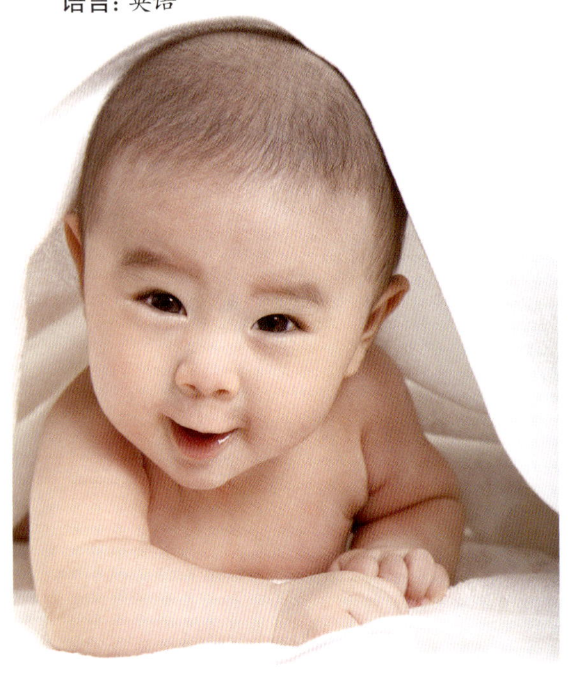

胎教引语

不同性格的人组成了多元化的社会，所以世界上才会有那么多精彩的故事。

胎教意境

影片的故事发生在20世纪60年代的底特律（位于美国密歇根州），小柯蒂斯·泰勒（杰米·福克斯饰）一心进军乐坛，全力组建自己的唱片公司，并期待让公司出品的音乐出现在主流媒体当中，为了实现梦想，他需要抓住商机、物色颇具天赋的歌手和发行势必畅销的唱片。

满怀音乐梦想的黑人女孩蒂娜·琼斯（碧昂丝·诺尔斯饰）、埃菲·怀特（詹妮弗·哈德森饰）和劳莱尔·罗宾森（阿尼卡·诺尼·罗斯饰）组建了梦想（The Dreamettes）乐队，虽然她们经济拮据，只能穿戴廉价的假发和自制的服装，但她们有着过人的演唱天赋和足够感染观众的激情。

女孩们出色的表现吸引了音乐经纪人小柯蒂斯的注意，加盟了柯蒂斯的公司后，三个女孩开始在巨星詹姆斯·厄里（艾迪·墨菲饰）的巡回演唱会上担任伴唱，继而逐渐树立自己的风格，随后独自演出，并正式定名为“梦想”，经过不懈的努力，三个女孩终于梦想成真，成了舞台聚光灯下的明星。

胎教感言

无论是生活中的挫折还是感情上的矛盾都无法阻挡人心中的梦想，梦想就是永恒长存的，孕妈妈应该时常调整自己的情绪，想象胎宝宝的未来，怀有美好的梦想，这种积极的情绪不仅对自己有益，更可以促进胎儿健康发育。

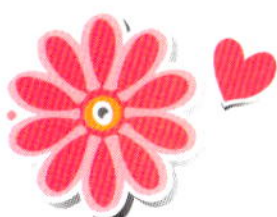

好书推荐：《我的动物朋友》

《我的动物朋友》是一套少儿丛书，这套丛书是专为3岁以上的小读者策划的，配有注音，小学低年级的孩子可以自主阅读，甚至小学中年级的孩子都可以将其当作动物百科来读，孕妈妈读来也有耳目一新的视觉享受，这样的书甚至可以留给孩子出生后阅读。

胎教引语

孩子天生喜欢动物，但是要把关于动物的大量知识告诉他们，不是一件容易的事，但通过有趣的游戏和故事却可以做到。

胎教意境

这一套书介绍了20种动物，土拨鼠、长颈鹿、大象、狮子、老鼠、猫、鸭子、兔子，孩子们在生活中能够见到，在书中能够读到的动物几乎都有了。

这些书以故事为主，讲一个小动物某一天某一次的冒险经历，它有时会遇上一个新朋友，两个小朋友在一起玩得很开心，有时也会遇上意外，但这一点也没有影响到它的冒险之旅。

书中穿插了很多漫画，言简意赅地介绍各种小动物的习性，这些漫画妙趣横生，让人读来忍俊不禁。书中还配有迷宫图，问了很多问题，答对了才能前进，可以帮助小朋友回忆刚刚“学”过的知识点，设计得十分巧妙。

虽然这套书是为少儿策划的，但任何一个年龄层次的读者，都能够轻松愉快地完成每一本小书的阅读旅程。

孕妈妈每天为胎儿读一部分内容，久而久之，胎儿会有印象，出生后能喜欢上阅读与探索。

胎教感言

孩子最需要的，是给他一把开启知识宝库的钥匙，一旦他学会了如何有效地去摄取信息、如何去探求事物的奥妙，那么，科学的大门就会魔幻般地在他眼前洞开。

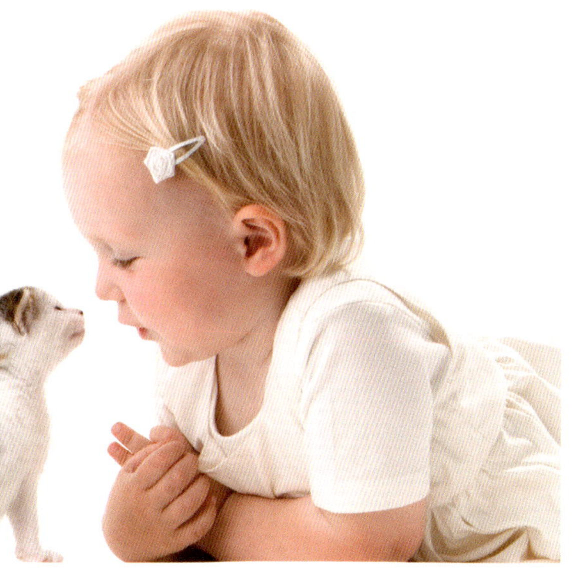

孕妈妈做手工：自制宝宝帽

宝宝出生后需要注意保暖，带宝宝出门时戴上一顶帽子，这样可以有效防止宝宝受凉感冒，也能避免不良环境对胎儿头部皮肤的污染。

胎教引语

孕妈妈可以自制一顶小婴儿帽，既能锻炼自己，又可为宝宝准备好一件饰物，一举数得。

胎教意境

材料：

2片柔软、稍有弹性的针织布，尺寸为：38厘米×21厘米，适合0~3个月的宝宝。

步骤：

1 将2片布料按图中所示裁剪。

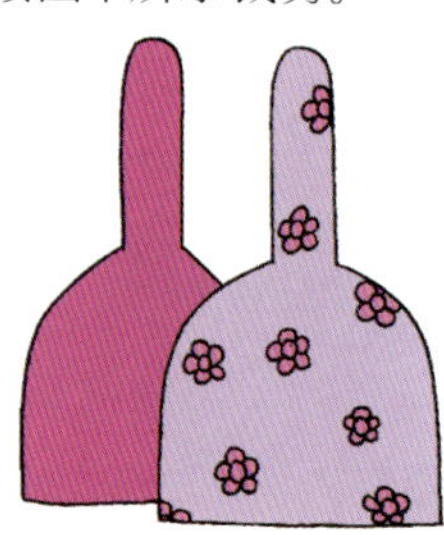

2 取1片布料，正面朝上，下端向上翻折1厘米，然后再向上翻折3厘米，在距翻折边的上缘0.2厘米处从一端缝合至另一端，另一片布料按同样方法缝制。

3 将2片处理好的布料正面相对，并用珠针固定，在距离边缘0.4厘米处缝合帽子外延一周。

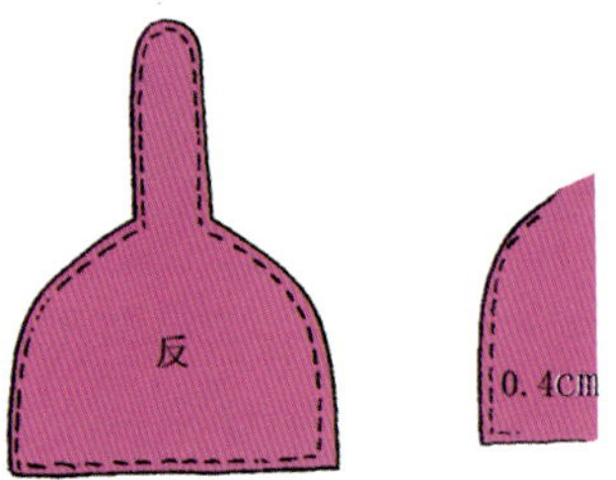

4 将帽子的正面翻折出来，再揪个小鬏儿，帽子就完工了。

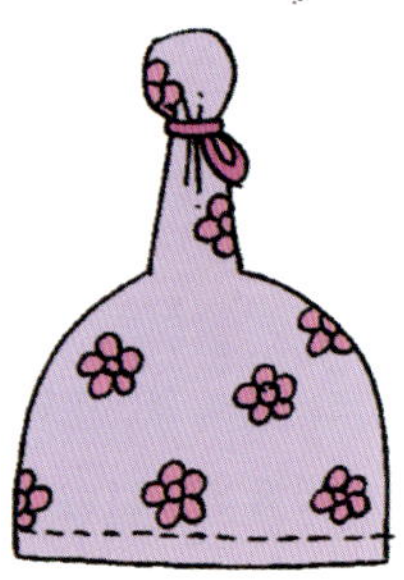

胎教感言

孕期手部的精细动作能让孕妈妈心情平静，还可以促进宝宝的大脑发育，是很好的胎教过程。

第27周

孕妈妈和宝宝的身体变化

孕妈妈变化

由于肠蠕动减慢，直肠周围受压，不少孕妈妈出现便秘现象。有些孕妈妈在这时会发现乳房偶尔分泌出少量乳汁，这是正常的。这时应该开始做乳房的护理，佩戴合适的乳罩，每天坚持擦洗乳头，为今后的母乳喂养做好准备。

胎宝宝变化

- 胎儿舌头上的味蕾正在形成。
- 大脑细胞迅速增殖分化，体积增大。
- 皮肤很薄，皮下脂肪很少，全身覆盖一层细细的绒毛，样子像个小老头。
- 身体比例较为均匀。
- 胎儿身长约28厘米，体重约700克。

预防胎膜早破

胎膜早破就是通常所说的提前破水，是孕晚期较常见的孕期并发症。

正常情况下只有当宫缩真正开始，宫颈不断扩张，包裹在胎儿和羊水外面的卵膜才会在不断增加的压力下破裂，流出大量羊水，胎儿也将随之降生。

一般来说，胎膜早破的信号是不伴疼痛的阴道流水，常发生于腹压增加或大小便之后，阴道内突然有大量水流出，可湿透内裤，然后时断时续。

提前破水时还未真正开始分娩，而胎膜已破，阴道中的细菌会侵入子宫，给胎儿带来危险，常常会导致早产，还容易引起难产。

胎膜早破的原因

1 性生活。妊娠晚期的性生活是引起胎膜早破的重要原因，应引起注意。

2 生殖道炎症。阴道炎、宫颈炎容易引起胎膜感染，导致胎膜破裂。

3 胎位不正。多胎、羊水过多时，由于羊膜腔内压力过高，容易发生胎膜早破，臀位、横位及头盆不称时，可因羊膜腔内压力不均而发生胎膜早破。

4 营养不合理。缺乏维生素C、铜、锌等可使胎膜变脆、缺乏弹性，容易引发胎膜早破。

5 剧烈咳嗽、便秘及提拿较重物体等因素，也可导致腹压骤增，也易促使胎膜早破。

胎膜早破的预防及应对

1 孕妈妈应按时进行产前检查、及时诊治阴道炎、纠正胎位并注意孕期保健和孕期卫生，避免发生霉菌性阴道炎和其他妇科炎症，以防胎膜早破。

2 注意保持膳食的平衡，保证充足的维生素　和维生素　的摄入，保持胎膜的韧度。

3 怀孕后期（特别是最后一个月）一定要禁止性生活，避免对子宫的任何压力。

4 避免过度劳累和对腹部的冲撞，如果是多胞胎，要多卧床休息。

5 怀孕期间如果分泌物比较多，有感染的现象，应该及时到医院就诊，接受治疗。

6 一旦发现有阴道流水，立即就地尽可能平卧，再抬送医院，以防脐带脱垂及羊水流净，经医生确诊后，应坚持平卧，会阴部放置消毒巾，尽量少做肛查和阴道检查，以减少感染机会。

7 一旦确诊胎膜早破，要马上住院待产，严密观察胎心，如有异常，应立即采取措施。胎膜早破超过12小时的孕妈妈，在此期间可出现有规律的子宫收缩，临产，且大多数能顺利分娩，如超过24小时仍未临产，需考虑催产素引产。

贴心小贴士

由于胎膜破裂没有疼痛感，因此许多孕妈妈不会立刻感到问题的严重，以为是小便流出，羊水无黏性，站立时流水增多，平卧时减少或者停止外流，孕妈妈要由此与小便进行区别，避免将二者混淆而耽误诊疗时机。

美食胎教：鸡蛋

鸡蛋是你在怀孕期间不可缺少的理想食品，它含有丰富的蛋白质、碳水化合物、纤维素、微量元素以及卵黄素、卵磷脂、胆碱等多种营养成分，对胎宝宝的神经系统和身体发育有利，同时还能益智健脑、改善记忆力、促进肝细胞再生，有利于胎宝宝出生后更加的聪明伶俐。

美食推荐：菜花炒蛋

原料 菜花250克，鸡蛋2个，料酒、鲜汤、白糖、盐各适量。

做法

①将鸡蛋磕入碗内，加少许盐搅拌均匀；菜花洗净，再掰成小朵，入开水锅内焯熟，捞出过凉，控水备用。

②炒锅注油烧热，倒入蛋液煎熟，铲成小块，加菜花、鲜汤、白糖、料酒，烧沸片刻即可。

更多美食选择：西红柿鸡蛋面、紫菜炒鸡蛋、鸡蛋羹。

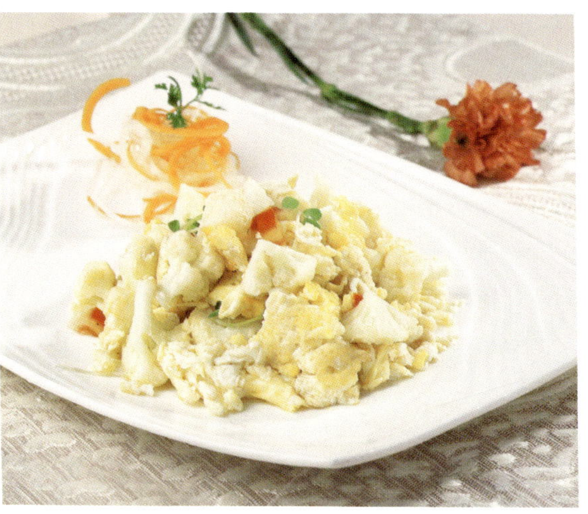

小窍门

1 就营养的吸收和消化率来看，煮鸡蛋最佳。鸡蛋正确的煮法是，冷水下锅，慢火升温，沸腾后小火煮2分钟，停火后再浸泡5分钟，这样煮出来的鸡蛋蛋清嫩，蛋黄凝固又不老。

2 买回来的鸡蛋放入冰箱时要大头朝上，小头在下，这样可使蛋黄上浮后贴在气室下面，可防止微生物侵入蛋黄，有利于保证蛋品质量。

3 蛋壳脏了不要清洗，清洗会破坏鸡蛋原有的外蛋壳膜，使细菌和微生物畅通进入蛋内，加速鸡蛋变质，可以用保鲜袋或膜包起来再放。

贴心小贴士

鸡蛋虽好，但不宜过量食用，以免增加肾脏的负担，一般来说，你每天可吃2~3个鸡蛋，不宜再多。

名画欣赏：《摩特枫丹的回忆》

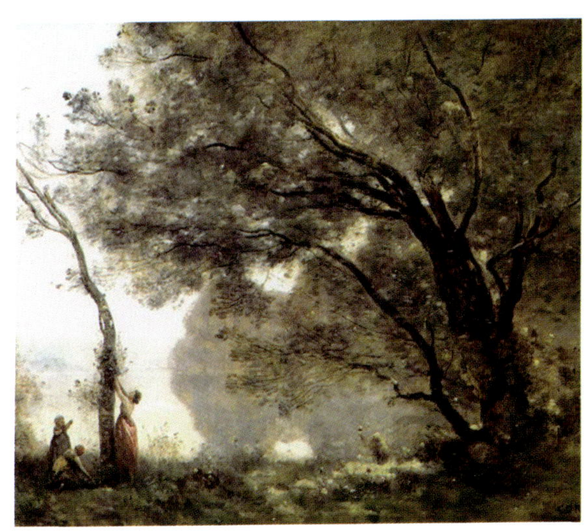

《摩特枫丹的回忆》是让·巴蒂斯特·卡米耶·科罗作于1864年的一幅风景画。科罗是法国最杰出的风景画家，这是他晚期最成熟和最具代表性的作品之一。

胎教引语

人的童年是一生中最无忧无虑的阶段，正是因为这样，在童年里对什么事情都充满了期待，也容易生发探索的欲望，大多数人在回忆起自己的过往年岁时，都会对童年时光充满怀念。

胎教意境

朦胧清幽的湖光山色中，一个母亲正和孩子们一起采花，这样的温馨画面会给观者带来似真似梦的感觉，抒情而富有诗意，优雅而不失韵律，仿佛这就是记忆中很久以前定格的一张老照片，特别容易引发观者对自己童年时光的无限回忆。

胎教感言

宝宝对图形的敏感以及对颜色的喜爱往往会表现出浓厚的兴趣，你不妨多看一些情感美好的世界名画，这些名画将引领宝宝感悟艺术的魅力，插上想象的翅膀，感受生活的美丽。

儿歌胎教：《采蘑菇的小姑娘》

采蘑菇的小姑娘
背着一个大竹筐
清早光着小脚丫
走遍森林和山冈
她采的蘑菇最多
多得像那星星数不清
她采的蘑菇最大
大得像那小伞装满筐
噻啰啰啰哩噻啰哩噻
噻啰啰啰哩噻啰哩噻
噻啰哩噻啰哩噻啰哩噻啰哩噻啰啰哩噻
谁不知这山里的蘑菇香
她却不肯尝一尝
攒到赶集的那一天
快快背到集市上
换上一把小镰刀
再加上几块棒棒糖
和那小伙伴一起
把劳动的幸福来分享
噻啰啰啰哩噻啰哩噻
噻啰啰啰哩噻啰哩噻
噻啰哩噻啰哩噻啰哩噻啰哩噻啰啰哩噻
噻啰啰哩噻啰哩噻 嘿！噻啰啰哩噻啰啰哩噻
噻啰哩噻啰哩噻啰哩噻啰哩噻啰哩啰哩啰哩噻啰哩啰哩啰哩啰哩噻啰哩噻 啰噻

陈晓光

胎教引语

《采蘑菇的小姑娘》是一首有故事情节的儿歌。这是一首1984年开始流行的一首欢快动听的歌曲，作词者陈晓光，他歌中的小姑娘勤劳朴素又惹人怜爱。

胎教意境

唱或听这首儿歌时，放松心情，想象你和宝宝正在一个充满着青草气味的树林中，地上有很多美丽的蘑菇，小松鼠在树上蹦跳着，小鸟唱着动人的歌曲，随着音乐响起，小蘑菇也欢快地摇动起来，那一定是个很温馨很美丽的画面。

听这首歌时，你还可以在脑海中想象这个快乐的小姑娘蹦蹦跳跳地与小蘑菇一起舞蹈的场面，通过想象蘑菇的样子教宝宝认识蘑菇，想象这样一位活泼可爱的小姑娘。

胎教感言

几千年以来，劳动人民不仅用双手开创了我们生活的世界，而且劳动也带来了艺术，许许多多的艺术创造灵感都来自于勤劳淳朴的劳动者，劳动应该被看作是一种幸福的生活方式。

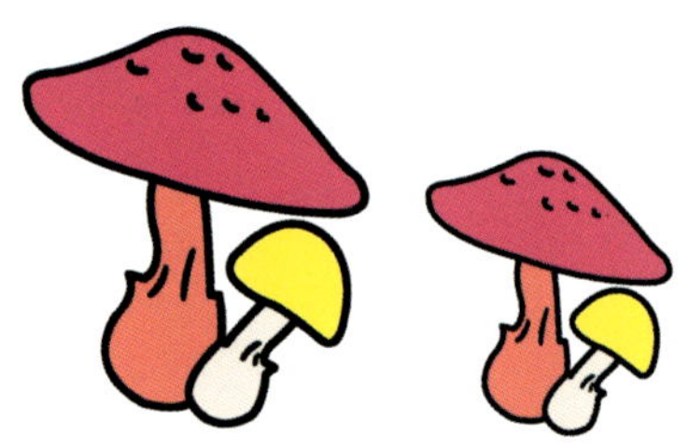

胎教故事：初次离开妈妈的小黄鹂

一只小黄鹂第一次离开妈妈，自己外出捕虫了。

当小黄鹂飞了一天，疲倦地回到家里时，妈妈问他都看到和听到了些什么。

小黄鹂说："除了虫子，我什么也没看到。"

妈妈失望了，说："我们不是光为了虫子而生活的。"

小黄鹂第二天又疲倦地飞回来了。

妈妈问他看到和听到了些什么。

小黄鹂说："我看到一只老白头翁真可怜，她老得已经不能捕虫了，我把捕到的虫子送给了她。"

"我还看到一只小百灵鸟，她的歌声真好听，我听了半天。我想，将来我也许会唱得比她更好听的。"

妈妈高兴极了，她说："你开始懂得怎样生活了！"

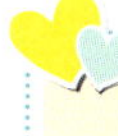

贴心小贴士

"我们不是光为了虫子而生活的"，黄鹂妈妈的话饱含了一位母亲的期待。是啊，生活并不是只为了活着而活着，而应该有丰富广阔的天地，有梦想、有爱心，可以做许许多多喜欢的事情，爸爸妈妈也应该让胎宝宝体会到更多的生活美妙之处。

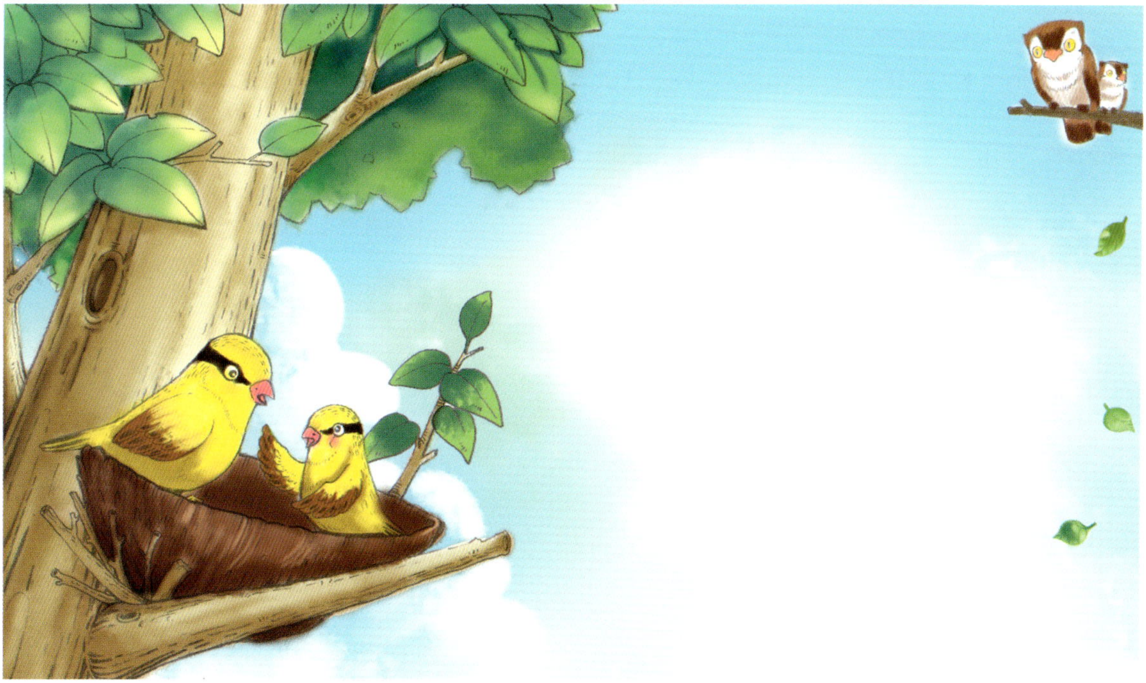

准爸爸胎教：陪孕妈妈拍孕期照

怀孕第7个月到第8个月是拍孕期照的最佳时间，这个时间段不仅孕妈妈的身心均较为稳定，肢体水肿渐渐消除，是最美的时候，而且胎儿也发育得比较健全了，肚子足够大，拍照效果会比较不错，准爸爸可以趁此机会帮孕妈妈安排好拍孕期照的事情。

 拍照前的准备

1 跟客服人员沟通并预定时间，选人少的日子去拍，这样不会久等，提前20天就可以着手了解一些更详细的内容。

2 由于孕妈妈的抵抗力偏弱，因此化淡妆就好，不要做指甲美容，服装和道具最好不要使用影楼公用的那种，不妨自带。

3 拍摄中要帮助孕妈妈放松心情，愉快地表现出即将做妈妈的幸福感，表现最真实的状态，这需要准爸爸及时与孕妈妈沟通。

4 有的摄影师为了追求效果，会在你的肚皮上进行彩绘，但是要注意涂料的质量问题，最好不要进行彩绘，改为贴上黏度小的贴纸，以免影响到胎儿。

 拍照技巧

1 怀孕后，孕妈妈一般都会变胖，尤其是胳膊和大腿，样片出来后可能有些孕妈妈不能接受，建议准爸爸根据妻子的情况选择适合的衣服，并要求影楼对自己不满意的地方进行修整。

2 拍照时，孕妈妈至少要有一组露出肚子的照片，准爸爸应帮助妻子克服害羞心理，遮遮掩掩反而不好，大方露出来，为了更好看，可以涂些橄榄油。

3 男士穿的衣服很简单，就是牛仔裤、休闲裤和休闲的衬衫或T恤衫等，这样与孕妈妈的服装搭配效果会比较自然。

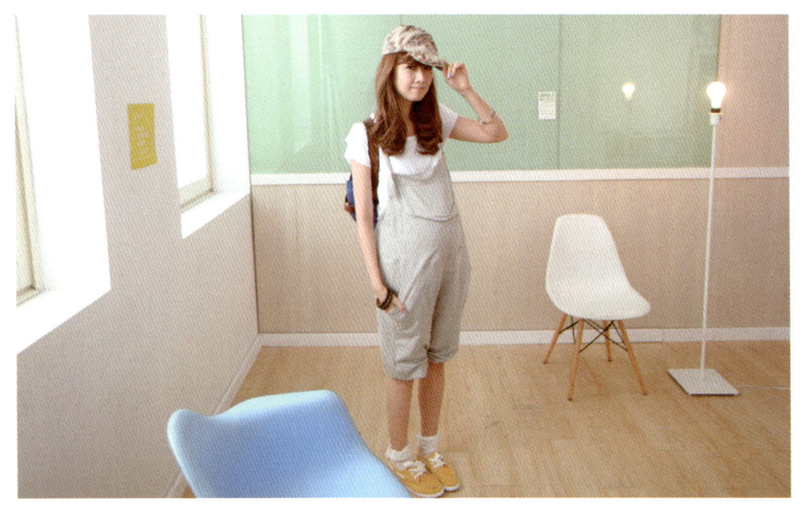

贴心小贴士

孕期照相不会对胎儿造成伤害，因为照相是利用自然光或灯光，把进入照相机镜头的人或景物感光到底片或传感器上，不会产生有害射线，所以，不论是孕妈妈还是胎儿几乎都不会因照相而受到影响。

第28周

孕妈妈和宝宝的身体变化

孕妈妈变化

这时胎儿的生长非常迅速，子宫底已上升到肋骨下缘，顶压膈肌，如果孕妈妈以前还感觉不明显，这时就会明显觉得呼吸有些困难。因为腹部沉重，睡觉时平躺的姿势也会觉得有些不舒服了，最好侧卧。

马上就要进入孕晚期了，这时由于腹部迅速增大，孕妈妈会很容易感到疲劳，脚肿、腿肿、痔疮、静脉曲张等都使孕妈妈感到不适。离分娩已经不是很遥远了，如果还没有参加分娩课，那么应该认真了解一下有关的知识了。

胎宝宝变化

- 胎儿皮下脂肪开始出现，有了呼吸动作。
- 大脑有了一定反应。
- 视觉也有了发展，已能够睁开眼睛，可以看到子宫里的环境。
- 胎儿身长约30厘米，体重约800克。

坚持记录胎动

怀孕28~38周是胎动最频繁的时期，接近足月时则略微减少。建议你自怀孕第7个月开始（孕28周），每天记录胎动信息，直到分娩，以监测胎宝宝的健康。

每日记录胎动，是监督胎儿健康的简单、经济又有效的方法，它不仅可极早发现胎儿缺氧或胎盘功能不足的情形，还可减少你因过度紧张而造成的疑虑。一旦发现胎动不正常的情形，可以及时就医，减少意外事情发生的概率。

怎样计算胎动

1 饭后胎动会比较明显，建议你在早餐或是晚餐后1~2小时计算胎动次数。

2 连续的胎动算作1次，有停顿之后的另一次胎动则算是2次。

3 数胎动时可以坐在椅子上，把双手轻放在腹壁上，静下心来专心体会胎儿的活动，如果不方便用笔记录，可用纽扣或其他物品来计数，胎动一次放一粒纽扣在固定的地方，从胎儿开始活动到停止算一次，其间连续动几下也只算1次。

4 通常3小时之内应该很容易就可以累积算到10次胎动。

5 如果不到10次，则应继续数胎动。如果连续观察6个小时，胎动数3小时内仍不足10次，则必须到医院检查。

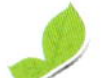

以上计算胎动的方法只适用于28~34周，34周后胎动减少是正常现象。

胎动的正常频率

一天之内，正常的胎动频率和次数，一般是每小时3~5次，12小时胎动为40次左右。

胎动规律

一般清晨胎动最少，下午6点以后增多，晚上20~23点最为活跃。如果你有这种类似的情况发生，就表示胎儿已形成自己的睡眠规律，称之为“胎儿生物钟”。

胎儿有固定的休息和睡眠时间，这期间不容易感觉到胎动，但时间最长不超过1小时。若胎儿1小时都没有活动，我们建议你吃点东西，或者拍一拍肚子，正常情况下，胎儿会马上恢复胎动。

此外，胎动次数还会受到巨大的声音、刺激的强光以及你的健康状况的影响。所以计算胎动的时候，要将这些外在的因素考虑进去。

贴心小贴士

孕28周以后，胎动的位置多在中上腹部，很少出现在下腹部，如果你的小腹下部经常出现胎动，很可能是胎位不正（多为臀位或横位），要及时纠正，否则可能造成分娩困难。

孕中期防早产守则

在怀孕满28~37周之间（第8~9个月）发生的分娩称为“早产”，早产儿身体发育不完全，生存能力差，体温调节功能不良，呼吸功能、消化功能及免疫功能均差，很容易发生感染。

孕妈妈劳累很容易造成早产，要预防早产，孕妈妈一定要随时找时间休息，不要让自己处于太劳累的状态，随时注意自己的身体状况，有任何不适要尽快就医。

子宫收缩是早产的最明显迹象，怀孕时子宫通常是松弛的，在怀孕中期，一天当中子宫可能会有3~5次的收缩，此时孕妈妈会感觉肚子硬硬的，但如果收缩的次数过于频繁，甚至可能到达每小时3次以上，就要十分注意了。此外，如果有下腹、下背酸痛，明显的下坠感、外阴部压迫或出血、破水等，就要考虑早产的可能，需要立即就医。

孕中期防早产原则

定期做产前检查。

不可过度疲劳，不要长时间站立，不要拿过重物品，尽量避免不必要的长途旅行。

保持身心愉快，避免过度的精神刺激。

饮食上要注意多摄取优质蛋白质。注意饮食卫生，以免因不洁食物引起腹泻、腹痛而造成早产。

不要进行激烈的运动。

如有早产征兆，应立刻卧床休息，并请妇产科医生治疗。

诗人的故事：泰戈尔

泰戈尔是一位印度诗人、哲学家，1913年他获得诺贝尔文学奖，是第一位获得诺贝尔文学奖的亚洲人。

泰戈尔的父亲是一个社会活动家和宗教改革者，共有14个子女，泰戈尔是家中最小的一个。他们的这个家族，兄弟姐妹和侄辈中出了很多学者和艺术家。由于生长在一个印度传统文化与西方文化和谐交融的家庭中，泰戈尔从小就受到家庭环境的熏陶。

由于泰戈尔是父母最小的儿子，所以他被家庭中每个成员钟爱，父亲更是对他寄予了很大的希望。他很自信地对妻子说：

“我一定要把这个孩子培养成子女们中最出色的一个。”

“我要在他很小的时候，就对他进行全面的培养。我相信他会成为一个小神童的。”

画画

在泰戈尔3岁的时候，父亲就开始让他学画画，小泰戈尔虽然只会在纸上乱涂，但是还是看得出他对色彩很敏感，小泰戈尔开始接受绘画启蒙教育，小泰戈尔在绘画方面并没有表现出过人的天赋，他总是在心里盘算着想画点什么，但又不去画。

字母和颜色

同时父亲开始亲自教他学字母，他将各种字母写在大小不同的卡片上，这些字母都用了不同的颜色，他每天用这些卡片和小泰戈尔做游戏，经常把卡片放在一个纸箱子里，然后他说出颜色让小泰戈尔去找，取出后父亲就把图片上的字母读给他听并让小泰戈尔跟着他念。

这样进行了一段时间，他开始让小泰戈尔说出图片是什么颜色，每当他找对了字母或是颜色，父亲就轻轻摸着他的头对他表示赞扬；如果他找错了，父亲就会笑着说“嘿，你这个小傻瓜”，并同时取出他指定的卡片说“这才是正确的答案”。这样，小泰戈尔不但轻而易举地学会了很多字母而且熟悉了二十多种颜色。

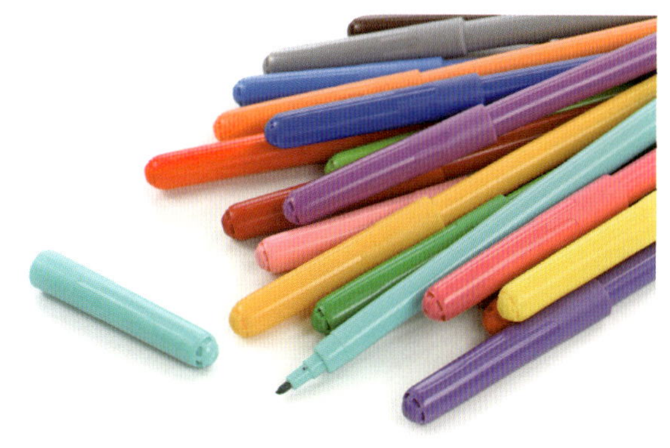

音乐

当泰戈尔4岁的时候，父亲又开始对他进行音乐教育，除了让哥哥教他弹钢琴，还经常给他放一些印度的音乐，还有形式多样的民间乐曲，给他留下了极其深刻的印象。

英语

在泰戈尔学音乐的同时，父亲让精通外语的姐姐教小泰戈尔学英语，在一家人的努力下，泰戈尔的进步非常快，到6岁的时候，他既能画画又会弹钢琴，而且还能说一口流利的英语。

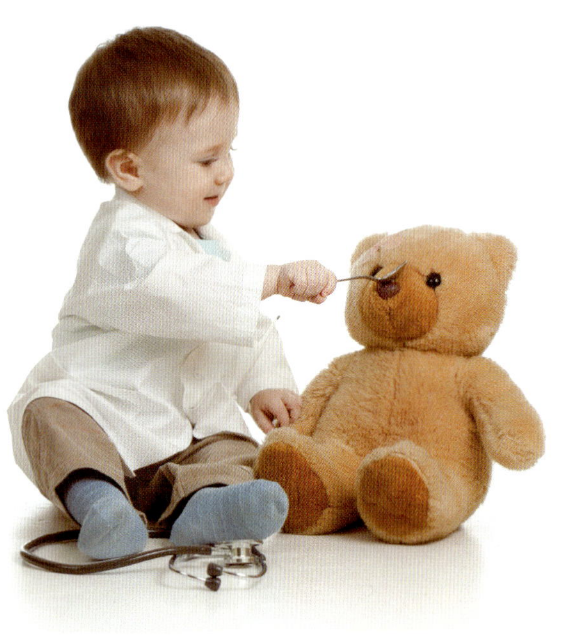

文学

雄心勃勃的父亲又开始对小泰戈尔进行文学修养方面的教育，他经常为小泰戈尔朗读大量的诗歌，有国外的经典作品，也有本民族的，有的还让他背了下来，这深深地感染了泰戈尔幼小的心灵，诗歌的神圣和美妙给他留下了深刻的印象。

阅读

在泰戈尔可以阅读后，父亲就鼓励小泰戈尔广泛阅读文学书籍。还不到9岁，泰戈尔就发现自己能够按照韵律准确地排列两句诗。父亲的精心指导使小泰戈尔迷上了诗歌。

大自然

除了对小泰戈尔进行文学和艺术的教育，父亲还经常带他去野外游览，老泰戈尔深知大自然对于孩子的心灵的作用，另一方面，也可以通过这样的方法来增强孩子的体力。

泰戈尔从13岁起就开始写诗，此后就一直醉心于诗歌创作，他14岁时，已经阅读了大量书籍，包括文学、历史、社会和自然科学等各方面。

泰戈尔的一生共写下五十多部诗集，并以诗集《吉檀迦利》荣获1913年度诺贝尔文学奖。同时，他在其他方面也取得了很多成就。

胎教感言

泰戈尔所取得的成就令人惊奇，他的成功同时也意味着他父亲的做法起到了作用，成功地将泰戈尔培养成了一个全面发展的人才。

诗歌胎教：《仙人世界》

仙人世界

如果人们知道了我的国王的宫殿在哪里，它就会消失在空气中的。

墙壁是白色的银，屋顶是耀眼的黄金。

皇后住在有7个庭院的宫苑里；她戴的一串珠宝，价值整整7个王国的全部财富。

不过，让我悄悄地告诉你，妈妈，我的国王的宫殿究竟在哪里。

它就在我们阳台的角上，在那栽着杜尔茜花的花盆放着的地方。

公主躺在远远地隔着7个不可逾越的重洋的那一岸沉睡着。

除了我自己，世界上便没有人能够找到她。

她臂上有镯子，她耳上挂着珍珠，她的头发拖到地板。

当我用我的魔杖点触她的时候，她就会醒过来，而当她微笑时，珠玉将会从她唇边落下来。

不过，让我在你的耳朵边悄悄地告诉你，妈妈：她就住在我们阳台的角上，在那栽着杜尔茜花的花盆放着的地方。

当你要到河里洗澡的时候，你走上屋顶的那座阳台来吧。

我就坐在墙的阴影所会聚的一个角落里。

我只让小猫儿跟我在一起，因为它知道那故事里的理发匠住的地方。

不过，让我在你的耳朵边悄悄地告诉你，那故事里的理发匠到底住在哪里。

他住的地方，就在阳台的角上，在那栽着杜尔茜花的花盆放着的地方。

胎教引语

这首诗是泰戈尔所作，以一个孩子的角度来看自己眼中的世界，借传说中的皇后、公主等形象，写出在孩子的心目中，自己的母亲就像这些仙人一样美丽动人。

胎教意境

全诗充满了童心童趣以及对母亲深挚的爱，从孩子描述的美丽景致中，孕妈妈很容易联想起纯真可爱、想象力丰富的孩子形象，这是一件令人感到快乐的事情。

胎教感言

到了孕晚期，你的行动会变得十分不便，此时已经不再适合花很多时间去做运动了，一切应以安全为上，这个时候是动脑、动手、动嘴的好时期，孕妈妈可以多为胎儿朗诵，优美的文字能带来一整天的好心情。

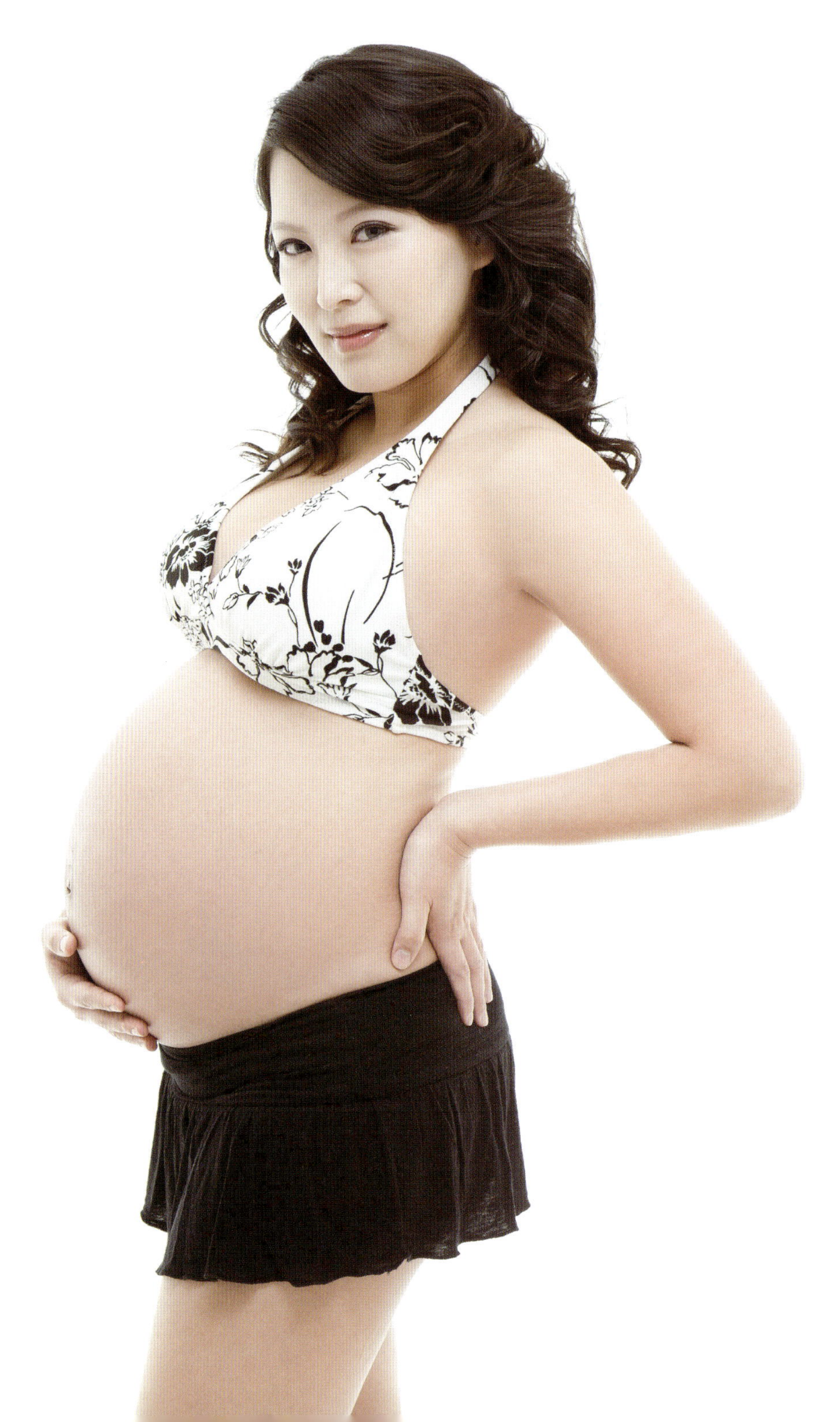

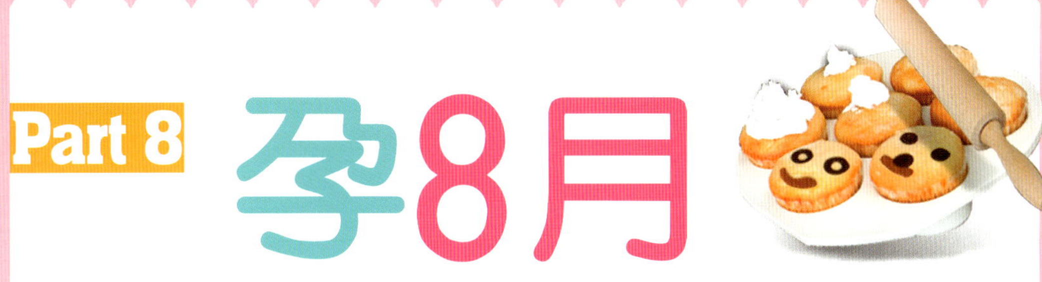

Part 8 孕8月

我要给你最舒服的轻抚

第29周

孕妈妈和宝宝的身体变化

孕妈妈变化

孕妈妈这时会觉得肚子偶尔一阵阵地发硬发紧，这是假宫缩，是这个阶段的正常现象。孕妈妈要注意休息，不要走太远的路或长时间站立，更不要使自己的身体过于疲劳。

从这时开始，可能需要每两周做一次体检了，最后一个月还将变成每周做一次体检。为了孕妈妈和胎儿的健康和安全，这是很有必要的。

胎宝宝变化

◆ 胎儿的听觉系统已发育完全，对外界的声音刺激反应也更为明显。

◆ 胎儿身长约为32厘米，体重约900克。

美食胎教：虾

虾的营养价值很高，能增强人体的免疫力和性功能，并含有丰富的钙、锌等微量元素，怀孕期间适量多吃虾或虾皮可以补充钙、锌等营养成分，促进胎儿的生长和脑部的发育。虾中含有丰富的镁，镁对心脏活动具有重要的调节作用，有利于预防高血压。

美食推荐：芦笋炒大虾

原料 芦笋250克，明虾8只，蒜蓉、盐各少许。

做法

①芦笋洗净，切成小段；明虾洗净，去虾线，保留尾部。

②锅内放油烧热，放入蒜蓉爆炒，再放入明虾炒至表面颜色由透明转为红色。

③加入芦笋、盐，继续炒至芦笋变得翠绿，即成。

更多美食选择：白灼虾、木耳白菜炒大虾、油焖大虾、椒盐大虾。

小窍门

1 买虾的时候要选新鲜的虾，新鲜的虾一般头部与身体连接紧密。色发红、身发软的虾一般不新鲜了。

2 海虾属于寒凉食物，食用时最好和姜、醋等作料搭配，可以中和虾的寒性。

贴心小贴士

虾不宜与含有鞣酸的水果，如葡萄、石榴、柿子等同食，否则会刺激肠胃，引起不适，出现呕吐、头晕、恶心和腹痛腹泻等症状。海鲜与这些水果的食用至少应间隔2小时。如果你对虾过敏，如食用后会身上起包、腹痛、呕吐等，应避免吃虾。

音乐胎教:《梦幻曲》

《梦幻曲》是舒曼的钢琴套曲《童年情景》共13首曲子当中最脍炙人口的一支乐曲。

胎教引语

罗伯特·舒曼是19世纪上半叶德国音乐史上最突出的人物。《童年情景》是作者于1838年创作的一组音乐小品的总题目,是钢琴艺术史上的一部极为独特的作品。

胎教意境

《梦幻曲》拥有柔美如歌的旋律,各声部完美的交融以及充满表现力的和声语言,刻画了一个童年的梦幻世界,表现了儿童天真、纯洁的幻想。

听者随着柔美平缓的主旋律,进入沉思的梦境,在梦幻中出现美丽的世界,在那梦幻中升腾,就像是进入一层比一层更美丽、更奇异的梦境中,仿佛看见了一个圣洁的小天使,那期盼了许久的可爱小宝宝向我们走来。

随着《梦幻曲》旋律的变化,听者能在梦幻中从一幅图景转入另一幅图景,然后在曲调渐渐安静下来的时候,你腹内的胎宝宝可能在这无限深情和充满诗意的曲子中安甜酣睡了。

胎教感言

分娩指日可待,孕妈妈在心理上难免有些紧张,这时可以多听一些既柔和又充满希望的乐曲。《让世界充满爱》、《我将来到人间》以及奥地利作曲家海顿的乐曲《水上音乐》等都是不错的选择。

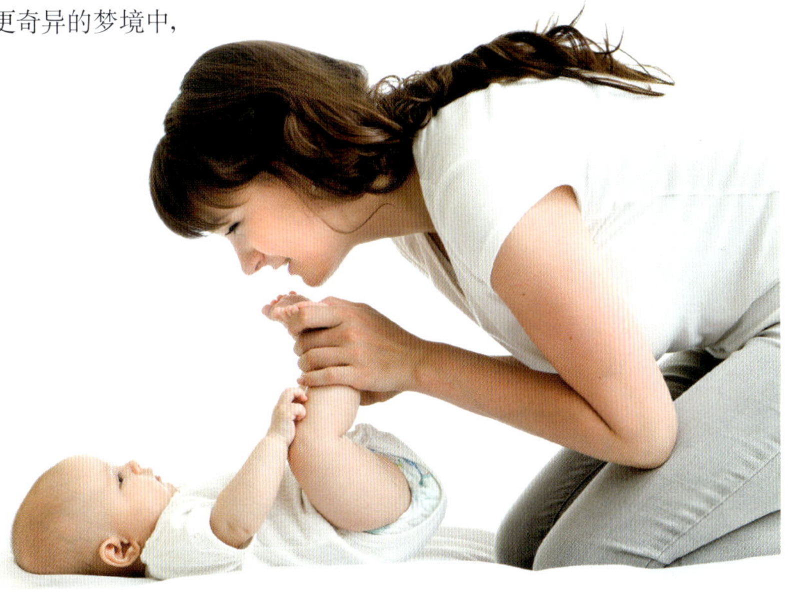

故事胎教：《灰姑娘》

灰姑娘

从前，有一位长得很漂亮的女孩，她有一位恶毒的继母与两位心地不好的姐姐。父亲去世后，她便经常受到继母与两位姐姐的欺负，被逼着去做粗重的工作，经常弄得全身满是灰尘，因此被戏称为“灰姑娘”。

有一天，城里的王子举行舞会，邀请全城的女孩出席，但继母与两位姐姐却不让灰姑娘出席，还要她做很多工作，使她失望伤心。这时，有一位仙女出现了，帮助她摇身一变成为高贵的千金小姐，并将老鼠变成马夫，南瓜变成马车，又变了一套漂亮的衣服和一双水晶（玻璃）鞋给灰姑娘穿上。

灰姑娘很开心，赶快前往皇宫参加舞会。仙女在她出发前提醒她，不可逗留至午夜12点，12点以后魔法会自动解除，灰姑娘答应了。她出席了舞会，王子一看到她便被她迷住了，立即邀她共舞。欢乐的时光过得很快，眼看就要到午夜12点了，灰姑娘不得已要马上离开，在仓皇间留下了一只水晶鞋。

王子很伤心，于是派大臣至全国探访，找出能穿上这只水晶鞋的女孩，尽管有后母及姐姐的阻挠，大臣仍成功地找到了灰姑娘。王子很开心，便向灰姑娘求婚，灰姑娘也答应了，两人从此过着幸福快乐的生活。

——改编自《格林童话》

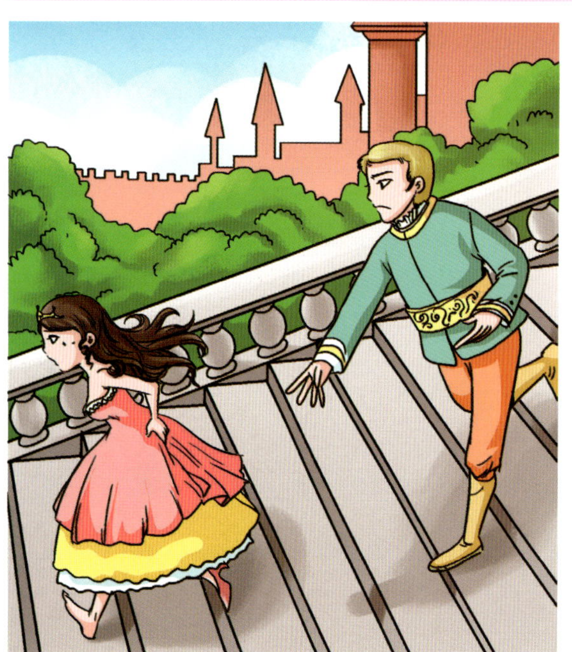

《灰姑娘》的故事经久不衰，至今仍在世界范围内影响着流行文化。人们常用“灰姑娘”这个词去形容那些外表不出众但是内心善良、性格可爱的女子。

胎教感言

《灰姑娘》的故事受到了人们广泛的喜爱，几乎世界上的每一个国家都有一种版本，这至少说明了一点：相貌平平的女孩受到眷顾而过上幸福生活的故事，是符合人们期待的。这个故事适合大声朗读或情绪饱满地表演。

宋词胎教：《一剪梅》

一剪梅

宋·李清照

红藕香残玉簟(diàn)秋，
轻解罗裳，独上兰舟。
云中谁寄锦书来？
雁字回时，月满西楼。
花自飘零水自流。
一种相思，两处闲愁。
此情无计可消除。
才下眉头，却上心头。

宋·蒋捷

一片春愁待酒浇，
江上舟摇，楼上帘招。
秋娘渡与素娘桥。
风又飘飘，雨又萧萧。
何时归家洗客袍？
银字笙调，心字香烧。
流光容易把人抛，
红了樱桃，绿了芭蕉。

宋·陆游

篆罢沈园字字香，
照影惊鸿，蹑步回廊。
晓来饮隅到灯黄，
翠羽轻聆，露草澄光。
苦散无由怨柳墙，
万卷呵成，孤口难张。
先生从此两惶惶，
梅也牵肠，婉也牵肠。

胎教感言

一剪梅是词牌名，亦称“蜡梅香”，得名于周邦彦词中的“一剪梅花万样娇”。以上各词是不同的作者根据这个词牌填词而成的作品，各有特色，孕妈妈都可以读一读，体会一下，也可以通过比较发现不同词作者的用词特点和风格。

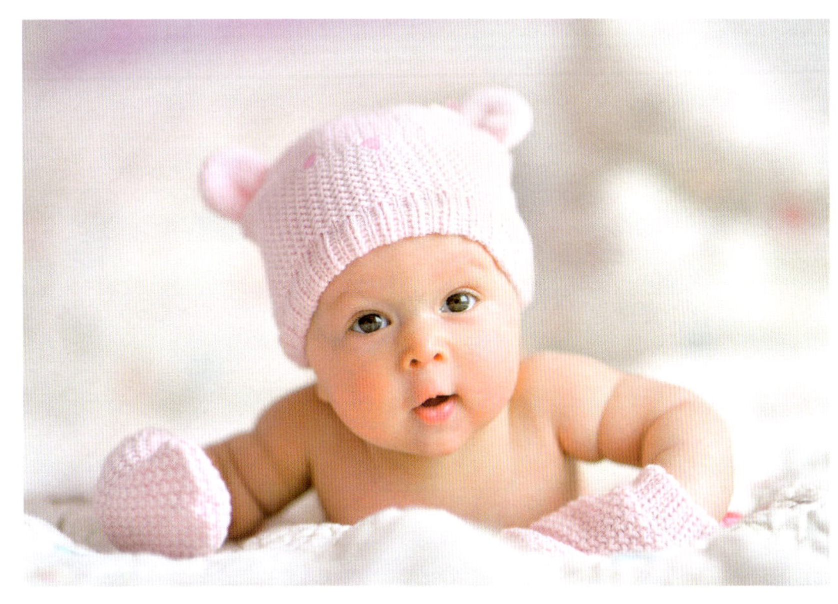

运动胎教：简单分娩操

进入孕晚期，你现在每过一天就离分娩近了一天，应该开始做分娩的准备工作了。如果征得医生的允许，那么你可以练习一下分娩操，分娩操是为了减轻孕期酸痛、辅助分娩而设计的，简单而且容易坚持。

分娩操的准备

根据家里的情况，选择在床上活动，或者是在垫着垫子的地板上进行，只要是足够你伸展身体的安全地方均可。

可以准备一些喜欢的音乐在做操时放，边听音乐边做操可以令身心更为放松。

要记得做动作时不要太剧烈，以不感到吃力为宜，以免伤到自己。

做操前散散步或是在家里走动几圈当作热身，做完操后也可慢慢走动，放松身体。

分娩操的做法

1 侧卧开胯。侧卧，双腿重叠，呼气则大腿向外打开，吸气则合拢，重复8~10次。

2 侧卧伸展。侧卧，用手缓缓将大腿向腹部外侧拉近，保持30秒。换另一侧重复。

3 分腿跪坐。双膝分开，脚尖靠拢，跪坐在一个靠垫上，上身垂直，保持10~30秒（量力而为）。

4 分腿儿童式。跪趴，身体向前匍匐在靠垫上，脊柱和肩膀、手臂都放松，保持30秒。

5 骨盆摇摆。四肢着地，脊柱放平，轻轻地左右摇摆骨盆，幅度不宜过大，10次为一组，每天做1~2组，注意不要塌腰，如膝盖不适可在膝下垫块毛巾。

6 大腿外展。右腿向前伸直坐在地上，左腿架在右腿上，放松左腿，保持30秒。换另一侧重复。若是感觉不适，可在两腿间放一个靠垫。

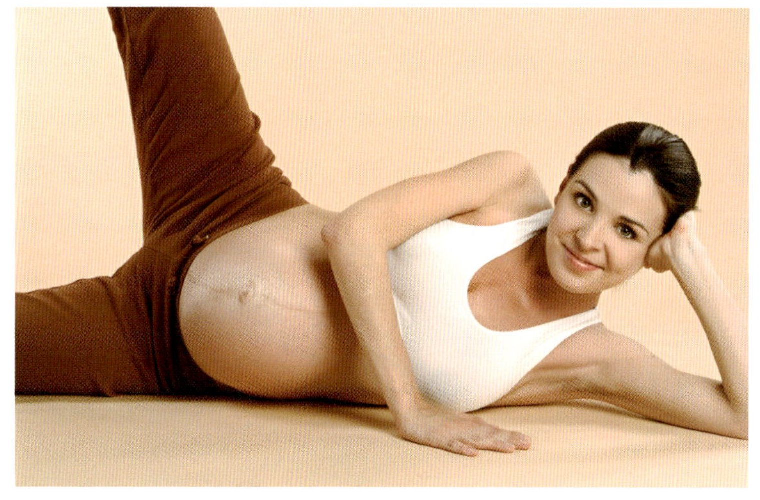

贴心小贴士

孕晚期是胎儿囤积脂肪、快速生长的时期，你的体重会在这一阶段迅速增加，一不小心，就会超重与营养过剩，为将来的分娩和自己的健康带来风险，所以你需要留心体重，适时调整自己的饮食。

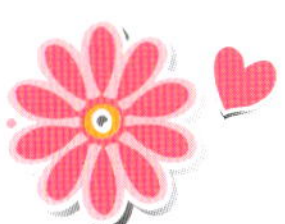

准爸爸胎教：忍住孕妈妈的多变情绪

◆“我的身体不舒适，又怕流产，对性生活没兴趣，希望丈夫能够理解我，并愉快地与我配合。”

◆“我心绪不佳时，希望丈夫能在我身边，耐心劝慰我，并多一些时间陪陪我。”

◆“我分娩后会变得不如以前漂亮了，希望丈夫还能一如既往地爱我。”

◆“我对分娩开始产生害怕，希望丈夫能理解我的心情，每次陪我一起去医院进行产前检查。”

越是临近分娩，孕妈妈的情绪就越是变幻莫测，担心的问题一个接一个，心理比较脆弱，可能不顺心时还会发小脾气，这些都是再正常不过的，准爸爸需要去包容妻子，让她保持一个好的情绪，这对她和胎儿的健康都有利，对顺利分娩也有好处。

应对孕妈妈的情绪的方法

1 随时递上几句贴心话，如“你受苦了，亲爱的”或“怀孕使你变得更可爱了”等。

2 随时想到，自己是解决妻子不良情绪的一剂良方。

3 不和孕妈妈发生争执，尽量抢着做家务，尤其是较重的活，意见不一致时，多听妻子的意见，使她的心理得到满足。

4 经常用幽默诙谐的语言，调节孕妈妈紧张消极的情绪，如“你总是愁眉苦脸、闷闷不乐，我们的宝宝会挂着伤心的泪珠出来的”；当孕妈妈假宫缩肚子疼时，就说“这是咱宝宝给的下马威呀”等。

5 一起学习孕娩知识。很多孕妈妈情绪不好是因为担心胎儿，害怕分娩，多学习孕育知识，可以对各种情况都有所了解，不至于盲目地担忧。

6 和妻子一起为宝宝起名字，探讨未来宝宝的可爱模样，调动孕妈妈的母爱情绪。

7 当孕妈妈心情不好时，及时开导和安慰她，经常陪她散散步，听听音乐。

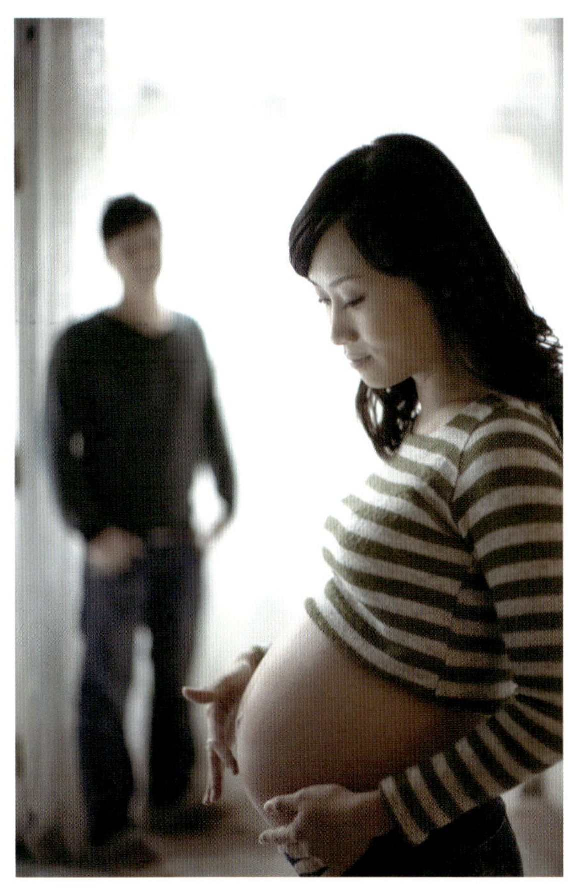

第30周

孕妈妈和宝宝的身体变化

孕妈妈变化

孕妈妈会感到身体沉重，肚子大得看不到脚下，行动越来越吃力。呼吸困难，胃部不适。一旦发生不规则宫缩应立刻停下来休息，最好中午能睡个觉。

胎宝宝变化

- 胎儿形成了自己的睡眠周期。
- 大脑皮层表面出现一些特有沟回，脑组织继续快速增殖。
- 眼睛能睁开也能闭上。
- 胎儿身长约33厘米，体重约1100克。

电影胎教：《阳光小美女》

中文：《阳光小美女》，
又名《小太阳的愿望》

英文：Little Miss Sunshine

导演：乔纳森·戴顿
维莱莉·法瑞斯

编剧：Michael Arndt

主演：阿比盖尔·布雷斯琳
托妮·克莱特
格雷戈·金尼尔

类型：家庭/剧情/喜剧

片长：101分钟

语言：英语

胎教引语

欣赏一部好电影，就如同经历一次生活的洗礼，好的电影就像良师益友，除了给你美的感受，还能教会你很多人生的道理。

胎教意境

影片讲述了一个糟糕透顶的家庭，每个人的缺点都那样显而易见，在这部温暖的家庭喜剧里，为支持小女儿参加“阳光小美女”的选美比赛，这一家人开始了寻梦之旅。在这条路上，每个人都经历着梦想的碰撞与破灭，最终他们开始了解彼此，信任彼此，这个家庭的温暖一下子就四溢出来。

胎教感言

这部电影传达给观者的不仅是信任、鼓励和支持，相信你和胎宝宝都将有这样的感受：输赢并不是生活的全部结果，它的本质应该是亲情的温暖，还有我们置身其中的美好生活。

情绪胎教：小笑话

没见过

妈妈："瞧你这手，多脏呀！你什么时候看到过我的手像你的这样脏？"

女儿："没有，妈妈。我从来没有看到过你像我这么大的时候。"

牛会抽烟吗

两个农家的孩子在聊天，一个突然问："你家的牛会抽烟吗？"

"你疯啦，牛怎么会抽烟？"

"哦，那么，也许是你家的牛棚着火了。"

做事

母亲说："今天能完成的事，不要留到明天。"

儿子道："好吧，把刚才的蛋糕给我，我今天都吃光了吧。"

省钱了

"爸爸，你可以省钱了！"

"省什么钱？孩子。"

"今年你不用再花钱给我买课本了，我已经留级了。"

足球热

父亲："咦，叫你买只热水袋，怎么买了个足球？"

儿子："足球比热水袋好，省得灌水麻烦。"

父亲："可足球不能取暖。"

儿子："怎么不能？你没见报纸上讲，今年全世界将出现'足球热'吗？"

适得其反

"这次算术考试得了多少分？" "三分。"

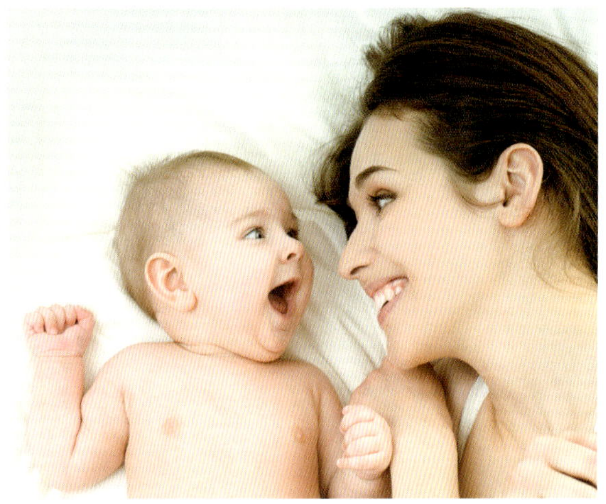

话音刚落，"啪！啪！啪！"小明的屁股上挨了爸爸的三鞋底子。

"下次再考，得多少分？"

"下次我一分也不要了。"

诚实的孩子

一个来做客的夫人非常奇怪她的小侄子为什么那么规矩。

"你真乖。"她说，"你为什么这么听话呢？"

小侄子答道："因为妈妈答应给我买个玩具熊猫，如果我不嘲笑你那蒜头鼻子和扇风耳的话。"

胎教感言

宝宝就要来到这个世界了，孕妈妈一定既紧张又兴奋，记得多笑一笑，让自己开心，也让胎儿放松放松，要知道孕妈妈紧张，胎儿也会紧张，所以，孕妈妈多看看小笑话吧，最后的关头一定要加倍快乐。

儿歌胎教：《雪绒花》

雪绒花，雪绒花，
每天清晨迎接我。
小而白，纯又美，
总很高兴遇见我。
雪似的花朵深情开放，
愿永远鲜艳芬芳。
雪绒花，雪绒花，
为我祖国祝福吧。
雪绒花，雪绒花，
每天清晨迎接我。
小而白，纯又美，
总很高兴遇见我。
雪似的花朵深情开放，
愿永远鲜艳芬芳。
雪绒花，雪绒花，
为我祖国祝福吧。

Eedelweiss, Eedelweiss,
Every morning you greet me.
Small and white,Clean and bright,
You look happy to meet me.
Bloosom of snow may you bloom and grow,
Bloom and grow forever.
Eedelweiss, Eedelweiss,
Bless my homeland forever.
Eedelweiss, Eedelweiss,
Every morning you greet me.
Small and white,Clean and bright,
You look happy to meet me.
Bloosom of snow may you bloom and grow,
Bloom and grow forever.
Eedelweiss, Eedelweiss,
Bless my homeland forever.

胎教引语

《雪绒花》是电影《音乐之声》（《The sound of music》）中的插曲。上校一家参加为德国纳粹举行的音乐会，他们决定当夜离开奥地利，前往瑞士。音乐会上，上校弹起吉他，唱起了这首奥地利民歌，哽咽地唱不下去了，玛利亚和孩子们走上去与他一起唱，他们的深情感动了在场的奥地利观众，都激动地与他们合唱了起来。

胎教意境

雪绒花是奥地利和瑞士的国花。在奥地利，雪绒花象征着勇敢，因为野生的雪绒花生长在环境艰苦的高山上，常人难以得见其美丽容颜，所以见过雪绒花的人都是英雄。

从前，奥地利有许多年轻人冒着生命危险，攀上陡峭的山崖，只为摘下一朵雪绒花献给自己的心上人，因为只有雪绒花才能代表为爱牺牲一切的决心。

雪绒花的花语是：重要的回忆。

胎教感言

这是一首旋律简单流畅、节奏明快的乐曲，这是一首表达对祖国爱意的乐曲，听起来既有一点淡淡的哀伤，又有光明与希望，当然不同的人可以听出不同的感觉，孕妈妈可以想象花朵的样子，以欢快的心情来歌唱或是聆听。

分娩疼痛知几何

很多孕妈妈对生孩子的疼痛怀有深深的恐惧心理，有些孕妈妈甚至因此而选择剖宫产。与自然产相比，剖宫产的产妇出血多、身体恢复慢，不利于宝宝头部锻炼。

对分娩疼痛的恐惧其实是一种误会，分娩是十分自然的生理现象，分娩痛是一种生理性疼痛，一般人都可以忍受。由于个体的差异，每个人对疼痛的承受力和感受是不同的，有的孕妈妈生完觉得十分疼，这种疼痛感被孕妈妈的恐惧心理强化了，想起来就认为疼痛难忍。

事实上分娩时的疼痛主要来源于以下两个方面：

1 **来自身体的疼痛：**首先是子宫阵发性收缩，拉长或撕裂子宫肌纤维，子宫血管受压等刺激上传至大脑痛觉中枢，从而使孕妈妈感到剧烈疼痛。其次是胎宝宝通过产道时压迫产道，尤其是子宫下段、宫颈和阴道、会阴部造成损伤和牵拉导致的疼痛。

2 **来自心理的疼痛：**孕妈妈紧张、焦虑、恐惧的心理会引起体内一系列神经内分泌反应，而使疼痛加剧。有部分孕妈妈觉得生产达到“痛不欲生”的地步，这与心理因素是有很大关系的。

只要对分娩疼痛多做了解，就会知道，疼痛其实是一种很主观的感受，分娩的疼痛也有很大一部分是来自恐惧心理，心理负担越重，就越害怕疼痛，而且还会把疼痛放得越大。

所以，孕妈妈无须对分娩感到恐惧，否则只会加重疼痛。

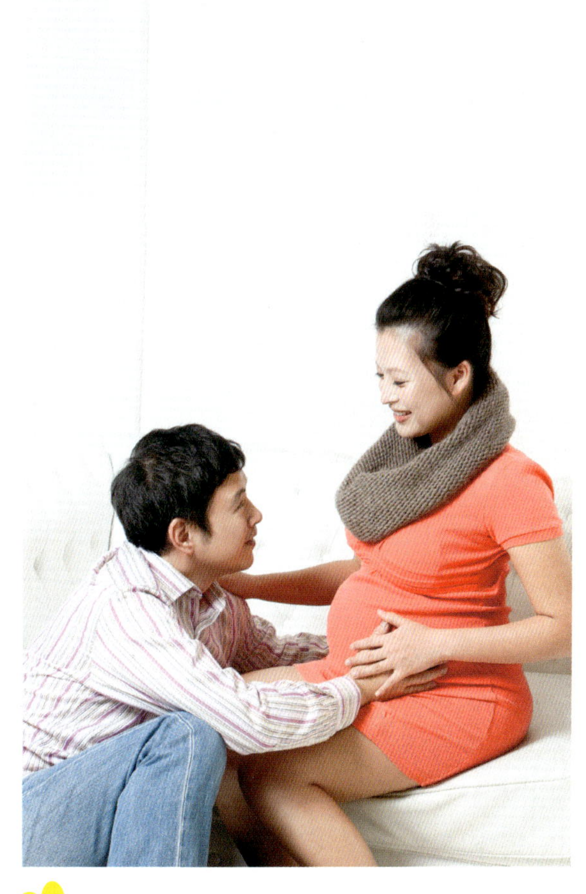

贴心小贴士

为了减轻分娩疼痛，有一种无痛分娩方法，大多数产妇都适合于无痛分娩，但如有妊娠并发心脏病、药物过敏、腰部有外伤史，则应由医生来决定是否可以进行无痛分娩。

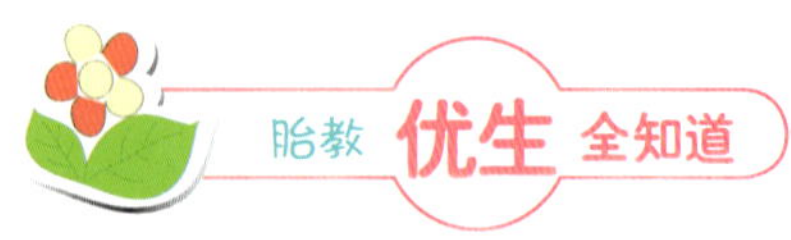

妈妈动动脑：猜谜语

猜谜语

1.白嫩小宝宝，洗澡吹泡泡，洗洗身体小，再洗不见了。(打一物)

2.一个老头，不跑不走；请他睡觉，他就摇头。(打一物)

3.白胖娃娃泥里藏，腰身细细心眼多。(打一植物)

4.脱了红袍子，是个白胖子，去了白胖子，是个黑圆子。(打一水果)

5.身穿大皮袄，野草吃个饱，过了严冬天，献出一身毛。(打一动物)

6.会飞不是鸟，像鼠不是鼠。白天躲暗处，夜晚捉害虫。(打一动物)

7.来到屋里，赶也赶不走，时间一到，不赶就会走。(打一自然现象)

8.有时候，圆又圆，有时候，弯又弯，有时晚上出来了，有时晚上看不见。(打一自然事物)

9.啄木鸟。(打一字)

10.池中没有水，地上没有泥。(打一字)

11.从一算起 (打一成语)

12.马路噪声多，都说太讨厌。(打一成语)

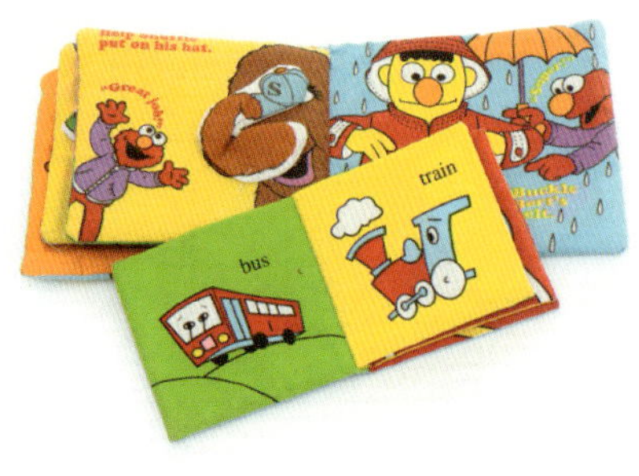

搞笑猜谜

1.一片青草地。(猜一种植物)

2.又一片青草地。(再猜一种植物)

3.接着来了一群羊。(再猜一种植物)

4.接着来了一群狼。(再猜一种植物)

5.有一只狼竟然不吃羊！(猜一种海里的生物)

6.又一只狼竟然也不吃羊！(再猜一种海里的生物)

7.羊纳闷了，开始大叫！狼还是不吃羊！(再猜一种海里的生物)

胎教感言

为了胎宝宝的智力发育，孕妈妈一定要勤于动脑，如果遇到猜不出来的谜语时，不要急着去翻答案，可以自己先想一会儿，或者是跟准爸爸一起去猜。

谜底

1.香皂
2.不倒翁
3.藕
4.荔枝
5.绵羊
6.蝙蝠
7.太阳光
8.月亮
9.桌
10.也
11.接二连三
12.怨声载道

搞笑猜谜谜底

1.(梅花)没花
2.(野梅花)也没花
3.(草莓)没草
4.(杨梅)没羊
5.(虾)瞎
6.(对虾)对瞎
7.(龙虾)又聋又瞎

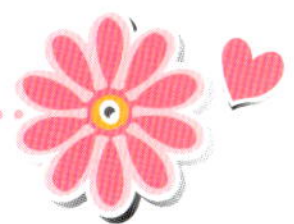

对话胎教：讲讲生活小常识

大千世界，知识浩渺如烟，常识林林总总，这些都是人类文明的宝库，无论什么时候从中涉猎一部分都是可行的学习方式，如果能够因此而令生活变得更好，甚至衍生出更有用的经验，那就是一件大快人心的事情了。

取下眼镜打手机有益健康

据美国移动电话研究中心一项测试表明，金属眼镜框明显导致电磁场增强，导致使用者对电子辐射的吸收率增加36%。

如果经常戴金属框架的眼镜打手机，金属框架作为一种导体会将手机产生的电流辐射导入眼镜和大脑，从而损伤眼睛，影响视力；并使大脑短暂升温，干扰脑部的正常运转，致使思维混乱或突然出现大脑一片空白。因此，为了您的身体健康，打手机时别忘了取下眼镜。

落实健康每一天

经过不断研究，医学家们总结出了健康的四条准则：

- 常喊口号以解除压力。
- 单人长跑易产生孤独感，对身体不利。
- 沉思可以使人耳灵眼亮，并能延续衰老、永葆青春。
- 香蕉富含钾、胡萝卜素等，吃香蕉可以缓解用眼过度带来的疲劳。

健康吃醋

醋是养生、美容、保健的佳品。粮食醋在发酵过程中会产生有机酸、氨基酸、糖类、维生素和矿物质，可提高人体免疫力，溶解血管壁上积累的硅酸盐，它还可以杀灭肝炎病毒，提高肝脏解毒功能并促进新陈代谢；同时，食醋能降低过氧化脂质，抑制皮肤老化，从而起到美容的作用。

玻璃杯喝水最好

在重视水质的同时，也应该对饮水工具予以关注。玻璃由无机硅酸盐类烧制而成，不含有机化学物质，所以选用玻璃杯最安全，而且容易洗净。陶瓷杯内壁常涂有一层釉，当有酸性或碱性偏高的饮料时，釉中一些重金属元素容易析出危害健康，所以选用陶瓷杯时要选用本色杯。而塑料杯属于高分子化合物材料，常含聚丙乙烯或聚氯乙烯等有害化学物质，不易洗净，所以不提倡使用塑料杯。

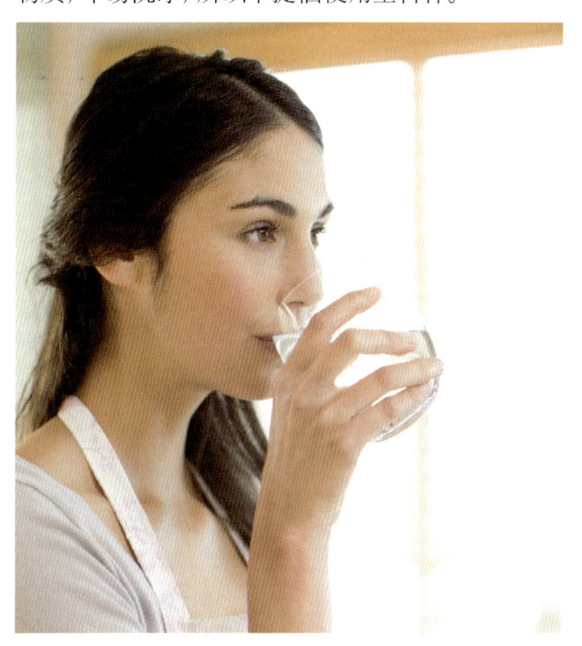

第31周

孕妈妈和宝宝的身体变化

孕妈妈变化

随着胎儿的增大，子宫内的活动空间越来越小了，胎动也有所减少。这时孕妈妈会感到呼吸越发困难，喘不上气来。子宫底已上升到了横膈膜处，吃下食物后也总是觉得胃里不舒服，因此也影响了食欲。这时最好少吃多餐，以减轻胃部的不适。现在开始，很多孕妈妈觉得睡眠更加不好，胎动频繁，特别是肚子大了，起、卧、翻身都有些困难，好像怎么躺都不舒服。专家建议这时最好采用左侧卧的姿势。这时孕妈妈的乳头周围、下腹及外阴的颜色越来越深，有些孕妈妈身上的妊娠纹和脸上的妊娠斑也更加明显了。

胎宝宝变化

◆ 胎儿形成了自己的睡眠周期。

◆ 大脑皮层表面出现一些特有沟回，脑组织继续快速增殖。

◆ 眼睛能睁开也能闭上。

◆ 胎儿身长约34厘米，体重约1100克。

轻松应对胃灼热

大约一半以上的孕妈妈在怀孕期间会发生胃灼热的现象，通常在孕中期及孕晚期。胃灼热是感觉上胃部或胸骨下温热或烧灼的症状，会随着弯腰、坐躺卧而加剧，在孕晚期会更明显，多因下食道括约肌压力下降、子宫变大，导致酸性的胃内容物反流，刺激到敏感的黏膜引起。

孕期胃灼热在分娩后即可恢复正常，若孕妈妈怀疑自己有溃疡、食道狭窄或出血等并发症，做一次内视镜检查是极为必要的。

胃灼热的应对方法

1 遵从少食多餐的原则，不要让胃部过度膨胀，这样也能减少胃酸的反流。

2 避免一切能够加剧胃酸反流或会对胃部产生刺激的食物及饮品，如油炸食物、咖啡、浓茶、辛辣食物。

3 多吃含维生素C的蔬果，对缓解胃灼热症状有所帮助，如胡萝卜、甘蓝、青椒、猕猴桃等。

4 睡前2小时不要进食，饭后半小时至1小时内避免卧床，睡觉时尽量将头部垫高，防止胃酸发生反流。

美食胎教：香菇

香菇具有高蛋白、低脂肪、多糖、多种氨基酸和多种维生素的营养特点。此外，香菇中还含有一种一般蔬菜都缺乏的麦甾醇，它可转化为维生素D，促进体内钙的吸收，并可增强人体抵抗疾病的能力，对胎儿发育甚为重要，非常适合孕期和哺乳期食用。

美食推荐：香菇烧海红

原料 干海红150克，水发香菇100克，笋50克，料酒、盐、酱油、水淀粉、植物油、高汤各适量。

做法

①海红用温水泡发、洗净，放入碗内入蒸锅蒸透，取出后择去杂质和硬筋。

②香菇和笋洗净切片。

③起锅热油，加高汤、料酒、盐、酱油、香菇片、笋片、海红。

④烧沸后用水淀粉勾芡，装盘即可。

更多美食选择：香菇烧豆腐、香菇炖鸡、烩香菇、香菇炒菜花。

小窍门

1 挑选新鲜香菇时一般以体圆、齐整、质干脆而不碎为好。而优质干香菇则色泽黑亮，伞里面呈金黄色。

2 香菇清洗应用几根筷子或手在水中朝一个方向旋搅，香菇表面及菌褶部的泥沙会随着旋搅而落下来，反复旋搅几次，就能彻底把泥沙洗净。

3 泡发香菇的水不要丢弃，很多营养物质都溶在水中，可以用来煮汤，或做其他食物时用。

贴心小贴士

香菇营养丰富，食用方法简便多样，可多种菜肴混合烹调，既可冷拼凉拌，又可红烧、煎炒、熬炖，还可做馅、炸酱、烧汤等，是家庭营养保健的美食。

名画欣赏：《洗澡》

这是美国女画家玛丽·卡萨特（Mary Cassatt，1844—1926）的作品，作于1892年，描绘了母亲给孩子洗澡的生活情节，将母亲对孩子的爱深深地刻画在画面中。

胎教引语

画作来源于生活，某些共同或相似的生活经历特别容易引发人的共鸣。

胎教意境

孩子把脚踏入盆中，母亲正轻轻地替孩子洗脚，充满了温柔和爱意，孩子的可爱和母女之间亲昵的动作表现得十分生动，作为孕妈妈，你可能更加容易感受到这对母女之间洋溢着的浓浓爱意。

胎教感言

欣赏画作和阅读一样，每看一次都可能产生新的感受，这种体验将带给你无比喜悦的感觉。在以后的日子里，你不妨将以前看过的画作多拿出来欣赏，相信你会有新的发现。

美文胎教:《英国乡村》

一个外来者如果想要正确地认识英国人，就一定不能将视线局限在城市之中，必须到乡间，到大大小小的村庄，到各个城堡去看一看，到园林里、沿着篱笆和林荫小道走一走，去走访一下乡村的教堂，参与到节庆、定期集市中去，还要和各种各样的人们交流。

一些国家，城市往往是富人名流的聚居地，而农民们几乎都住在乡村。英国则相反，城市仅仅是一个聚会的场所，富人名流们都这里来聚集，但他们每年在城市里度过的时间都相当短暂，只为寻求一时的声色犬马，匆匆狂欢之后，他们就会回到乡村去，那里的生活更为舒适，所以，英国全境内都遍布着各种阶层的人，即便是在最偏远的地方。

其实，英国人对乡村生活有着与生俱来的好感，他们对自然的美很敏感，喜欢乡村劳作，认为乡村生活是一件乐趣多多的事情。即便是生活在闹市的人，也能很快熟悉各种乡村习俗，乡村劳作也能很快上手。英国的商人们都会在郊区置地，种植花草果树，作为休养生息的场所，他们在做农活时的激情丝毫不亚于获取商场上的成功。即便是那些无法在乡村生活的不幸的人，他们也会想方设法装点些，好让自己能与大自然的鲜绿们做伴，在最为阴沉的城市角落，也常常能看见人们放在窗台上的一排排鲜花，所有的空地都种上了花草，所有闹市小区都会配备人造园林，不但造型别致，而且栩栩如生。

外来者对英国都市人的社交印象常常不好，他们不是在忙生意，就是在赶赴各种约会，总是在赶时间的样子，根本无心交谈，他们的行程都在一早就安排好了，社交难免流于走过场，人们觉得，城市让英国人变得自私而无聊，都市生活疏落了朋友，使得人友好的品质被压抑而根本无法表现。

而在乡下，英国人会充分流露出自己的真情实感，没有了形式和礼仪的束缚，人们变得开心快乐，在这里，你可以隐居，也可以寻求自己的爱好，还可以从事乡间劳作，书籍、绘画、音乐、游猎等用品随手可得，真诚待人，热情好客，各取所得。

在耕作土地和园林艺术上的，英国人有着无与伦比的情趣，他们潜心研究自然，发现她的变幻无穷，她的幽静可爱，她的和谐美妙，在其他国家，美景只有在野外才见得到，而英国人却让自己置身于迷人景色中，乡宅四周随处可见，与自然朝夕相处，似乎想要抓住自然的隐秘魔力。

选编自华盛顿·欧文《英国乡村》

胎教引语

欧文（1783—1859，美国作家）的《英国乡村》犹如一首田园诗，给我们一种超然、恬静、优雅、纯朴的古典之美的享受。

胎教意境

《英国乡村》以优美的文笔介绍了19世纪以前英国乡村淳美的风俗人情，与大都市形成了对照，给人一种柔婉的人情味，同时又能让人体味出一种深刻的历史感来，引人入胜。

胎教感言

田园式的风光很受作家、艺术家青睐，这其中必定是有道理的，至少对修身养性不会有坏处，孕期的你也不妨多欣赏田园派的诗歌、画作、艺术品等。

准爸爸胎教：布置宝宝房

宝宝就要到来了，准爸爸和孕妈妈首先要做的就是要为宝宝营造一个能够自由活动的生活空间、打造一个良好的家居环境，也就是要布置一间舒服的宝宝房。

宝宝房的环境

温度和湿度。宝宝房间的温度以18　~22　为宜，湿度应保持在50%左右。冬季可以借助于空调、取暖器等设备来维持房间内的温度。保持室内的湿度是父母常常疏忽的，冬季北方空气干燥，可以在室内挂湿毛巾，使用加湿器等保温。

通风。婴儿居室不论春夏秋冬，只要天气晴朗，就应每天定时开窗通风30分钟，保持空气清新。通风时把宝宝抱到另外的房间，以免宝宝吹风受凉。

居室布置细节

1 **天花板**：婴儿会花大量的时间望着天花板，因此要将天花板涂上鲜艳的颜色。但是，不要等到最后才涂漆，至少要在入住的前几个月给房间涂漆，这样才能保证有充足的时间让难闻的油漆味散尽。

2 **墙面**：婴儿房施工中的材料要采用环保型材料，特别是防水涂料、胶黏剂、油漆溶剂(稀料)、腻子粉等。鲜艳的浅色最适宜婴儿房。黄色、蓝色、草绿色，这些天然的颜色对宝宝能起到安抚作用。原始色彩的融入能让整个房间看起来更加生动活泼。

3 **地板**：室内避免选用石材地面，以防宝宝摔倒出现意外。儿童房内不要铺装塑胶地板，市面上的有些泡沫塑料制品(类似于拖鞋材料)，如地板拼图，会释放出大量的挥发性有机物质，可能会对宝宝的健康造成影响。最好选用易清洁的强化地板或免除跌倒受伤的软木地板。

4 **饰物**：新生儿的视力范围只有20~25厘米，因此最好能在婴儿床和更换尿布区域的上方挂上一些饰物。饰物的颜色和运动可以提高宝宝对周围环境的注意力。还可以在婴儿床的护栏上装上一面不易摔破的镜子，方便宝宝看到他自己的样子。对于新生儿来说，人的面孔无疑是令他着迷的。

5 **电器**：宝宝的好奇心都很旺盛，待宝宝活动能力增强后，只要墙壁上有洞，或是有突起物，他们都会想伸手抠一抠，动一动。因此，婴儿房里若有插座或电器开关，最好是能让它远离宝宝的视线范围(用家具挡住)，超出他所能够到的高度；若有使用延长线，最好固定在墙边，而不要散落在地面上。也可以使用电源保护器。

贴心小贴士

宝宝3个月大之后就会开始用手抓东西，再大一点会把东西放进嘴里，而且会四处爬行，这时，爸妈得特别留意宝宝的活动。任何长度小于5厘米、直径小于3厘米的小玩具及零件，或是用品如发卡、螺丝钉、铜板等小东西，都要放到宝宝够不着的地方。

孕妈妈做手工：卡通剪纸

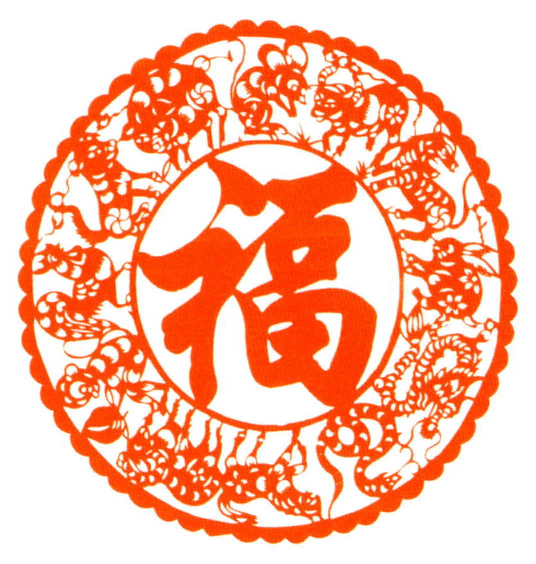

剪纸是一种艺术胎教。孕妈妈经常做剪纸运动，可以调整孕妈妈的心态，使孕妈妈很安静地专注于这项运动，同时，孕妈妈能把这一信息传递给胎儿，从而孕育出更加聪明、做事情专注力更强的胎儿。

胎教引语

卡通剪纸是一个很好玩的活动，孕妈妈只要简简单单的几张彩色纸，就可以剪出许多可爱的东西来。

胎教意境

材料：几种不同颜色的纸张，绿色的、黄色的、黑色的或者是选择自己喜欢的颜色。

工具：剪刀、胶水。

游泳的小鱼

1 在绿色纸上剪出一个鱼形的造型。

2 在黄颜色纸上剪出两个稍大的黄色椭圆形，是用来做小鱼眼眶的。

3 在黑纸上，剪两个小的黑色圆形，黑色小圆则是鱼儿的眼睛。再剪8个其他颜色的小圆，是用来当作鱼鳞的。

4 对折刚才剪下的绿色大圆，鱼尾粘在相应的位置。

5 将鱼眼、鱼鳞粘在相应的位置。

6 最后将剪出的一根绿色小条两端稍卷，粘在鱼儿的前端，这就是鱼须。一条活灵活现的小鱼就做好了，轻轻压动鱼尾，小鱼儿就“游动”起来了。

蝴蝶

1 将一张纸对折一次。

2 在背面靠折纸画出半边蝴蝶的图案，要减去的部分描黑（或不画图样，随心而剪也可以）。

3 将黑色部分剪掉，打开便得到左右对称的完整的蝴蝶图形。

胎教感言

孕妈妈在剪纸的时候，可以将步骤与胎宝宝一起分享，如何剪、怎样粘贴等。此外，还可以给胎宝宝描述一下小鱼和蝴蝶的模样、习性、在哪里生活等，让胎宝宝对它建立一个最初的印象。

第32周

孕妈妈和宝宝的身体变化

孕妈妈变化

在妊娠的最后时期，孕妈妈每周增重500克是较为正常的，因为现在胎儿的生长发育相当快，他正在为出生做最后的冲刺。但是体重增长过多的孕妈妈，应该根据医生的建议适当控制饮食，少吃淀粉类食物，多吃蛋白质、维生素含量高的食品，以免胎儿生长过大，造成分娩困难。孕妈妈现在时常会感到疲劳，因此不要再独自一个人出远门，要服从自己身体的感觉，多休息，适当活动，比如饭后和丈夫一起散散步，或者做一做孕妈妈体操，缓解一下腰背的疼痛。这时一定要坚持每两周一次的体检，如果有头痛、恶心、腹痛、发热等症状，一定要及时去医院检查。阴道分泌物增多，排尿次数也增多了，要注意外阴的清洁。

胎宝宝变化

◆ 男孩的睾丸正从肾脏附近的腹腔沿腹沟向阴囊下降。

◆ 女孩的阴蒂已突现。

◆ 胎儿身高约为36厘米，体重约为1500克。

电影胎教：《龙猫》

导演：宫崎骏

编剧：宫崎骏

主演：日高法子 / 坂本千夏
岛本须美 / 北林谷荣
高木均

语言：日语

片长：86 分钟

胎教引语

人们在城市里待得时间太长了，许多孩子都还未见过麦穗的舞蹈，也没有听见过风的歌声，没有体验过坐在木篱上静心倾听的感觉，这是深深的遗憾。

胎教意境

《龙猫》是一部平静而温馨的电影，这个可爱的生物有着可爱憨厚的外表，它和天真无邪的孩子是好朋友，也和精灵们是好朋友，它们给我们带来了一个简单、奇妙、安详、宁静、从容、细腻的故事，故事里有悠扬的音乐、干净的画面、稚趣的人物，一切都像回到了童真纯净的年代。

“在我们乡下，有一种神奇的小精灵，它们就像我们的邻居一样，居住在我们的身边嬉戏、玩耍。但是普通人是看不到它们的，据说只有小孩子纯真无邪的心灵可以捕捉它们的形迹。如果静下心来倾听，风声里可以隐约听到它们奔跑的声音。”影片中的孩子这样说。

胎教感言

这是一部适合全家老小一起看的影片，人人心中都有个龙猫，人人心中也都装着自己的童年。

宫缩频繁怎么办

在怀孕的最后几个月，尤其是最后几周里，孕妈妈可能会发生不规则宫缩，表现为肚子一阵阵发硬发紧，这多是假宫缩，不必太担心。

宫缩无规律性、无周期性，持续的时间短、力量弱，或只限于子宫下部，也不会有疼痛感，且不能使子宫颈张开。临产的子宫收缩有规则性，初期间隔时间大约是10分钟一次，孕妈妈感到腹部阵痛，随后阵痛的持续时间逐渐延长，至40~60秒。程度也随之加重，间隔时间缩短，为3~5分钟。当子宫收缩出现腹痛时，可感到下腹部很硬。

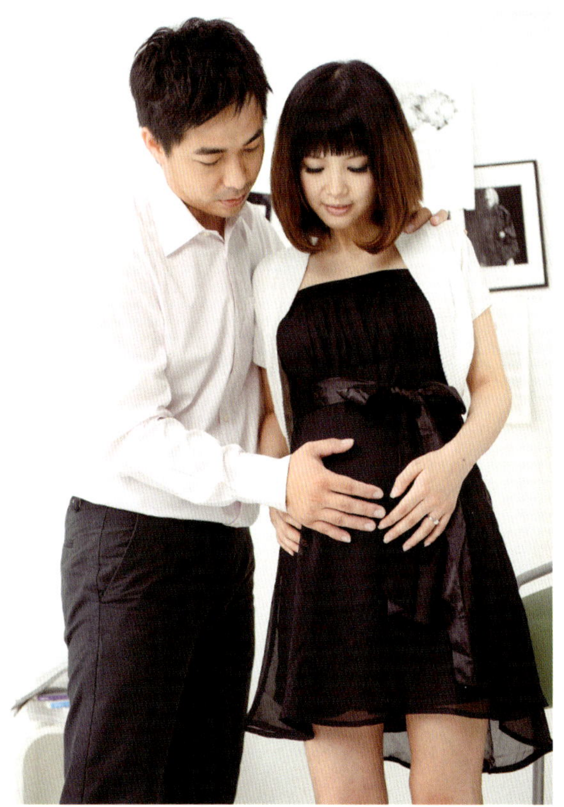

宫缩若每小时次数在10次左右，就可以算作比较频繁了，当假性宫缩频繁时孕妈妈可以通过一些方法缓解：

1 喝1~2杯水，因为脱水可能会引起或加重宫缩，也可以喝一杯温牛奶。

2 发生宫缩时可平卧，闭目养神，用鼻子深吸一口气，然后用嘴缓缓地将气吐出，以放松腹部。

3 改变一下姿势，如果孕妈妈一直站立可以稍微躺会儿；若之前一直坐着或卧着，可以起来走走。

4 如果这些措施依旧不能改善宫缩的痛苦，孕妈妈可以咨询医生，及时去医院，在医生指导下服用一些抑制宫缩的药物，以预防早产的发生。如果有疼痛感，应立刻休息，必要时应及时去医院就诊。

贴心小贴士

孕妈妈长期处于过度紧张与疲劳的环境下也较容易出现频密的宫缩，压力积攒后也容易出现腹部变硬，孕妈妈最好能做到不要积存压力，身心放松。

美文胎教：《春天的声音》

你听到过春天的声音吗?

春天的可爱处不只在它的颜色，更在于它的声音。

那是雨脚落上窗棂时的微响，轻风对你的呼唤。以及从小径上、园角里发出来的一些细碎的声音，甚至于一个小孩响亮的口哨都会成为春之交响曲中动人的部分。

但是，最美妙的春之音响，是鹧鸪的鸣唤，断续的一声声，似是怨嗔，又似是喜悦。

但是在都市里竟然听不到这最动人的春天的声音!

没有声音的，哑了的都市之春啊!

我终日伫立窗前，渴望听到那朦胧的包裹着浓雾一般的、不分明的鹧鸪啼声。

如今我再到何处才能听到那种声音呢?盈耳的是喧嚣的市声、车声……

没有鹧鸪的鸣唤，也没有一只鸟儿飞到院中的树上。窒息了的，喑哑了的都市的春天啊。

也许，我的一支笔并未给世界增添点什么，但我愿以我心中的一点灵焰，燃亮手中的一支蜡烛。在这一点微亮中，人们将乐观地瞩目未来，看到一片原野上，摇曳着春天的绿影。

我喜欢驰骋我的想象力，常常在想象中描绘出一个值得倾心的远景，当我们向着那远景奔驰时，生命就充满了欢欣。

也正是由于这个原因，在冰雪的寒天我仍能听到春天的脚步由远而近。

如今，大地上正是春天的布景。

春天是生长的季节、欢愉的季节，我们应该为脱去冬日沉重的“愁闷”之衣而歌唱。

在不远处的绿原上，我似乎看到一朵白色的曼陀罗在绽放。

它微微笑着，似给了我一个允诺，一个美丽的允诺——它将帮助我写成一首小诗。

诗的大意是：

自平凡中发现了美，
自苦难中提炼出笑，
在冬天里寻找到春天。

如果寻找到记忆中的春天，我就要设法将它留住，留在我的园中、窗外、阶前，更要将它——留在我的心中。

如此，即使在未来的岁月中，凄寒的冬日来了，我也仍然拥有一个春天——一个冬天里的春天。

——节选自张秀亚《春天的声音》

胎教引语

人类生活的世界，春天越来越短暂，这样的气候现象从20世纪就开始引起人们的注意，这是关乎人类生存和生活的重要问题。

胎教意境

这首散文诗用优美的语言、真挚的情感表达了自己对于春天的留恋之情，从前作家感受到过如痴如醉、宛如仙境的春天之景，有轻风、有鸟鸣，而如今却只能在都市的车鸣喧闹声中缅怀过往的春天。

作家对于现状虽感无奈，但始终愿意尝试用自己的笔来记录下对它们的感觉，想要设法将记忆中的春天留在心里，洒向自己身边，即便是寒冬来临，也能拥有一个春天。

是想象帮助作家实现了她的想法，心中有春天，即便是在寒冬，也能满怀希望。

胎教感言

春天里有美景，春天也是承载人们希望的一个象征，关心春天，关注气候问题，为留住这样的景色做出一份自己的贡献，不仅是为自己留下一片景，也是为后代更好的生活而努力。

儿歌胎教：《七色光之歌》

太阳太阳
给我们带来七色光彩。
照得我们心灵的花朵美丽可爱。
今天我们成长在阳光下，
明天我们去创造七彩世界。
来来来来来来来来……
七色光、七色光、太阳的光彩，
我们带着七彩梦走向未来。
七色光、七色光、太阳的光彩，
我们带着七彩梦走向未来。

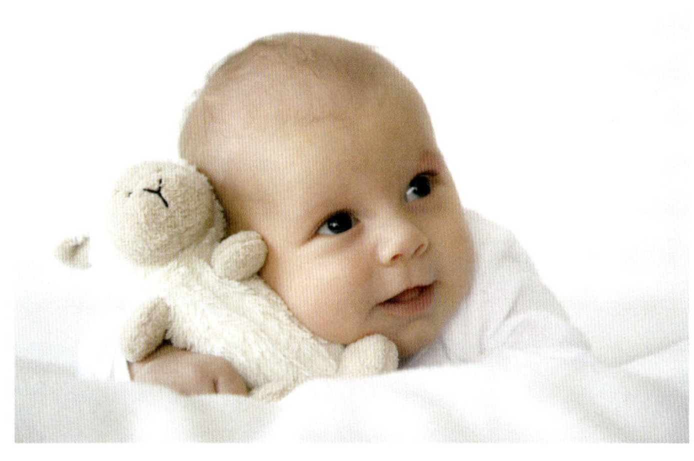

胎教引语

《七色光之歌》是一首传唱不衰的儿歌，这首歌曲调欢快活泼、朗朗上口，是新中国成立以来流传下来的经典儿歌之一。

胎教意境

这首曲子通俗易懂且朗朗上口，活泼欢快的旋律，充满朝气的歌曲情绪，用儿童的眼睛观察世界，赤橙黄绿青蓝紫七种色彩组合成的斑斓世界，是一个迷人的世界——你听："太阳，太阳！给我们带来七色光彩，今天我们成长在阳光下，明天我们去创造七彩世界。"

胎教感言

多姿多彩的生活正在等待着胎宝宝去体验、去创造，孕妈妈应以欢快饱满的情绪唱歌给胎儿听，让他体会到你的快乐感受和无限期待。

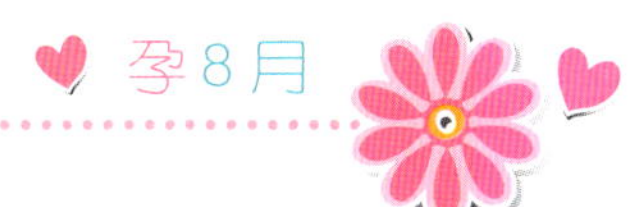

音乐胎教：趣味歌谣

什么叫

小狗，小狗，汪汪汪。
小鸭，小鸭，嘎嘎嘎。
小羊，小羊，咩咩咩。
小猫，小猫，喵喵喵。
宝宝，宝宝，妈妈妈。

蚂蚁抬米

小蚂蚁，真有趣，见面碰碰小胡须。
孕妈妈碰我，我碰孕妈妈，报告一个好消息。
排队走，一二一，大家去抬一粒米。

一粒豆

一只蚂蚁在洞口，找到一粒豆。
用尽力气搬不动，急得连摇头。
左思右想好一会儿，想出好计谋。
回洞叫来小朋友，合力搬着走。

鹅

一只鹅，走来走去多寂寞。
两只鹅，拍拍翅膀唱唱歌。
三只鹅，排着队伍下了河。
一群鹅，嘎嘎嘎嘎真快活。

青蛙和西瓜

绿青蛙，叫呱呱，蹦到瓜地看西瓜。
西瓜夸蛙唱得好，蛙夸西瓜长得大。

数字歌

一条虫，两条虫，小虫喜欢钻洞洞。
三只猪，四只猪，小猪睡觉打呼噜。
五匹马，六匹马，马儿一跑呱嗒嗒。
七只鸡，八只鸡，公鸡打鸣喔喔啼。
九只鸟，十只鸟，清早起来叽喳叫！

胎教感言

胎儿最喜欢的是母亲和父亲的歌声，还喜欢父母与他玩游戏，如果孕妈妈感觉一直唱的儿歌有些疲劳乏味，可以换个有趣点的歌谣，它们富有趣味性的歌词或曲调能令你耳目一新，获得不一样的胎教体验，也可以让准爸爸唱或表演给你听及观看。

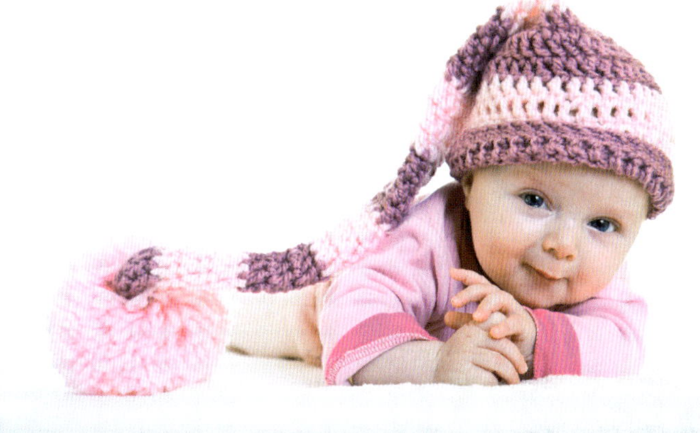

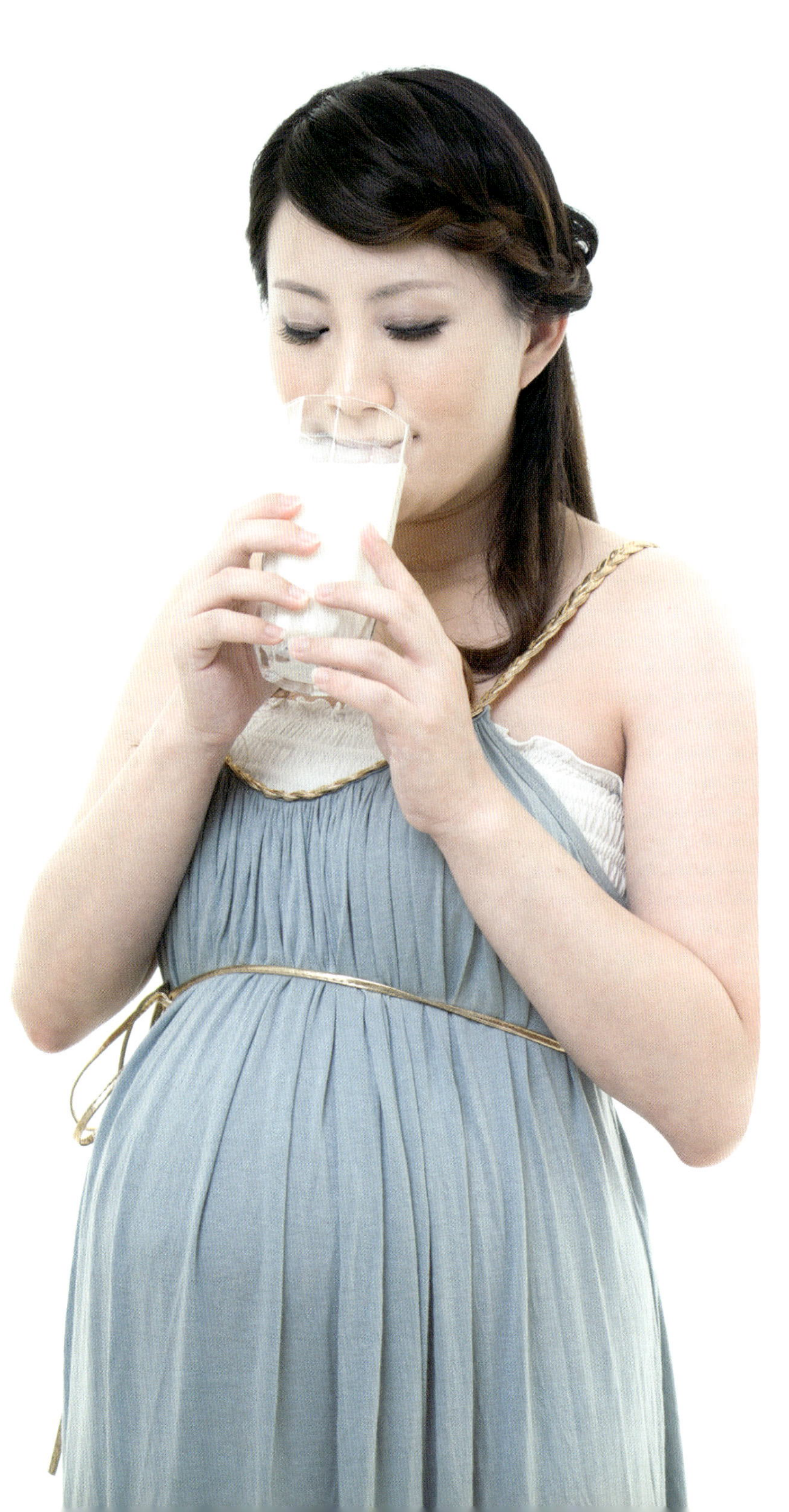

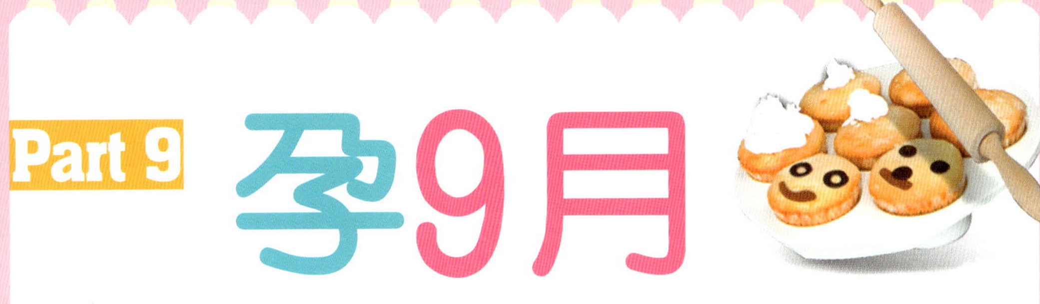

Part 9 孕9月

哦，我漂亮可爱的小天使

第33周

孕妈妈和宝宝的身体变化

孕妈妈变化

如果是初产妇，腹中的宝宝可能转为头向下的姿势，这是在为出生做准备。由于胎头下降，压迫膀胱，孕妈妈会感到尿意频繁，还会感到骨盆和耻骨联合处酸疼不适（有的孕妈妈还会感到手指和脚趾的关节胀痛），腰痛加重。这些现象标志着胎儿在逐渐下降，全身的关节和韧带逐渐松弛，是在为分娩做身体上的准备。

不规则宫缩的次数增多，腹部经常阵发性地变硬变紧。外阴变得柔软而肿胀。产期临近，身体的不适和内心的不安都有所加重，坚持住，你和宝宝很快就会见面了。

胎宝宝变化

- 胎儿肺部和消化系统已基本发育完成。
- 脑细胞显著发育，如果不给予刺激，没有使用过的脑细胞就会消失。
- 身长增长缓慢而体重增加迅速。
- 胎儿眼睛能辨别明暗，甚至能跟踪光源。
- 胎儿身高约为38厘米，体重约为1700克。

美食胎教：鳕鱼

鳕鱼低脂肪、高蛋白，刺少，是老少皆宜的营养食品。鳕鱼具有高营养、低胆固醇、易于被人体吸收等优点，是非常适合孕妈妈食用的健康食品。

美食推荐：鳕鱼羹

原料 鳕鱼肉100克，水发海参半只，鸡蛋2个，干贝3个，葱末、姜末、淀粉、胡椒粉、料酒、盐、香油各适量。

做法

1. 海参洗净氽烫后切块；鳕鱼肉洗净切小块；鸡蛋取蛋清打至起泡。
2. 干贝泡软，加一半的葱末、姜末、料酒蒸熟后撕成细丝。
3. 锅中加适量清水，大火烧开后加入海参、鳕鱼、干贝、姜末，改小火煮20分钟。
4. 加入淀粉勾芡，淋上蛋清，加入葱末、胡椒粉、盐、香油调味即可。

更多美食选择：浮云鳕鱼羹、金丝鳕鱼球、大葱烧鳕鱼、鳕鱼炖豆腐。

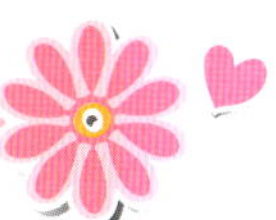

小窍门

1 鳕鱼有几十个品种，常见的是银鳕鱼、水鳕鱼、圆鳕鱼、狭鳕鱼。品质最好的是银鳕鱼，现在卖的银鳕鱼基本都是冷冻切片，看外观的话，肉的颜色洁白，肉上面没有那种特别粗特别明显的红线，鱼鳞非常密，是一片压一片的那样长的。

2 豆腐含钙量丰富。如果单吃豆腐，人体对钙的吸收率不高。若是将鳕鱼和豆腐配制成菜混合进食，由于鱼肉中含有丰富的维生素D，可使人体对食物中的吸收率提高二十多倍。因此，常吃鲜鱼豆腐，有益人体健康。

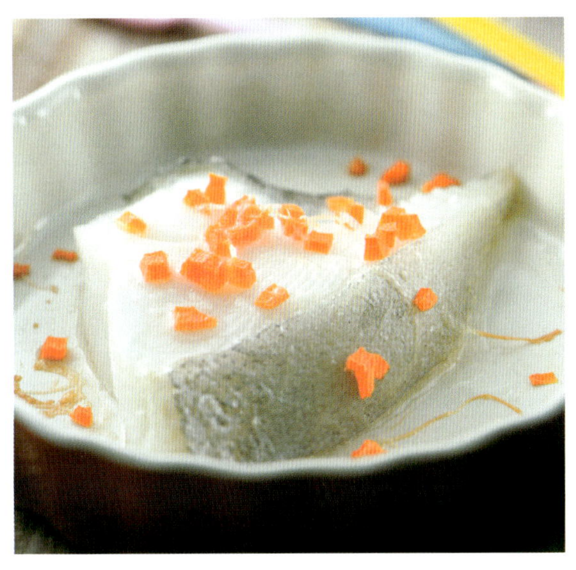

音乐胎教：《晨曲》

《晨曲》是挪威作曲家爱德华·格里格为他的朋友易卜生创作的一部大型音乐组曲《皮尔·金特》中的第一乐章。

胎教引语

这首乐曲极富表现力，像是一缕宁静的阳光穿透心灵，朝阳、晨光、薄雾、河流配合着柔和的旋律，在弦乐上跳动，在管乐间流淌，展示着柔和的黎明，非常适合作为胎教音乐来欣赏。

胎教意境

乐曲的开始先由长笛吹奏出悠扬美好的晨曲主题，幽静的晨曦中，金色的旭日冉冉升起。短暂的反复后，大提琴表现出一个灰色的乐句，仿佛是乌云的遮挡，叙述出整个主体的矛盾，对喷薄而出的激情的暂时掩盖反而更加突出了背后的希望。

不断上扬的旋律由一个变奏开始渐轻，回到了主题的再现，稍稍地加以变化，增强了配器演绎的空间感。展开了初升的太阳完全跃出地平线的释然之感，希望洋溢在其间，仿佛能看到清晨的浓雾徐徐散去，一轮红日缓缓从地平线上冉冉升起，远方的山野孕育着勃勃的生机，清新空气围绕在你周围。

乐曲篇幅不长，若用心聆听，可以感觉到像是沐浴在海上吹来的平和晨风里，整个人被笼罩在一片阳光中。

胎教感言

孕妈妈在焦躁不安的时候，不妨静下心来，安静地聆听这首乐曲，把自己置身在一个晨风拂面的早晨，闭上眼睛去感受。那徐徐的微风、冉冉升起的太阳、缓缓流淌着的溪流会帮你赶走心头的紧张与焦虑。

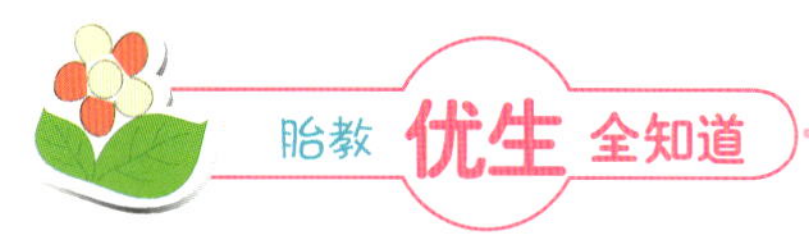

儿歌胎教：《阿童木之歌》

越过辽阔天空，啦啦啦飞向遥远群星，
来吧，阿童木，爱科学的好少年。
善良勇敢的，啦啦啦铁臂阿童木，
十万马力，七大神力，无私无畏的阿童木。

穿过广阔田地，啦啦啦潜入深深海洋，
来吧，阿童木，爱和平的好少年，
善良勇敢的，啦啦啦铁臂阿童木，
我们的好朋友啊，无私无畏的阿童木，
我们的好朋友啊，无私无畏的阿童木。

胎教引语

一些传唱度高、儿童很喜欢的儿歌，孕妈妈不妨学着唱一唱，这样的儿歌必定有其值得唱的理由，多数都是具备词曲欢快、内容富有趣味性特征的。

胎教意境

《阿童木之歌》是20世纪60年代在日本首播的动画片《铁臂阿童木》的主题曲，是一首非常受小朋友欢迎的儿歌。

起先，《铁臂阿童木》以漫画连载的形式出现在20世纪50年代的杂志上，问世后旋即轰动了日本，阿童木这个聪明、勇敢、正义的小机器娃娃几乎是人见人爱。

《铁臂阿童木》还改变了当时人们对连环画的偏见，以前认为儿童连环画会受到不良影响的家长们，开始鼓励孩子看连环画。

胎教感言

孕妈妈不妨也同时看一看相应的漫画或动画片，画面、声音、感情多方面的刺激对胎宝宝更有利。

运动胎教：腹式呼吸法

孕妈妈练习腹式呼吸法，可以给胎宝宝提供足够的氧气。而且多数孕妈妈在孕晚期都有胸闷、喘气困难的感觉，多练习腹式呼吸法，还可以起到缓解不适的作用。

腹式呼吸法正确的做法是：

1 孕妈妈背部挺直，全身放松，双手轻放在腹部，想象胎宝宝正居住在一个宽广的空间里。

2 慢慢地用鼻子吸气，直到腹部鼓起为止，吐气时慢慢地将体内空气统统吐出去。

每天练习不少于3次。

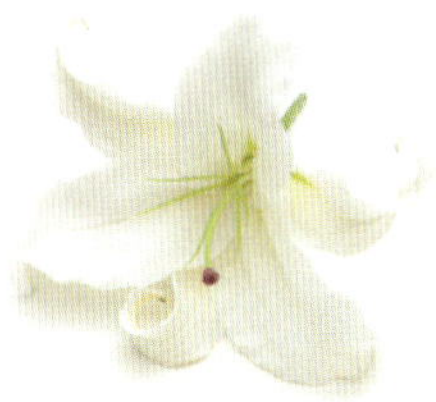

贴心小贴士

孕妈妈最好请专业的医师做腹式呼吸示范，以免方法错误。当孕妈妈学会正确的腹式呼吸法后，在生产或阵痛来临时，也可以用腹式呼吸法来进行放松，缓解紧张的心理。

情绪胎教：妈妈多笑胎宝宝更健康

微笑给予宝宝最好的胎教。孕妈妈愉悦的情绪可促使大脑皮层兴奋，使血压、脉搏、呼吸、消化液的分泌均处于相互平稳、相互协调的状态，有利于孕妈妈身心健康，改善胎盘供血量，促进腹中胎宝宝健康发育。

每天清晨，孕妈妈可以对着镜子，先给自己一个微笑，可以让你这一天都充满朝气与活力，还可以把这种美好的情绪传达给胎宝宝。

微笑是孕妈妈的一种心理保健，在遇到烦心事的时候，控制各种过激情绪，提醒自己：腹中的胎宝宝虽然看不见孕妈妈的表情，却能感受到孕妈妈的喜、怒、哀、乐。然后微笑地去面对，始终保持开朗、乐观的心情。

贴心小贴士

不仅孕妈妈要常常微笑，准爸爸也要常常微笑，因为准爸爸的情绪常常影响着孕妈妈的情绪。

准爸爸胎教：做待产准备

临近生产，准爸爸应该随时处于待命状态，保证孕妈妈随时可以找到你，如果有事脱不开身的话，也可以委托一个亲友来陪伴孕妈妈。

准爸爸还要学会帮助孕妈妈计数宫缩频率，当宫缩时间间隔越来越短，疼痛时间越来越长的时候，就应该考虑马上去医院，特别是在距离医院路程较远的情况下，一定要把时间安排好。

此外，准爸爸可以把紧急时需要打的电话号码和住所等资料做成一览表贴在电话机旁，以便孕妈妈在遇到紧急情况时不至于惊慌失措。

联系人	电话号码	地址
待产医院		
准爸爸的公司		
娘家		
婆婆家		
兄妹		
好友		
出租汽车公司 (2~3个)		

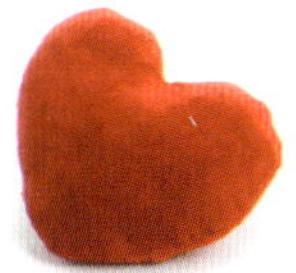

贴心小贴士

临近生产，准爸爸要把自己的工作安排好，如果允许的话可以请几天假去陪伴孕妈妈。要多照顾孕妈妈的思想和情绪，鼓励和帮助孕妈妈树立分娩的信心。

第34周

孕妈妈和宝宝的身体变化

孕妈妈变化

这时孕妈妈可能会发现脚、脸、手肿得更厉害了，脚踝部更是肿得老高，特别是在温暖的季节或是在每天的傍晚，肿胀程度会有所加重。即使如此在这时也不要限制水分的摄入量，因为母体和胎儿都需要大量的水分。相反，令人惊奇的是，摄入的水分越多，反而越能帮助孕妈妈排出体内的水分。但是如果某一天孕妈妈发现自己的手或脸突然肿胀得厉害起来，那就一定要去看医生了。若是初产妇则胎儿头部大多已降入骨盆，紧压住子宫颈口，经产妇的胎儿入盆时间一般要晚一些，甚至有些产妇的胎儿在分娩前才入盆。

胎宝宝变化

- 胎儿各个器官继续发育。
- 胎儿已具备呼吸能力。
- 能分泌消化液。
- 皮下脂肪更加丰富，皱纹减少。
- 身体和四肢继续长大，最终要与头比例协调。
- 胎儿占据了子宫，胎动受限。
- 胎儿身高约为40厘米，体重约为1900克。

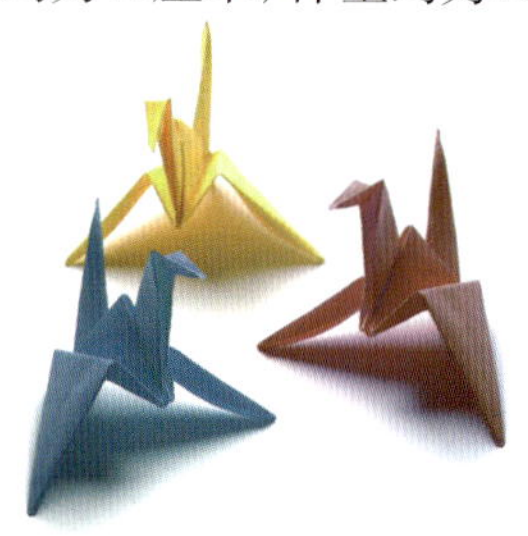

改善胃胀气

胃胀气是孕期常见的困扰之一，在孕晚期，子宫会自然压迫到孕妈妈的胃肠道，胃肠在受到压迫下，便会影响其中内容物及气体的正常排解，从而引起腹胀、胃胀气。

要缓解胃胀气，孕妈妈平时要避免产气食物，如豆类、马铃薯等，太甜或太酸的食物等，每天多喝温开水，少食多餐。同时，日常起居上还要注意：

1 **适当运动**：适当运动能促进肠蠕动，舒缓胀气情况，建议孕妈妈可于饭后30分钟出去散步，可帮助排便和排气，但不要激烈运动，散步半小时左右即可有较好的效果。

2 **按摩**：摩擦预热手掌后，采取顺时针方向从右上腹部开始，接着以左上、左下、右下的顺序循环按摩10~20圈，每天可进行2~3次。注意千万不要在用餐后就立刻按摩，同时在按摩的过程中要注意力度不能过大，并要稍微避开腹部中央的子宫位置。

3 **保持心情轻松愉快**：紧张和压力大的情绪，会造成体内气血循环不佳，放松心情对改善胃胀气是有好处的，孕妈妈可以多做些喜欢的事情，如看书、看电影、做简单的手工等，保持愉快的情绪。

贴心小贴士

酸牛奶，特别是含双歧杆菌的酸牛奶，能增加肠道中的有益细菌，抑制肠道中腐败细菌的繁殖和生长，对维持肠道内正常细菌的平衡有益，故适当饮用酸牛奶利于肠道内正常功能的恢复，对消除胃肠胀气有益。

诗歌胎教：《要怀着希望》

要怀着希望

西班牙　阿莱桑德雷·梅洛

你懂得生活吗？你懂，
你要它重复吗？你正在原地徘徊。
坐下，不要总是回首往事，要向前冲！
站起来，再挺起胸，这才是生活。
生活的道路啊，难道只有额头的汗水，身上的荆棘，仆仆的风尘，心中的痛苦，而没有爱情和早晨？
继续，继续攀登吧，咫尺既是顶峰。
别再犹豫了，站起来，挺起胸，岂能放弃希望？
你没觉得吗？你耳边有一种无声的语言，
它没有语调，可你一定听得见。
它随着风儿，随着清新的空气，
掀动着你那褴褛的衣衫，
吹干了你汗淋淋的前额和双颊，
抹去了你脸上残存的泪斑。
在这黑夜即将来临的傍晚，
它梳理着你的灰发，那么耐心，缓缓。
挺起胸膛去迎接朝霞的蓝天，
希望之光在地平线上已经冉冉升起。
迈开坚定的步伐，认定方向，信赖我的支持。
迅猛地朝前追去……

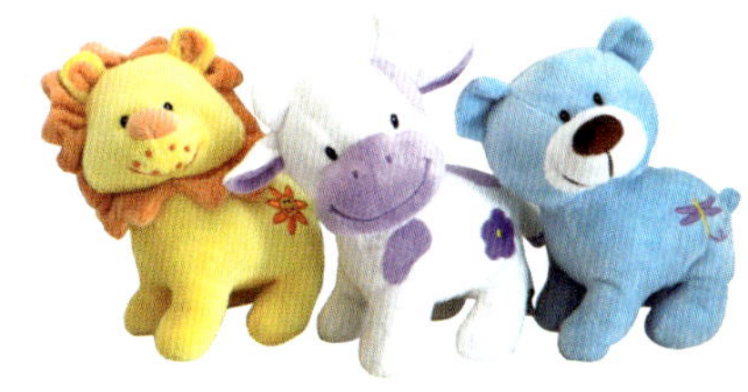

胎教引语

读诗的好处就是提升自己、发现自己。如果喜欢诗歌，这会令你终身受用。

胎教意境

这首诗歌是一首很温情的励志诗，诗人用邻家长者般的语气向你娓娓道来，他用睿智及亲切打动你、鼓舞你、感染你，就仿佛他就在你的身旁，在你需要的时候随时站在你背后，给人力量与勇气。

胎教感言

一些经典的好诗都是经过时间筛选而来的，是诗人生命、生活、品格、思想的体现，我们读诗的时候，获得体验、获得共鸣，也就提升了自己，让胎儿也受益。诗歌的美丽、感染力都能让胎儿的美学修养、性格得到提升和完善。

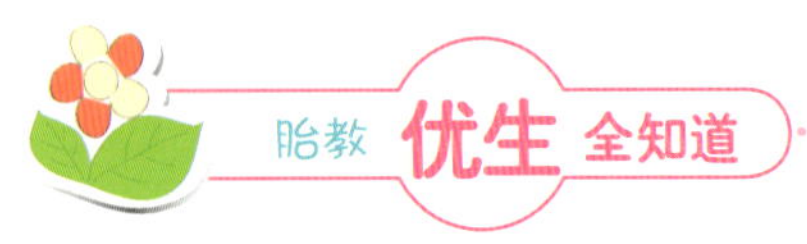

电影胎教：《悬崖上的金鱼姬》

中文：《悬崖上的金鱼姬》，
又名《悬崖上的金鱼公主》

英文：Ponyo on a Cliff

导演：宫崎骏

编剧：宫崎骏

主演：山口智子/長嶋一茂
天海祐希/柊瑠美

类型：动画/家庭/冒险

片长：101分钟

语言：日语

胎教引语

这部动画片是小金鱼波妞为了和喜欢的人在一起而发生的故事，温暖、纯情、没有悬念，只有简单，简单的童年、简单的开心与难过、简单的勇敢。

胎教意境

金鱼姬是人鱼女王的女儿，名叫波妞，这条可爱的小金鱼喜欢吃火腿，喜欢小男孩宗介，喜欢四仰八叉地呼呼大睡，喜欢将宗介曾经养过她的小水桶挎在小胳膊上……

金鱼姬遇上了自己喜欢的人，他们在一起发生了许多简单快乐的事情，也包括难过、勇敢的事情。

胎教感言

那些简单而快乐的童年岁月会让人倍感快乐，激起与亲人亲近的欲望。

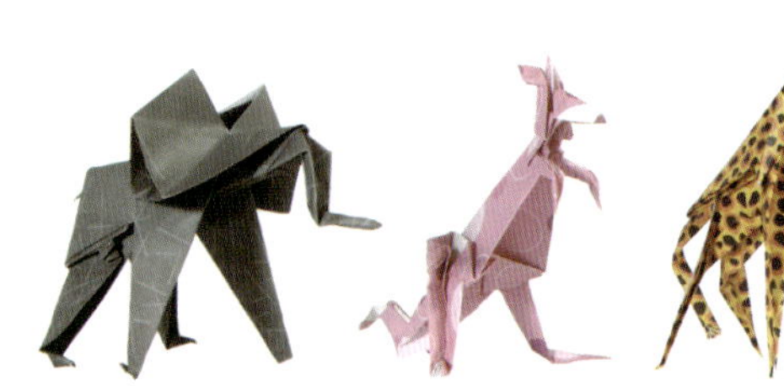

名画欣赏：《摇篮》

胎教引语

《摇篮》是法国女画家摩里索（1841—1895）作于1872年的一件优秀作品，画家从母亲的守护与孩子的酣睡中，极具诗意地表现了温馨而博大的母爱。

胎教意境

纱帐中，宝宝在熟睡，母亲一边轻摇着摇篮，一边深情地凝视着恬静入睡的孩子，温馨的母子之情顿时从画面中弥漫开来，这种情景用任何语言都难以描绘，看着这一画面时，相信你会有更深切的共鸣，你有没有觉得对肚子里小宝贝的爱意变得更加浓厚了呢？

胎教感言

可能有的孕妈妈会不放心让宝宝一出生就一个人睡，其实宝宝并没有那么脆弱，相反，如果他能拥有自己的一个房间或一个角落，这将对培养他的独立能力很有好处。

故事胎教：《海的女儿》

海的女儿

在海的远处，水是那么蓝，像最美丽的矢车菊花瓣，同时又是那么清，像最明亮的玻璃。然而它是很深很深的，深得任何锚链都达不到底。要想从海底到达水面，必须有许多许多教堂尖塔一个接着一个地连起来才成。海底的人就住在这下面。

不过人们千万不要以为那儿只是一片铺满了白沙的海底。不是的，那儿生长着最奇异的树木和植物。它们的枝干和叶子是那么柔软，只要水轻微地流动一下，它们就摇动起来，好像它们是活着的东西。所有的大小鱼儿在这些枝子中间游来游去，像是天空的飞鸟。海里最深的地方是海王宫殿所在的处所。它的墙是用珊瑚砌成的，它那些尖顶的高窗子是用最亮的琥珀做成的；不过屋顶上却铺着黑色的蚌壳，它们随着水的流动可以自动地开合。这是怪好看的，因为每一个蚌壳里面都含有亮晶晶的珍珠。随便哪一颗珍珠都可以成为皇后帽子上最主要的装饰品。

住在那底下的海王已经做了好多年的鳏夫，但是他有老母亲为他管理家务。她是一个聪明的女人，可是对于自己高贵的出身总是感到不可一世，因此她的尾巴上老戴着一打的牡蛎——其余的显贵只能每人戴上半打。除此以外，她是值得大大地称赞的，特别是因为她非常爱那些小小的海公主——她的一些孙女。她们是6个美丽的孩子，而她们之中，那个顶小的要算是最美丽的了。她的皮肤又光又嫩，像玫瑰的花瓣，她的眼睛是蔚蓝色的，像最深的湖水。不过，跟其他公主一样，她没有腿：她身体的下部是一条鱼尾。

她们可以把整个漫长的日子花费在皇宫里，在墙上生有鲜花的大厅里。那些琥珀镶的大窗子是开着的，鱼儿向着她们游来，正如我们打开窗子的时候，燕子会飞进来一样。不过鱼儿一直游向这些小小的公主，在她们的手里找东西吃，让她们来抚摸自己。

——节选自《安徒生童话》

《海的女儿》是安徒生童话宝库中的珠玑，是最脍炙人口的名篇。

胎教引语

《海的女儿》通过美人鱼对爱情的执着追求和为爱而不惜牺牲自己生命的感人故事，来表现美人鱼崇高的精神境界和美好善良的心灵。

胎教意境

海王国有一个美丽而善良的美人鱼。善良的、对爱情执着的美人鱼公主爱上了陆地上英俊的王子，为了追求爱情幸福，不惜忍受巨大痛苦，脱去鱼形，换来人形。但王子最后却和人间的女子结了婚。巫婆告诉美人鱼，只要杀死王子，并使王子的血流到自己腿上，美人鱼就可回到海里，重新过无忧无虑的生活了。可她却为了王子的幸福，自己投入海中，化为泡沫。

胎教感言

美人鱼公主曾经全心全意为她的目标奋斗，忍受过痛苦，她坚持下去了，她的善良使她在300年后拥有了一个不灭的灵魂。无论在哪个国度，在什么时间，善良的人都应该是受到青睐的。

体会种子发芽的感动

人们大多喜欢绿色植物，喜欢各种漂亮的植物，却很少会关注它们的种子，殊不知，世界上大多数植物都是由种子发育而来的，种子发芽就好比生命的孕育。

胎教引语

去培植一颗种子吧，用一颗感动的心，用孩子的好奇心，带着胎宝宝去探索生命的秘密，也给孕期的生活创造一些小小的乐趣。

胎教意境

培植黄豆豆苗

1 挑选一把成熟饱满的黄豆，用清水浸泡2~3天，每天换水1~2次。

2 待黄豆发芽后，把它们放到敞口玻璃瓶中，不要再加水浸泡。

3 每天用喷壶把豆芽喷湿。

4 几天后，绿绿的叶子就会伸出瓶口来了，这就是常说的生豆苗。

种荔枝

1 把果核充分洗净，用清水浸泡7天，每天换水。

2 待果核发芽后，把它们移植到花盆中，注意发芽的一端要朝上露出土面。

3 几天后，一盆别致的绿植就长出来了。

桃子、苹果、橘子、橙子、地瓜等的种子都能够发芽，它们所需要的大致条件相当，孕妈妈可以参考以上培植方法进行培植。

胎教感言

培育一粒种子，看着它一点点发芽，这种感觉非常棒，每天都会期待更多的惊喜，等待种子发芽的秘密，这与期待胎宝宝的出生有异曲同工之处。

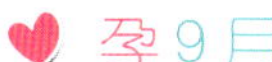

第35周

孕妈妈和宝宝的身体变化

孕妈妈变化

由于胎儿增大，并且逐渐下降，相当多的孕妈妈此时会觉得腹坠腰酸，骨盆后部附近的肌肉和韧带变得麻木，甚至有一种牵拉式的疼痛，使行动变得更为艰难。在有的孕妈妈身上这种现象可能逐渐加重，并将持续到分娩以后，有的甚至更长，如果实在难以忍受，可以请求医生的帮助。如果对日益临近的分娩感到忐忑不安甚至有些紧张的话，应该努力使自己平静下来，注意休息，养精蓄锐，轻松的日子已经不多了，再享受一下二人世界的安静温馨吧，听听音乐，和丈夫聊聊天。

胎宝宝变化

- 胎儿呼吸系统、消化系统发育已近成熟。
- 生殖器官也已接近成熟。
- 身体开始变得圆润。
- 有的胎儿头部已降入骨盆。
- 有的胎儿长出了一头胎发。
- 胎儿的指甲已长到指尖。
- 胎儿身长约为42厘米，体重约2000克。

美食胎教：玉米

玉米中含有维生素 A，这对孕妈妈的智力、视力都有好处。玉米脂肪中的维生素较多，对防止细胞氧化、衰老有益处，从而有益于智力，孕期应适当在饮食中补充玉米，可帮助胎儿健脑。玉米中粗纤维较多，食后可刺激肠蠕动，有利于缓解孕妈妈孕晚期便秘，加速肠内毒素的排出。

美食推荐：山药玉米粥

原料 山药150克，玉米渣200克，蜂蜜适量。

做法

1. 山药削皮洗净，切成小丁；玉米渣淘洗干净。
2. 锅内加适量水烧开，放入玉米渣煮至五成熟。
3. 加入山药煮至熟烂，调入适量蜂蜜即可。

更多美食选择：松仁玉米、玉米蔬果沙拉、玉米虾仁。

小窍门

1 由于玉米缺少一些必需的氨基酸，所以不宜长期单独食用，可与豆类、小麦等混合食用，来提高其营养价值。

2 若要保存玉米棒子，则可先去掉外皮及毛须，清洗干净，擦干后用保鲜膜包起来放入冰箱中冷藏。

3 玉米的许多营养都集中在玉米粒的胚尖上，所以吃玉米时最好把胚尖全部吃掉。

好词胎教：纳兰性德词选

蝶恋花

辛苦最怜天上月
一夕如环
夕夕都成玦
若似月轮终皎洁
不辞冰雪为卿热
无那尘缘容易绝
燕子依然
软踏帘钩说
唱罢秋坟愁未歇
春丛认取双栖蝶

长相思

山一程
水一程
身向榆关那畔行
夜深千帐灯
风一更
雪一更
聒碎乡心梦不成
故园无此声

木兰词

拟古决绝词柬友
人生若只如初见
何事秋风悲画扇
等闲变却故人心
却道故人心易变
骊山语罢清宵半
泪雨零铃终不怨
何如薄幸锦衣郎
比翼连枝当日愿

鹧鸪天

背立盈盈故作羞
手挪梅蕊打肩头
欲将离恨寻郎说
待得郎归恨却休
云澹澹，水悠悠
一声横笛锁空楼
何时共泛春溪月
断岸垂杨一叶舟

胎教引语

纳兰性德（1655—1685）原名成德，字容若，号楞伽山人，正黄旗满洲，是清代著名大词人之一。

胎教意境

纳兰性德生于贵胄之家，为大学士明珠长子，年少便聪颖过人，是文武全才，为康熙一品侍卫，然而，他虽侍从帝王，却向往平淡的经历，一生所交多为汉族布衣文人。

纳兰性德的主要成就在于词，后称《纳兰词》，风格清新隽秀，独具真情锐感，直指本心，王国维有评："北宋以来，一人而已。"

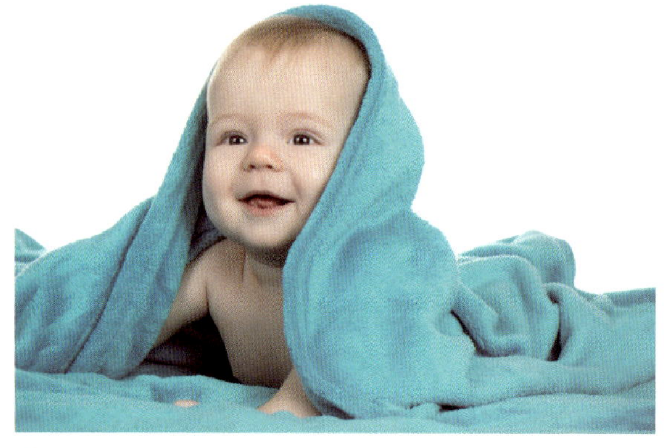

胎教感言

词往往兼具韵律与语言的美，因此不管是吟唱还是阅读、朗诵都是一种十分美的享受。

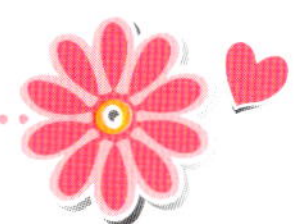

诗人的故事：海子

海子是视诗为生命的，诗是他生命的写照和表现。在诗人短暂的生命（25年）里，保持了一颗圣洁的心。他曾长期不被世人理解，但他是中国70年代新文学史中一位全力冲击文学与生命极限的诗人。

海子与诗歌

海子在农村长大，1979年考入北京大学法律系，大学期间开始诗歌创作，当时即被称为“北大三诗人”之一，从1982年到1989年不到7年的时间里，海子用超乎寻常的热情和勤奋，才华横溢地创作了近200万字的作品，结集出版了《土地》、《海子、骆一禾作品集》、《海子的诗》、《海子诗全编》等。

作为20世纪80年代后期新诗潮的代表人物，海子在中国诗坛占有十分独特的地位，他的诗不但影响了一代人的写作，也彻底改变了一个时代的诗歌概念，成为中国诗歌文化的一个重要组成部分。其创作的抒情短诗兼具抒情性、可诵性和先锋性风格，在当时极为罕见。

海子是个先验性的诗人，在他的身上，预言性的、启示性的东西不断为人们所发现、所感知，这是海子神话形成的一个重要的原因。

孕妈妈做手工：自制燕麦饼干

烤饼干并没有看上去那样复杂，而且不容易失败，自己动手做饼干，重在参与，关键是体验动手的乐趣。

胎教引言

万事开头难，事情一旦开了头，就容易得多了，即便原来不会做的事情，也能从中看到希望。胎教手工关键是这个过程，此外，手工活动引起的好情绪也是目的之一，总之，孕妈妈可以试试这款燕麦饼干。

胎教意境

原料 1/4杯奶油，1/4杯白糖，1个鸡蛋，1杯面粉，1茶匙泡打粉，2杯燕麦片，1/2杯牛奶，1/4杯葡萄干，1/4杯坚果仁。

做法

1. 奶油加热融化成液状后拌入白糖搅匀。
2. 将鸡蛋打入奶油糖中，并搅拌均匀。
3. 先将燕麦片、面粉、泡打粉混合，再将混合好的燕麦粉倒入奶油鸡蛋糊中，拌匀。
4. 拌匀的面糊中加入牛奶、葡萄干、坚果仁。
5. 用汤匙将面糊在烤盘上分成若干个球形，烤箱预热5分钟，以180　烤10分钟即可。

小提示：这款饼干加入了西式奶油，浓郁的奶香和润滑的口感让饼干增色不少，但孕妈妈要注意的是，奶油热量高，不能吃太多，不然会引起身体不适、影响食欲，吃得过多还可能造成营养过量。

胎教感言

做饼干不光是为了享受吃，也是为了享受手工的乐趣，享受制作食物的快乐，这种创造性的快乐是受胎儿欢迎的，与他分享好味道，与他分享好情绪。

准爸爸胎教：克服产前焦虑情绪

很多孕妈妈在怀孕的过程中，会产生强烈的恐惧感、孤独感，也就是所谓的“产前焦虑症”。不过这种病可不是女性的专利，少数准爸爸也会出现“产前焦虑”。

这种心理疾病是由于周围环境出现改变而感到有压力，产生了适应上的障碍。甚至有少数准爸爸在孕妈妈的孕期还会跟着一起出现害喜、恶心、想吐等生理不适。这种状态，会直接影响到孕妈妈的情绪，宝宝也会受到影响。所以一定要及时控制它的程度，尽量让自己在短期内克服，充满自信地完成角色的转变。

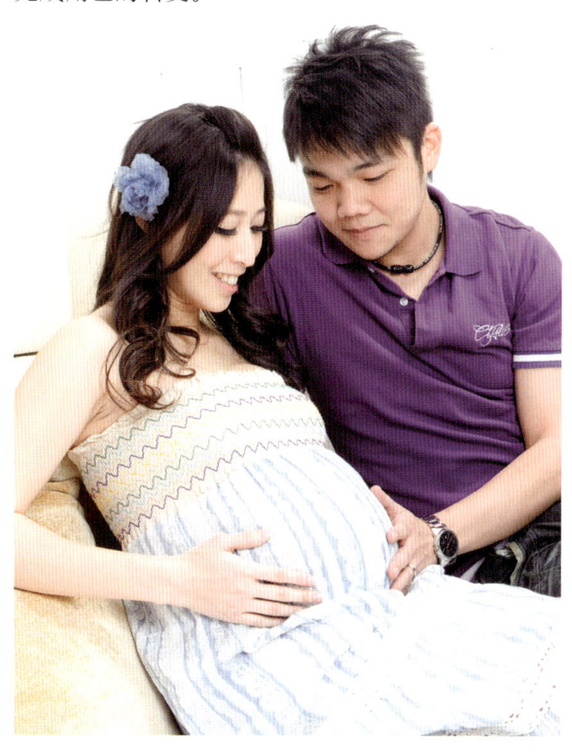

克服产前焦虑情绪的方法

1 把焦虑写下来，放在一边。花一点时间，仔细整理思路，把所担心的东西写出来，然后研读一下，这时你可能会发现这很可笑，然后就可以把它们扔在一边。在自己的心里，也做同样的动作，把闷闷不乐扔到一边，想点其他事。

2 在胎动时，用手摸摸孕妈妈的肚子，感受胎宝宝的各种动作。这样做有助于让自己体会越来越真实的准爸爸角色，成就感会油然而生。而且这也是在感受宝贝生命的力量，他和你有了交流，你对他的状况就会越来越有信心。

3 控制情绪。当你感觉到焦虑正渐渐地袭来时，你要想办法让自己更舒服些，比如适当的休息、充足的睡眠、适量的运动以及均衡的饮食等。或者想点高兴的事，不要让这种负面情绪不断加重。

4 为自己和妻子买保险。现在你们已经是为人父母了，肩上有了责任，让自己有一份保障，才能让这个家更有安全感。

5 多看看孕产专业书籍。通过这样，你会相信现在的医疗技术很发达，因为孕产给妻子和胎宝宝带来的风险绝大部分是可以控制的。

6 学会倾诉。倾诉不是女人的特权，准爸爸也需要通过倾诉来缓解自己的情绪，包括向父母、朋友倾诉自己的担心，这不是没面子的事。而这恰恰说明你能够正视自己，准备以更好的心态做好准爸爸。

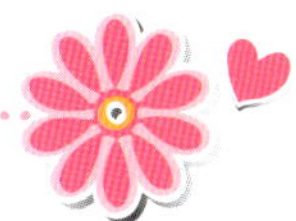

情绪胎教：静心冥想

冥想时，孕妈妈的压力和紧张感可以得到释放，恐惧、焦虑、忧郁等不良情绪也会慢慢消散，还能帮助孕妈妈开发潜在的心灵智慧，提高专注力和洞察力，让心灵变得纯净起来，并产生新的活力，从而使身心变得平和。

在一定程度上，冥想是一种境界，如果孕妈妈能时常静下心来冥想，这将对你保持好心情有很大的帮助，可以使宝宝心情平静，健康生长。

如何进行冥想

1 保持轻松的姿势坐着挺直背部，手心向上，放在膝盖上，轻轻挺起胸部，将脸部稍稍向上抬并闭上眼睛。

2 让自己平静下来，想象一些美好的事物，比如海滩上，看着潮汐进退，配合呼吸。潮汐来了，吸气；潮汐退了，呼气，然后让脑袋逐渐地放空。

3 慢慢地吐气，默默地想象：我现在很舒服，很放松，这种放松的感觉真好，我可以看到紫色的门，这扇门一打开，就可以看到腹中的宝宝。

4 开始时，即使冥想无法顺利进行，也不需要急躁，孕妈妈不妨跟胎儿说一说话，如：宝宝，妈妈好爱你，你要健康地长大，并告诉他，他即将诞生的是一个很快乐的地方等。

怎样做冥想效果更好

1 尽量穿宽松的衣服，有利于身心放松。

2 每天在早晚心情平静的时候进行冥想，每次10~15分钟。

3 排除不良的意识和联想。想象内容十分重要，美好内容的想象无疑会对胎儿产生美的熏陶，内容不佳的想象，则会起到反面作用。所以，你要尽量多想些美好的事情，将善良、温柔的母爱充分地体现出来，通过各方面的爱护促进胎儿的成长。

4 想象的内容可以丰富一些，可以想象和准爸爸恋爱的幸福时光，可以想象将来宝宝的样子，只要这种想象能唤起孕妈妈愉悦的感受就可以。

贴心小贴士

宁静，是指孕妈妈本身的宁静，即不急躁、不郁闷、情绪稳定、心情愉悦等精神状态。孕妈妈情绪不安不仅影响胎宝宝的体重，也会影响胎宝宝的智商。

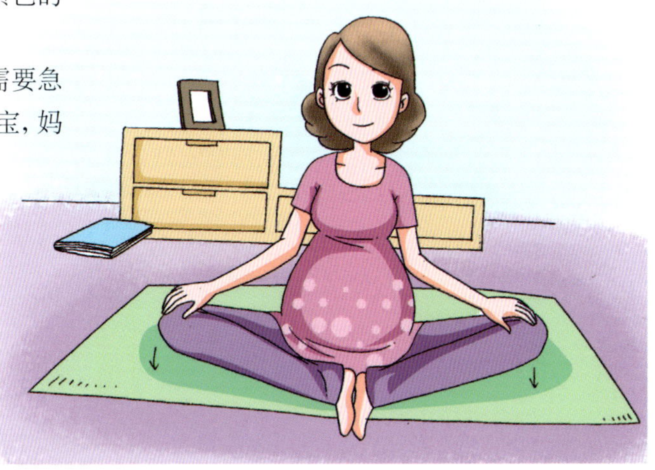

第36周

孕妈妈和宝宝的身体变化

孕妈妈变化

此时孕妈妈体重增长已达到最高峰，孕妈妈可能会惊讶于自己的腹部竟然可以长那么大。肚子相当沉重，大得连肚脐都膨突出来，起居坐卧都相当费力。此时上下楼梯时一定要注意安全。

胎宝宝变化

◆ 胎儿身体部分的骨骼变得结实，头骨还很柔软，这是为了分娩时头能顺利通过产道。

◆ 胎儿身长约为44厘米，坐高约为31厘米，体重约2200克。

营养胎教：多吃菌类增强免疫力

菌类属于山珍，营养丰富，常见的菌类有平菇、香菇、茶树菇、牛肝菌、杏鲍菇等，含有丰富蛋白质、碳水化合物、维生素、微量元素，孕妈妈多吃可以显著提高机体免疫系统的功能，增加免疫力。

1 菌类中含有丰富的单糖、双糖和多糖，分子多糖可以显著提高机体免疫系统的功能。

2 菌类含30%~45%的蛋白质，大大超过其他普通蔬菜，同时避免了动物性食品的高脂肪、高胆固醇危险。

3 菌类含有多种维生素，尤其是水溶性的B族维生素和维生素C，脂溶性的维生素D含量也较高。

4 菌类中的铁、锌、铜、硒、铬含量较多，经常食用野山菌既可补充微量元素的不足，又克服了盲目滥用某些微量元素强化食品而引起的微量元素流失。

菌类食物口感好，适合做菜或做汤。常见的菌类食物，可以随意与肉类搭配，炖鸡、炒鱿鱼、炒肉丝等均可。个头小、味道甜的茶树菇、杏鲍菇、袖珍菇等最适合炒制；个大、肉厚、味道清淡的菇类则适合炖制，如平菇、百灵菇。

贴心小贴士

菌类表面有黏液，容易沾有泥沙，清洗前一定要把菌柄底部带着较多沙土的硬蒂去掉，这个部位用盐水泡过也不易洗净。清洗时可在水里先放点食盐搅拌使其溶解，然后将菌类放在水里泡一会儿再洗，或者放在淘米水中洗，这样泥沙就很容易洗掉了。

孕晚期待产准备

在即将到来的这一个月里，分娩可能随时发生，孕妈妈提前做好一些待产的准备，那样无论什么时候临产，都不至于措手不及。

联系好住院事宜

为了防止医院的妇产科出现床位紧张等意外情况，孕妈妈最好提前联系好住院事宜，有备无患。

确定去医院分娩的路线和交通工具

没有人能预测分娩的时间，必须准备一个万全之策，设计好去医院的几种方案，以便在紧要关头能顺利平安地到达医院。

准备好待产包

待产包里的妈妈用品

1 衣物。一般待产到生产后出院有好几天，要准备好妈妈的衣裤、帽子和哺乳内衣。

2 卫生用品。卫生纸最少2卷、产妇卫生巾1包。

3 梳洗用具。尽量备一些小型的、便于携带的洗漱用具。牙膏、牙刷、漱口杯；香皂、洗面奶；洗脸毛巾3条(分擦脸、擦身体和擦下身)，擦洗乳房的方巾2条；小脸盆2个，洗下身的脸盆1个；梳子、镜子、发卡。

4 点心及巧克力。孕妈妈在宫缩较弱的时候，可以吃一些自己喜欢吃的点心，补充体力。

5 笔记本和笔。记录阵发性腹痛情况，包括阵发性腹痛时的状况和时间间隔。

待产包里的宝宝用品

1 清洁用品。纸尿裤1包、湿纸巾2包、大浴巾和小毛巾各1条、护臀霜1支。

2 哺乳用品。奶粉、奶瓶、奶瓶消毒器以及供宝宝吃奶、喝水时垫在下巴底下的小方巾等。

3 衣物。包被、婴儿服、围嘴。

其他物品

1 现金、银行卡。两者都需要准备，并提前了解医院的支付方式。

2 证件。一般办理入院所需的证件包括：准生证、孕妇围产保健手册、医保卡、围产期保健卡、献血证（如果孕妈妈以前曾献过血）以及夫妻双方的居民身份证等。

3 记录用品：录音机、数码相机等。为妈妈、宝宝拍照、摄像留念，这些都是最有纪念意义的。

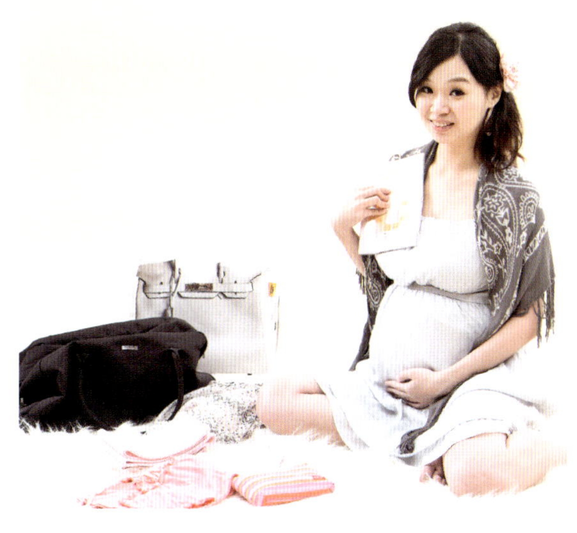

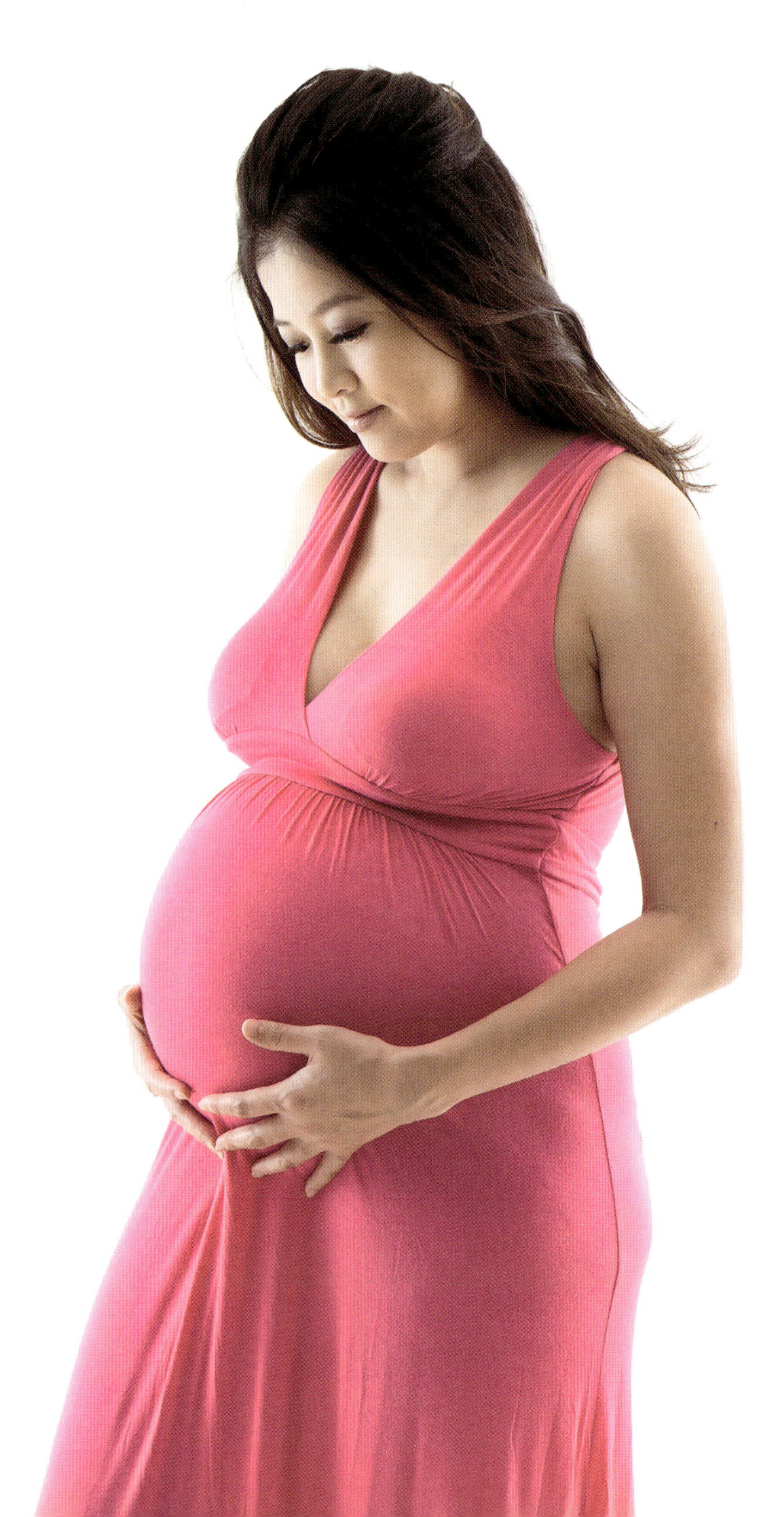

Part 10 孕10月

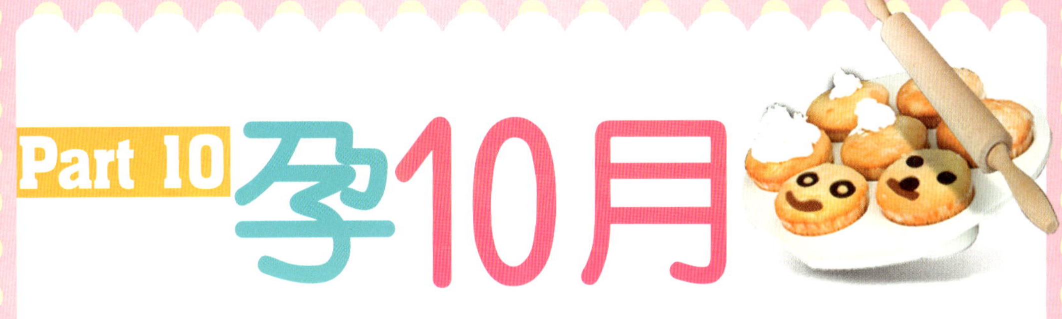

宝贝，我终于等到你的到来

第37周

孕妈妈和宝宝的身体变化

孕妈妈变化

从本周起至分娩，最好每周进行一次产前检查。

孕妈妈感觉下腹部的压力越来越大，突出的肚子逐渐下坠，这就是通常所说的胎儿开始入盆，即胎头降入骨盆，是在为分娩做准备。

子宫底的位置逐渐下降，这时孕妈妈的肺部和胃部都会觉得松快一些，呼吸和进食也比前一段时间舒畅了，食欲因此也有所好转，吃了食物后胃里也不会那么难受了。

但是孕妈妈行动却日益艰难。由于胎头下降牵拉宫颈，有的孕妈妈会觉得胎儿好像就要掉出来了似的。而且膀胱受到压力，使孕妈妈总有便意，不得不一次次往厕所跑。

阴道分泌物也更多了，要注意保持身体清洁，特别要注意阴道分泌物是否正常，有没有血性分泌物，如果其中带有血迹，就应该马上去医院检查。

胎宝宝变化

- 胎儿肺部发育基本完成。
- 全身已变得圆滚滚的。
- 听力此时已经充分发育。
- 胎儿身长约为46厘米，体重约2300克。

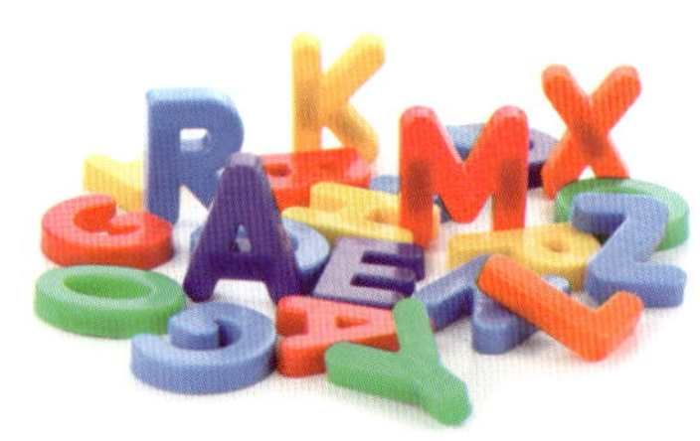

美食胎教：莴苣

莴苣中含有天然叶酸，孕妈妈经常食用莴苣，有助于胎宝宝正常发育。另外，莴苣含钾量较高，有利于促进排尿，它还含有碘元素，经常食用有助于消除孕妈妈孕晚期的焦虑与紧张。

美食推荐：清炒笋丝

原料 莴笋300克，盐、花椒粒、植物油、鸡精各适量。

做法

① 莴笋去皮后洗净切成细丝。

② 起锅热油，放入花椒粒炸香后捞出花椒粒。

③ 倒入莴笋丝，大火快炒片刻，加盐、鸡精调味即可。

更多美食选择：莴笋拌竹笋、莴笋炒肉片、白果莴笋炖老鸡。

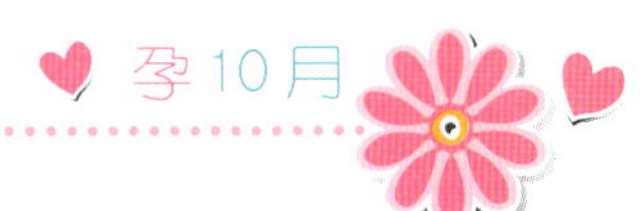

小窍门

1 莴苣叶营养价值比茎高，孕妈妈最好要叶茎一起吃。

2 莴苣怕咸，炒莴苣的时候盐要少放一点。

3 不要用铜制器皿存放或者烹调莴苣，以免破坏莴苣中所含的抗坏血酸成分。

4 将莴苣浸泡在冰冷的水中，使其温度降至7℃~8℃，用毛巾吸去水分，再用沾湿的纸巾包好放进冰箱，可以延长莴苣保鲜的时间。

5 莴苣的子可以治乳汁不通。

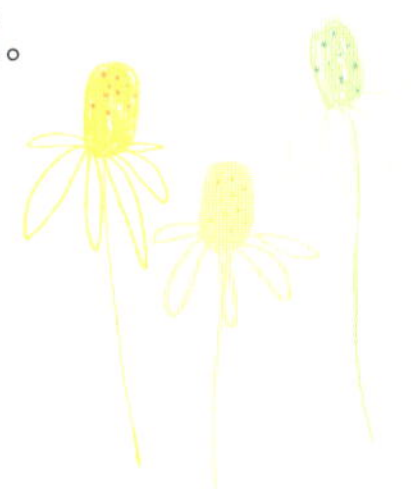

诗歌胎教：《你是人间四月天》

你是人间四月天

林徽因

我说你是人间四月天；
笑响点亮了四面风；轻灵
在春的光艳中交舞着变。
你是四月早天里的云烟，
黄昏吹着风的软，星子在
无意中闪，细雨点洒在花前。
那轻，那娉婷你是，鲜妍
百花的冠冕你戴着，你是
天真，庄严，你是夜夜的月圆。
雪化后那篇鹅黄，你像；新鲜
初放芽的绿，你是；柔嫩喜悦
水光浮动着你梦期待中白莲。
你是一树一树的花开，是燕
在梁间呢喃，——你是爱，是暖，
是希望，你是人间四月天！

胎教引语

这首诗是诗人为出生不久的儿子所作，表达心中对儿子的希望和儿子出生带来的喜悦，是一篇优秀的诗作。在诗人逝世的时候，金岳霖等好友们共同给诗人题了这样的一副挽联：“一身诗意千寻瀑，万古人间四月天。”

胎教意境

这首诗意境优美，内容纯净，形式纯熟，语言华美，可贵的是，在华美的修饰中流露出清新自然的感情。这首诗讲求格律的和谐、语言的雕塑美和音律的乐感，完美体现了这一原则，词语的跳跃和韵律的和谐几乎达到了极致。

四月，是踏青的季节；四月，一年中的春天，是春天中的盛季；四月，一年中最珍贵的季节，一如初恋转瞬即逝。在这样的季节里，诗人要写下心中的爱，写下一季的心情。

胎教感言

在得知一个小生命在你的腹中悄悄发芽的时候，你是怎样的心情呢？在不久的将来，你便会是一个真正的母亲，你需要唤起心中的母爱，让它为你打开人生的另一扇门窗。

诗人的故事：林徽因

林徽因是一个传奇女子，集才气、集美质、集傲岸，也集热爱与事业于一体，她在文学上的造诣及在建筑上的成就不斐，是中国著名的建筑学家和作家，为中国第一位女性建筑学家，同时也被胡适誉为中国一代才女。

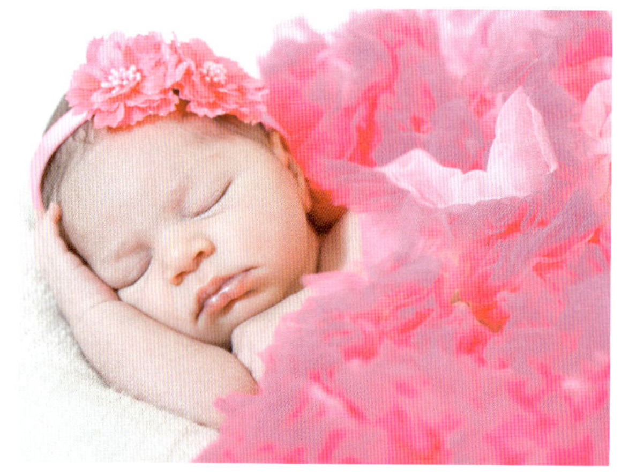

林徽因与建筑

林徽因16岁随父亲游历欧洲，在那里受邻居女建筑师的影响，立志将来一定要学建筑。 1924年林徽因选择宾夕法尼亚州立大学建筑系，当时的宾大建筑系不招女生，林徽因改入该校美术学院，但主修的还是建筑。

林徽因在美术方面曾做过三件大事：第一是参与国徽设计；第二是改造传统景泰蓝；第三是参加天安门人民英雄纪念碑设计，为民族及国家做出重大的贡献。

林徽因发表有关建筑的论文多篇，其中有一些目前还作为大学教材在使用，主要有《论中国建筑之几个特征》、《中国建筑史》（辽、宋部分）、《中国建筑发展的历史阶段》（与梁思成、莫宗江合著）等。

林徽因与文学

在文学方面，林徽因一生著述甚多，其中代表作为《你是人间四月天》，小说《九十九度中》。在当时，知识分子是社会少数、精神贵族，像林徽因这样受过良好教育才貌出众的女子，更是凤毛麟角。

中西文化融合造就了一个“文化林徽因”，她是诗人，一生写过几十首诗，在诗歌创作上受徐志摩影响很明显，但又有自己的特点。

在民国时期的著名才女中，林徽因的才艺似乎比萧红和张爱玲等显得更全面一些，人生际遇也更幸运。她不仅最早加入了“新月社”，在诗歌、小说、散文、戏剧、绘画、翻译等方面成就斐然。她几乎标志一个时代的颜色，出众的才，倾城的貌，情感生活也像一个春天的童话，幸福而浪漫。

胎教感言

进入文明史后，女性一直被淹没在历史的黑洞里，很多女性以与新文学共体的方式，张扬自我的独立品格，激荡着青春气息与时代风云的美丽人生，女性应该属于时代中亮丽的色彩。

分娩的诸多好处

十月怀胎过程虽然辛苦，但在收获可爱宝宝的同时，分娩对孕妈妈的身心也都有不少好处。

1 减少子宫内膜癌发生概率。怀孕期间，由于维护胚胎生存环境稳定的需要，子宫内膜也暂停了它的周期性剥脱出血，子宫内膜的上皮细胞在月经周期所必经的“损伤—修复—再损伤—再修复”的过程会暂时停止，发生癌变的机会也同时减少了。

2 减少卵巢癌发生概率。怀孕让女性体内产生一种抵抗卵巢癌的抗体，它能有效阻止卵巢癌的发生。怀孕的次数越多、初次怀孕的时间越早，效果越显著。

3 治疗痛经及月经不调。在孕育宝宝的过程中，女性的身体如子宫、乳房会经过一个再次发育的过程，内分泌也能得到自发的调节，痛经和月经不调都会得到改善。

4 推迟更年期。孕育宝宝的过程会让卵巢暂停排卵，直到哺乳后的第4~6个月才恢复，这期间，大约有20个卵子推迟了排出时间，这会使卵巢的衰退时间推迟，从而可推迟更年期的到来。

5 感觉变得更灵敏。怀孕似乎能提升孕妈妈的嗅觉，甚至味觉。当然，这样灵敏的嗅觉在怀孕初期可能会加剧晨起时的恶心感，但到了后期，却会令孕妈妈倍加享受各种美味。

6 变得更美丽。怀孕期间，绝大多数孕妈妈都会变得容光焕发，更加美丽，产前产后的细心调理会让这种美丽一直延续到生产之后。这是因为孕期女性基础代谢会增加，身体的内分泌能得到更好的调节，雌激素水平高，因而皮肤更光洁、弹性更好。

贴心小贴士

上面所提到的各种影响因素，也只说明了生育与否，不过是对女性生命健康影响的很小的一个方面；而每个女性的身心健康都是由很多这样微小但又相当重要的方面所构成的！如果孕妈妈能更多地关注自己的健康，定期进行全面的身体检查，全面了解并掌握影响自己健康的各个方面，扬长避短，就可以更好地把握自己的健康人生！

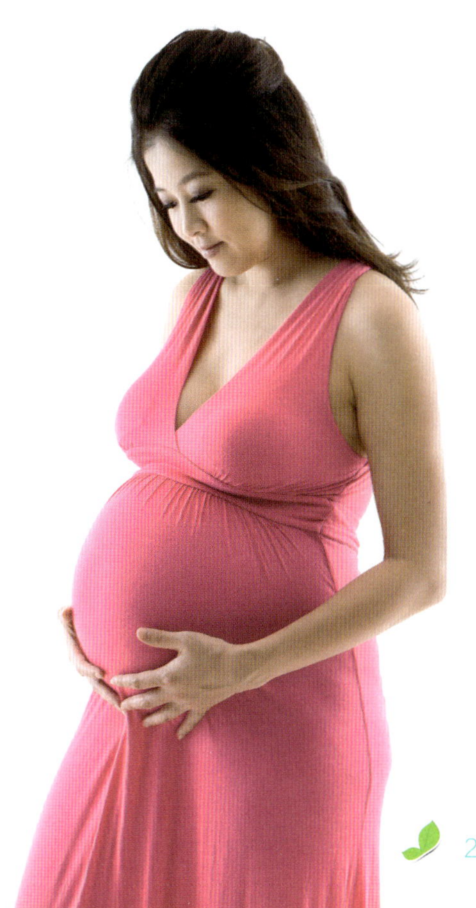

情绪胎教：赏心悦目的插花艺术

插花是一项很受女性喜爱的艺术，插花这一小小的动作，包含的东西却不少，爱插花的人甚至还能说出插花的思想感情来，即使随手一插，也必然是奔了好看的目的而去，这对于你镇静心绪、培养情操是很有作用的。

插花装点美好家居

鲜花不仅可以怡情养性，还可以装点家居，为居室平添一抹生动的亮色。如果是你亲手制作的插花，那意义更是非同寻常了。

其实不仅是鲜花，就连蔬菜和水果也可以作为你插花的材料，只要肯发挥想象力，你亲自动手插花，实际上也是一种隐性胎教，你平和、宁谧的心绪在插花的过程中传递给腹中的胎宝宝，让他从小就懂得热爱生活，善于发现生命之美。

蔬果插花

材料： 柿子椒1个（还可以用苹果、西红柿等），花泥1块，牙签数支，樱桃数个，满天星数枝，小雏菊数朵（也可选择当下开放的其他鲜花）。

步骤：

1. 将柿子椒横刀切成两半，泡一小块花泥。

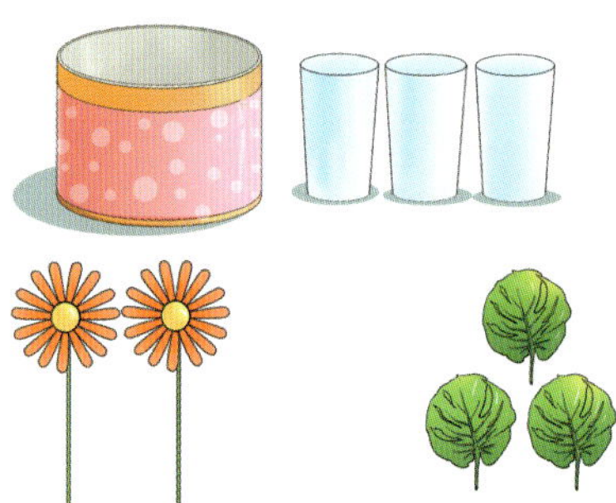

2. 将泡好的花泥切成略小于柿子椒横切面的大小，用牙签固定在两半柿子椒的中间。

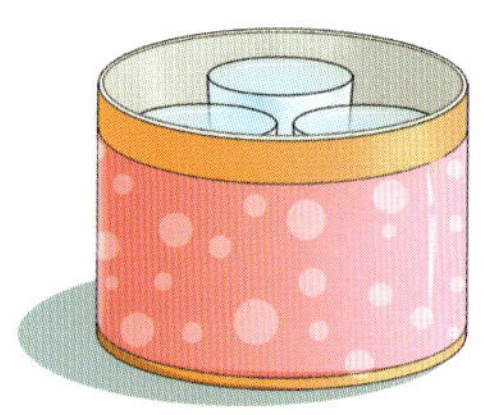

3. 将修剪好的满天星转圈围插到柿子椒四周的花泥中，再将樱桃插入花泥，最后插入小雏菊，注意插花时要用花朵将花泥遮挡起来。

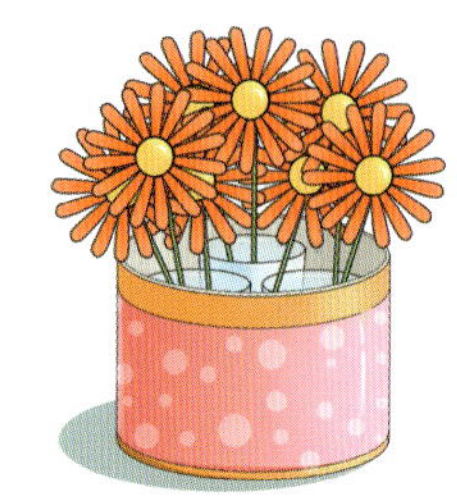

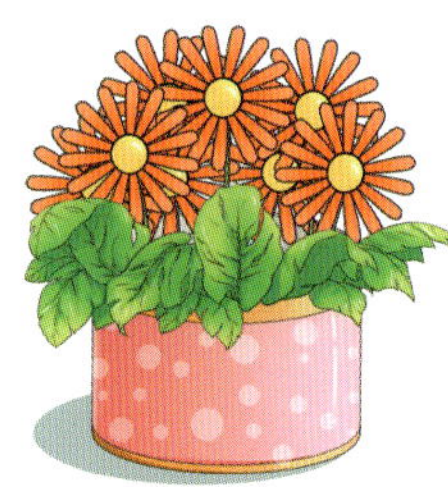

贴心小贴士

插花是一门与插花人的喜好和欣赏风格很有关系的艺术，因此你完全可以根据自己的风格插出自己的作品来，家里的废纸筒、饮料瓶，好看的纸张，都能派上用场。

准爸爸胎教：帮孕妈妈战胜分娩恐惧

不少孕妈妈由于没有分娩经验，因此总会有些精神紧张或不知所措，对分娩产生恐惧心理，这种心理对顺利分娩是很不利的。这时候，准爸爸能给孕妈妈很大的帮助，尤其是在孕妈妈生产前准爸爸能够发挥自己特有的魅力，帮助孕妈妈战胜恐惧。

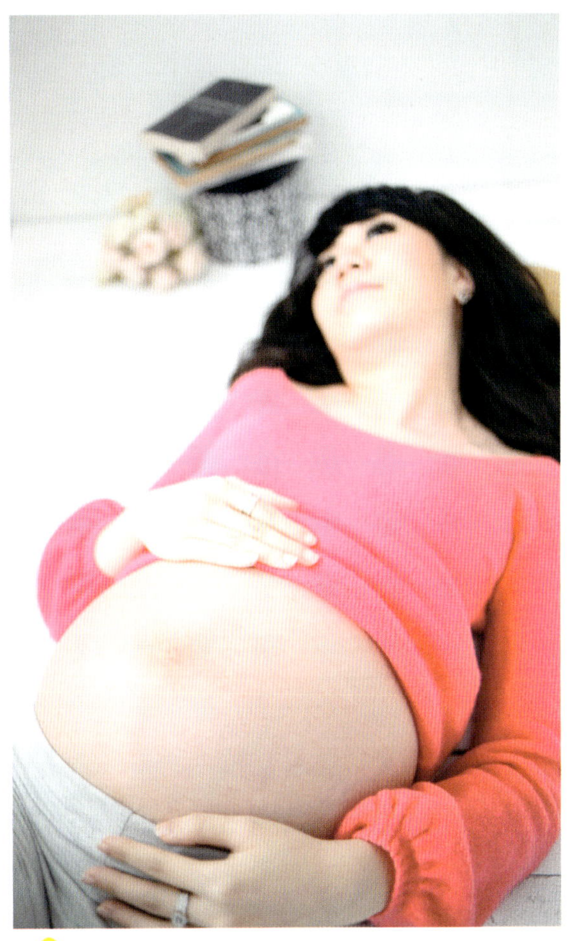

帮助孕妈妈战胜恐惧的方法

1 多了解分娩知识，帮助孕妈妈建立自信。多了解一些分娩知识，然后跟孕妈妈讲解，并在她需要的时候给予提醒，告诉她分娩的危险其实是可以控制的，不会出现问题，消除她对分娩的未知感和紧张情绪。此外，准爸爸可以配合孕妈妈练习一些分娩技巧，比如生产时的呼吸技巧、用力技巧、吃东西的技巧等，让孕妈妈对分娩建立自信。

2 发挥爱的力量。爱是准爸爸给孕妈妈最大的支持，这虽然不用特意训练，但会融入生活的点点滴滴。准爸爸学会抚摸、拥抱、亲吻孕妈妈，学会表达你的情感，学会赞美，这些可以成为强大的心灵止痛剂。

3 学会照顾孕妈妈。在临产时不忘提醒孕妈妈要多喝水，注意排尿，适当走动，帮她打理一些日常琐事。相信你的孕妈妈一定是善解人意的，准爸爸的努力会让她更有信心战胜对分娩疼痛的恐惧。

4 心理暗示。准爸爸经常带孕妈妈去看望漂亮健康的小宝贝们，并引导孕妈妈想象自己家宝贝的可爱样子，通过各种方式给孕妈妈积极的心理暗示，让孕妈妈对自己的分娩充满期待，积极的心理因素可让事态向积极方向发展。

贴心小贴士

很多妇产医院和大型综合医院都开设孕妈妈课堂和产前培训课程，准爸爸如果有时间，可以接受一些专业的培训，能更大程度地帮助孕妈妈解忧减痛，让胎儿顺利出生。

第38周

孕妈妈和宝宝的身体变化

孕妈妈变化

孕妈妈可能会既紧张又焦急，既盼望宝宝早日降生，又对分娩的痛苦有些恐惧。应该适当活动，充分休息，密切关注自己身体变化，即临产征兆的出现，随时做好入院准备。

胎宝宝变化

- 胎儿两个肾脏已发育完全。
- 肝脏已能处理一些代谢废物。
- 胎儿身长约为48厘米，体重约2500克。

营养胎教：分娩能量棒——巧克力

分娩时一般产程大约要12~16个小时。临产后正常子宫每分钟收缩3~5次，总共要消耗6200大卡的热量，相当于走完200多级台阶，跑完10000米所需的热量，这些被消耗的能量必须在产程中适时给予补充，以便保持足够的力量来屏气用力，促进顺利分娩。

孕妈妈在临产前吃些巧克力，对孕妈妈和宝宝都是十分有益的。

巧克力营养丰富，含有大量的优质碳水化合物，而且能在短时间内被人体很快消化吸收，产生大量的热能，供人体消耗。据测定，每100克巧克力中，含有碳水化合物50克左右、脂肪30克左右、蛋白质15克以上，还含有较多的锌、维生素B_2、铁和钙等。它被消化吸收和利用的速度是鸡肉的5倍，脂肪的3倍。

巧克力体积小，发热多，而且香甜可口，吃起来也很方便。孕妈妈只需在临产前吃上一两块巧克力，就能在分娩过程中，产生出很多热量。

贴心小贴士

分娩时吃一两块巧克力对于补充能量非常有用，但也不要吃得太多，一般一两块巧克力就足以产生所需要的热量了，而且巧克力吃多了会觉得腻，甚至犯恶心，这对分娩反而会造成不好的影响。

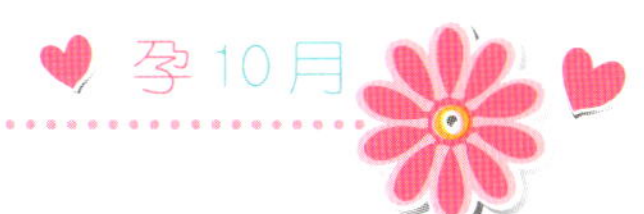

临产信号灯

为了在分娩前做好充分的准备，我们建议你和准爸爸或者在孕期的最后阶段陪护你的人员，一定要掌握以下临产时信号。

见红

在分娩前24~48小时，阴道会流出一些混有血的黏液，即见红。茶褐色、粉红色、红色都是“见红”可能出现的颜色，出血量明显比生理期的出血量少，一般混合黏液流出，质地黏稠。见红是临产前的一个比较可靠的征象。

一般来说，见红后的24小时内就会开始阵痛，进入分娩阶段。但是实际情况是很多人见红后几天甚至一周后才分娩，个体差异很大，所以如果孕妈妈只是淡淡的血丝，量也不多，你可以留在家里观察，没必要急于马上去医院；但是如果发现出血量和生理期的出血量相当甚至超出，血呈鲜红色，或者大量涌出，并且伴有腹痛的感觉，这可能是胎盘剥离引起血管破裂而造成的出血，而非分娩先兆，就一定要立刻到医院就诊。

宫缩

宫缩给孕妈妈的感觉就是肚子一阵一阵地发紧发硬，是临产的一个重要特征。

分娩前数周，子宫肌肉较敏感，将会出现不规则的子宫收缩，持续的时间短、力量弱，或只限于子宫下部。经数小时后又停止，不能使子宫颈口张开，故并非临产，称为假性宫缩。

只有到预产期，伴有疼痛的宫缩，才是分娩的先兆。临产的子宫收缩有规则性，初期间隔时间大约是10分钟一次，孕妈妈感到腹部阵痛，随后阵痛的持续时间逐渐延长，至40~60秒，程度也随之加重，间隔时间缩短，约3~5分钟。当子宫收缩出现腹痛时，可感到下腹部很硬。

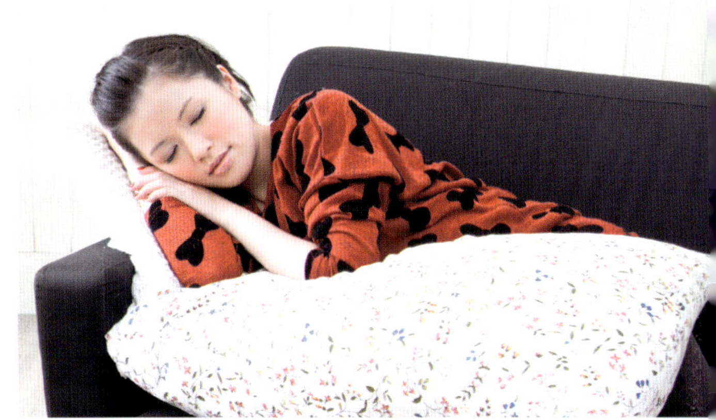

阵痛

临近分娩，子宫就会开始收缩，把宝宝往产道方向挤压，这样孕妈妈就会感觉到阵痛。

一旦阵痛就表明即将进入产程了。如果孕妈妈是初次生产，那么只要子宫收缩规律达到每10分钟阵痛一次时，就应该入院待产了。有过生育史的话，每15~20分钟阵痛一次时，即要入院待产。如果阵痛的间隔时间突然变短，必须马上与医院联系。

破水

阴道突然流出清亮的液体，包裹胎儿的卵膜破裂使羊水流出，称为破水，稍黏、无色与尿液相似，有时含胎粪或胎脂，称为“胎膜破裂”。

一般先阵痛才破水，但也有无阵痛即破水的。破水发生后，孕妈妈要尽量采取平卧姿势，并立刻在家人帮助下入院待产，以免危及胎儿生命。

克服产前焦虑

据调查显示，约有98%的孕妈妈在妊娠晚期会产生焦虑心理。有些孕妈妈善于调节自己的情绪，会使焦虑心理减轻，有些孕妈妈不善于调节，心理焦虑会越来越重。造成这种心理问题的原因有很多，比如没有生产经验、害怕疼痛、担心胎宝宝畸形、身体不适等，这些因素都会使孕妈妈产生焦虑的心理。

产前心理焦虑的危害

1 焦虑可引起植物神经紊乱，导致产时宫缩无力造成难产。

2 焦虑会使孕妈妈肾上腺素分泌增加，导致代谢性酸中毒引起胎宝宝宫内缺氧。

3 严重焦虑的孕妈妈常伴有恶性妊娠呕吐，并可导致早产、流产的情况。

4 产前严重焦虑的孕妈妈剖宫产及阴道助产率比正常孕妈妈高一倍。

克服产前焦虑

1 增加对自身的了解，增强生育健康宝宝的自信心。

2 学习一些有关生产的知识，和一些有经验的妈妈们交流一下，讨教一些经验。

3 注意身心调节，纠正对生产的错误认识。生育能力是女性与生俱来的能力，生产也是正常的生理现象，绝大多数女性都能顺利自然地完成。

4 临产前可做一些有利于健康的活动，如编织、绘画、唱歌、散步等，不要因为行动不方便就不活动，就每日在家里静卧，这样只会把注意力集中到对未来的担忧上。

5 有产前并发症的孕妈妈应积极治疗并发症，要和医生保持密切关系，有问题时及时请教，保持良好情绪。

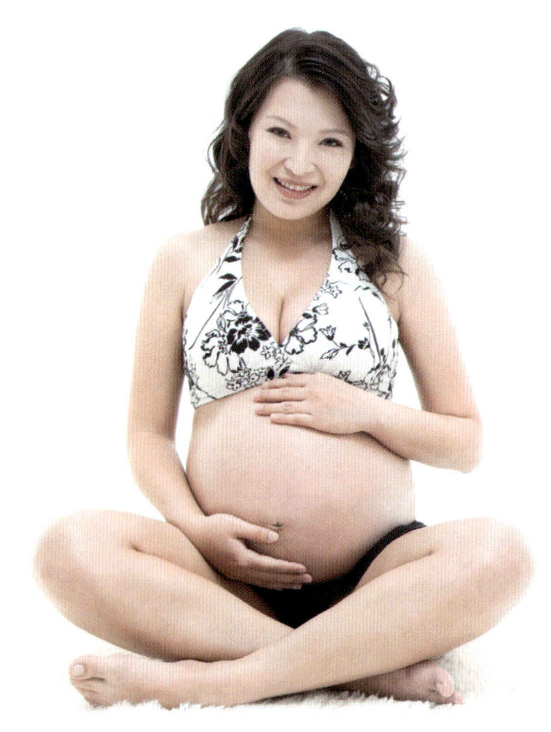

贴心小贴士

现代的医疗技术已经很发达，即使存在一些胎位不正、骨盆狭窄等问题，也能顺利地采取剖宫产的方式将婴儿取出，能够最大限度地保证母婴安全，所以孕妈妈完全不必为此忧心忡忡。

情绪胎教：令人安宁的神奇色彩

色彩能够影响人的精神和情绪，它作为一种外在的刺激，通过人的视觉产生不同感受的结果，给人以某种精神作用。因此，精神上感到舒畅还是沉闷，都与色彩的视感有着直接的关系。可以说，不舒服的色彩如同噪声一样，使人感到烦躁不安，而协调悦目的色彩则是一种美的享受。一般说来：

- 白色显得干净、明快；
- 黄色明快、灿烂，使人感到温暖；
- 红色使人激动、兴奋，能鼓舞人们的斗志；
- 绿色清新、宁静，给人以希望；
- 蓝色给人的感觉是明净、凉爽；
- 粉红和嫩绿则预示着春天，使人充满活力。

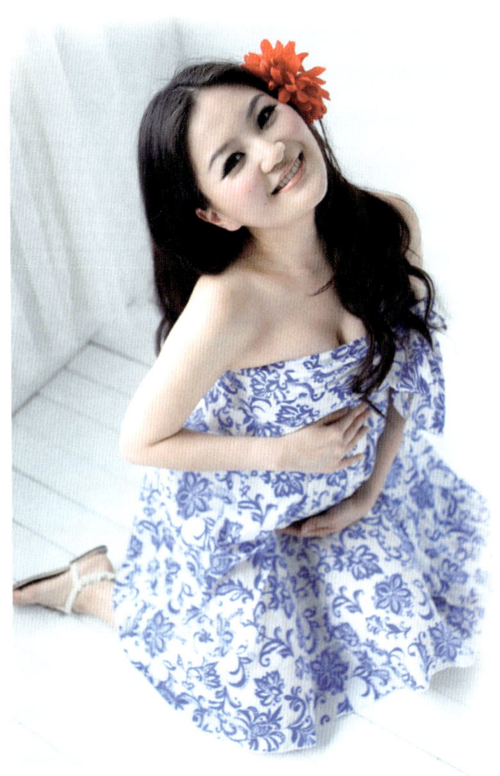

孕妈妈因体内激素的变化，往往性情急躁，情绪波动较大。因此，孕妈妈可以有意识地多接触一些偏冷的色彩，如绿色、蓝色、白色等，有利于情绪稳定，保持淡泊宁静的胎教心境。

居室色彩宜简洁、温柔、清淡，如乳白色、淡蓝色、淡紫色、淡绿色等。其中白色给人一种清洁、朴素、纯洁的印象；淡蓝色、淡青色等给人一种深远、冷清、高洁、安静的感觉。孕妈妈从繁乱的环境中回到宁静优美的房间，内心的烦闷便会趋于平和、安详，心情也会稳定。

如果孕妈妈是在紧张、安静、技术要求高、神经经常保持警觉状态的环境工作，家中不妨用粉红色、橘黄色、黄褐色布置。因为这些颜色会给人一种健康、活泼、向上、鲜艳、悦目的感觉。孕妈妈从单调的色彩环境、紧张的工作状态中回到生机盎然、轻松活泼的环境中，神经可以得到松弛，体力也可以得到恢复。

贴心小贴士

孕妈妈可以在居室悬挂一些隽永的书法作品，时时欣赏，以陶冶性情。书法作品的内容常常是令人深思的名句，从中不仅能欣赏字体的美，还能感到有一种使人健康向上、给人以鼓舞的力量。

孕妈妈做手工：环保万年历

步入孕期最后一个月，小天使就要降临人世，接下来的每一天都是重要的一天，从现在开始帮助胎宝宝倒计时吧，给他鼓励，为他加油，让他知道你的心意。

胎教引语

万年历是个很实用的工具，购买万年历很方便，但是最漂亮最好的万年历不一定要从百货商店购买，如果能自己动手DIY，万年历还可以像活字印刷一样，常用常新，十分环保，又个性十足。

胎教意境

材料：瓦楞纸箱、彩色笔数支、图钉、胶水、剪刀。

步骤：

1 将箱子拆开，取合适的一面剪成需要的大小，然后用彩色笔画出日历表，标出表示星期的汉字或英文缩写。

2 在第一行没有数字的位置画上一些卡通画或其他喜欢的图案，日历表可按自己的喜好做些装饰，比如画上花边或卡通图案等。

3 取箱子中与制作日历表的面等大的一面，修剪成比日历表宽2~3厘米的大小，粘在日历表的背面，多出的部分露在日历表的上方，然后在露出部分打两个小孔，方便挂放。

4 取纸箱其他部位的瓦楞纸，裁剪成比日历表的日期格子略小的31个方块，用黑色彩笔在方块边缘画虚线，方块中央写上1~31的数字。

5 用胶水将图钉固定在每个小方块背面，然后将日期分别嵌进日历表的相应位置，用绳子穿过小孔，将日历表挂在墙壁上，一个风味十足的日历表就完工啦。

胎教感言

这不仅是格外有心意的万年历，而且特别实用，因为它能循环使用，只要在每个月第一天，按照标准日历移动一下各个数字的位置即可，非常环保，日后胎宝宝出生后立刻就能派上用场，为他的每一天计时。

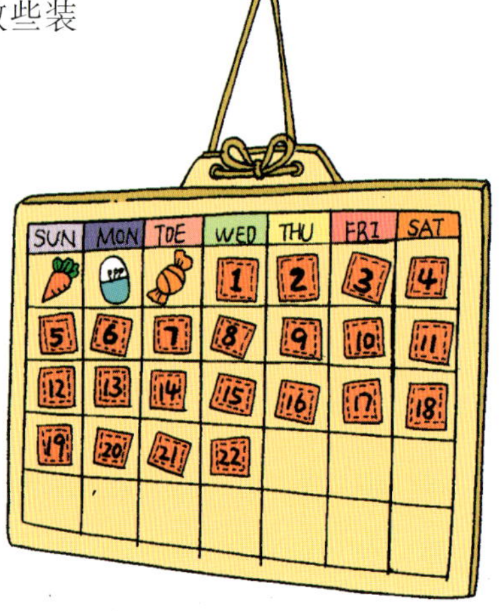

第39周

孕妈妈和宝宝的身体变化

孕妈妈变化

由于子宫占据了骨盆和腹部的大部分空间，孕妈妈会感到非常不舒服。另外，几乎所有的孕妈妈现在都会感到心情紧张不安，或因对分娩的焦虑，或因对分娩的期待。但是孕妈妈能做的只有放松心情，耐心等待，通过各种方式熟悉产程，了解每一个阶段的身体变化，做到心中有数，做好充分的思想准备。和家人商量一下万一分娩不顺利时该如何处理，以免到时候意见不统一而产生矛盾。

胎宝宝变化

- 胎儿在母腹中的位置不断下降。
- 胎儿体重为2800~3000克，身长约为50厘米。
- 胎儿身上的胎脂已逐渐脱落、消失。
- 很多胎儿头发已较长，为1~3厘米。

美食胎教：小米

小米能益脾胃，养肾气，除烦热，利小便。小米熬粥营养价值丰富，有“代参汤”之美称，孕晚期的孕妈妈常喝小米粥，能益智健脑，还可以防治神经衰弱、失眠、便秘等问题。

小米中含有维生素B_2以及锌、锰、硒、铜、碘等微量元素。孕妈妈摄入足量的锌能使胎宝宝发育健全，不致畸，生长正常；摄入足量的铜，能避免早产；摄取足够的碘可以维持甲状腺功能正常，避免胎宝宝痴呆、智力低下或骨骼发育延缓。

美食推荐：松子核桃小米粥

原料 小米100克，松子仁、核桃仁各50克，白糖适量。

做法

①松子仁、核桃仁洗干净，用温水泡发，去皮；小米淘洗干净。

②锅中放清水，加入松子仁、核桃仁，上火稍煮。

③水开后，下入小米，用小火煮成粥，加入白糖即可。

更多美食选择：小米蒸排骨、小米枣糕、小米粉蒸肉、小米红糖粥。

小窍门

1 小米与鸡蛋同食有利于蛋白质的吸收。鸡蛋中含有丰富的蛋白质，小米富含B族维生素，对蛋白质的吸收有促进作用。二者同食，能提高人体对蛋白质的吸收。

2 小米与红糖同食可补血。小米有健脾胃、补虚损的功效，红糖中铁含量较高，有排除瘀血、补血的作用。二者同食可补虚、补血，特别适合产妇食用。

3 有些小米掺有黄色素，此类小米加水润湿后，水会变为轻微的黄色。

4 做小米粥时，不要熬得太稀。

5 孕妈妈要避免使用高压锅制作小米粥，因为小米的颗粒比较碎，容易堵塞住高压锅的阀门，进而引发一些安全隐患。

名画欣赏：《向日葵》

胎教引语

这幅名作是梵高所画，十分有名，名为《向日葵》，是他在最痛苦的煎熬中所倾心绘制的最充满光明的精神追求的作品。这幅作品在1990 年的艺术品拍卖行中创造了数千万美元的世界最高纪录。

胎教意境

1888年，梵高到了法国南方的阿尔，那是一个阳光明媚的地方，一个柠檬黄色的大火球，悬挂在蓝得耀眼的天空中，空中充满着令人目眩的光，梵高被眼前的景象惊呆了，面对令人目眩的色彩，产生了强烈的情感。在这种背景下，画家自然地开始用色彩来表现情感，在阿尔炙热的阳光下，梵高画出来一生中最重要的艺术作品，《向日葵》就是其中之一。

《向日葵》不是传统的描绘自然花卉的静物装饰画，而是一幅表现太阳的画，是一首赞美阳光和旺盛生命力的欢乐颂歌，画家以大胆恣肆、坚实有力的笔触，把向日葵的黄色画得极其刺眼，每朵花如燃烧的火焰一般，细碎的花瓣和葵叶像火苗一样布满画面，整幅画犹如燃遍画布的火焰，显出画家狂热般的生命激情。

胎教感言

欣赏美好的艺术作品是提升美学修养的重要方法，孕妈妈看懂了这幅画，并在心里理解了，欣赏了，共鸣了，胎儿的感受也同样可以获得升华。

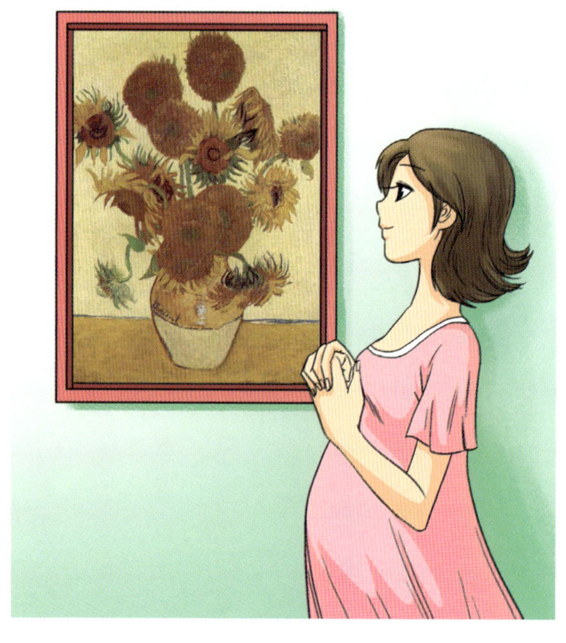

小趣事：向日葵为什么总围着太阳转

向日葵又叫望日莲，是一个很美的名字。向日葵是俄罗斯的国花，这向往光明之花给人带来了美好的希望。

向日葵向着太阳转的原因

在阳光的照射下，生长素在向日葵背光一面含量升高，刺激背光面细胞拉长，从而使其慢慢地向太阳转动。在太阳落山后，生长素重新分布，又使向日葵慢慢地转回起始位置，也就是东方，等待太阳升起。但是，花盘一旦盛开后，就不再向日转动，而是固定朝向东方了。

因为花瓣折射的原因，向日葵花蕾内部呈现为橙红色的暖调，再加上黄白色花蕊，显得色彩和谐而又富有生命力。

向日葵的传说

克丽泰是一位水泽仙女，一天，她在树林里遇见了正在狩猎的太阳神阿波罗，她深深为这位俊美的神所着迷，疯狂地爱上了他。

可是，阿波罗连正眼也不瞧她一下就走了。克丽泰热切地盼望有一天阿波罗能对她说说话，但她却再也没有遇见过他。

于是她只能每天注视着天空，看着阿波罗驾着金碧辉煌的日车划过天空。她目不转睛地注视着阿波罗的行程，直到他下山。

每天每天，她就这样呆坐着，头发散乱，面容憔悴。一到日出，她便望向太阳。

后来，众神怜悯她，把她变成一大朵金黄色的向日葵。她的脸儿变成了花盘，永远向着太阳，每日追随他，向他诉说她永远不变的恋情。

儿歌胎教：《樱花》

我一直在等待 和你重逢的那一天

在那樱花飞舞的道路上 向你挥手 呼喊你的名字

因为 无论多么痛苦的时候 你总是那样微笑着

让我觉得 无论受到什么挫折 都能继续努力下去

在被晚霞映红的景色之中 仿佛能听见 那天的歌声

樱花 樱花 盛开着 就现在

明白了自己瞬间即逝的命运

再见了 朋友 在分手的那一刻 把那不变的心意现在……

对于现在的我 不知能否说出口 那不经修饰的语言

那祈祷你充满光辉的未来的 真正的语言

变化无常的街道 好像 在催促我们一样

樱花 樱花 就这样静静飘落

相信着那 总有一天会到来的 转生的瞬间

不要哭 朋友 在这离别的时刻 用我们不加掩藏的笑容 来吧……

樱花 樱花 绚烂飞舞吧

沐浴那 耀眼的光芒 永远

再见了 朋友 让我们在那里重逢 在那樱花飘落的小路上

正确的洗澡步骤

1 先给宝宝脱去衣服，用左手及左前臂托住宝宝的头颈的背部，用大拇指及中指捏着两耳孔，防水入耳，先洗头脸。

2 将宝宝放入盆中，用手迅速而轻柔地洗，特别是颈下、腋下、耳后、腹股沟及皱褶部。

3 出水时，用双手将宝宝抱出，放在浴巾上裹好，轻轻地给宝宝抹干，腋下、颈下皱褶处尤其要注意。抹干后可适当地涂点爽身粉。

4 脐带脱落前，洗澡时可用75%的医用酒精给其擦洗消毒，发现潮湿时要及时擦干，不要随便拉动，它会自然脱落。

给宝宝穿衣

新生宝宝还不会配合穿衣的动作，给他穿衣服要讲究技巧。

上衣的穿法

1 将衣服平放在床上，让宝宝平躺在衣服上。

2 将宝宝的一只胳膊轻轻地抬起来，使肘关节稍稍弯曲，伸入袖子中，再将小手伸向袖子中，然后从袖口中将小手慢慢拉出来。

3 按照同样的方法给宝宝穿上另外一只袖子，再将宝宝身下的衣服向对侧稍稍拉平，系好衣服的带子就穿好上衣了。

裤子的穿法

1 爸爸将手从裤脚管中伸入，拉住宝宝的小脚，将裤子向上提就可以穿上了。

2 如果是连衣裤，先将连衣裤解开口子，平放在床上，让宝宝躺在上面，先穿裤腿，再用穿上衣的方法将手穿入袖子中，然后扣上所有的扣子即可。

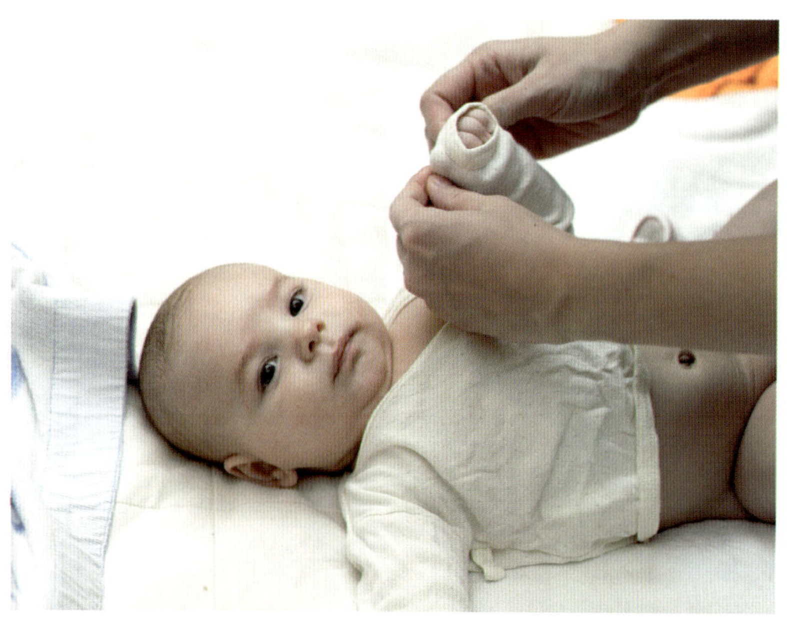

贴心小贴士

新生宝宝新陈代谢活跃，经常出汗，如果不能天天给宝宝洗澡，那么就一定要经常更换内衣和贴身的衣服，最好每天一换。

第40周

孕妈妈和宝宝的身体变化

孕妈妈变化

十月怀胎，一朝分娩，所有的辛苦等待即将结束，期待已久的小生命很快就要投入你温暖的怀抱了。

医生将根据胎儿和孕妈妈的身体情况确定分娩方式，大多数孕妈妈都能自己生下宝宝，即采用阴道分娩，这是最自然、最健康的分娩方式，也有利于宝宝的身心健康。不要因为怕疼或为保持体形而选择剖宫产。特殊产妇应听从医生的建议，选择更为合适的分娩方式。

大多数的胎儿都将在这一周诞生，但真正能准确地在预产日期出生的婴儿只有5%，因为在计算预产期时已包括了合理误差，提前两周或推迟两周都是正常的，不必过于着急。但如果推迟两周后还没有临产迹象，特别是胎动明显减少时，就应该尽快去医院，医生会采取相应措施，尽快使胎儿娩出，否则对胎儿也不利。

要注意避免胎膜早破（早破水），即还未真正开始分娩，包裹在胎儿和羊水外面的胎膜就破了，羊水大量流出，阴道中的细菌会乘机侵入子宫，给胎儿带来危险。因此要特别注意，孕期的最后阶段一定要避免夫妻生活，避免对子宫的任何压力。

胎宝宝变化

- 胎儿各部分器官已发育完成，肺部是最后成熟的一个器官。
- 胎儿继续在储备着脂肪。
- 胎儿体重约为3200克，身长约为52厘米。
- 胎盘为胎儿体重的1/6，紧贴宫壁。
- 胎儿已成熟为足月儿，随时准备出生。

过期妊娠应坚持产检

一般孕前月经周期正常的孕妇，如果预产期超过2周以上，就称为过期妊娠。

过期妊娠的危害

1 过期妊娠时，若胎盘功能良好，可形成巨大儿，使难产的机会增加。

2 若胎盘功能减退，围产儿死亡率增加，较正常妊娠者高4倍。

3 胎儿窘迫、新生儿窒息、新生儿胎粪吸入综合征、产伤以及新生儿低血糖的发生率增高。

4 由于难产情况的增加，从而增加了母体损伤以及产褥感染的机会。

过期妊娠应坚持产检

1 预产期前后，通过做B超检查，了解胎盘的钙化程度及羊水多少，胎盘钙化3级以上为胎儿过熟，提示胎儿过期，要引起注意。

2 如果胎儿胎盘情况尚好，胎儿已经成熟，可于41周后进行引产，特别是对于高龄孕妇、妊娠高血压综合征、胎儿过大的产妇。

营养胎教：顺产食物

顺产无论对于孕妈妈还是胎宝宝都有很多的好处，例如，产后恢复快，生产当天就可以下床走动，产后可立即进食，可喂哺母乳等。

另外，对胎宝宝来说，从产道出来时肺功能可以得到锻炼，大脑经过产道的压迫会产生积极作用，有利于胎宝宝脑部发育的完善，并且自然分娩可以在胎宝宝出生经过产道时压迫挤出羊水，避免新生儿出现湿肺或呼吸障碍等并发症。

所以，建议孕妈妈在条件成熟的情况下选择自然分娩。以下这些助产食物有利于孕妈妈顺产，孕妈妈在产前可以有选择地吃一些。

1 含锌的食物：有关研究表明，孕妈妈分娩方式与其妊娠期饮食中锌含量有关，每天从食物中摄取的锌越多，其自然分娩的机会就越大。锌对分娩的影响主要是可增强子宫有关酶的活性，促进子宫肌收缩，把胎宝宝挤出子宫腔。肉类中的猪肝、猪肾、瘦肉；海产品中的紫菜、牡蛎、蛤蜊；豆类食品中的黄豆、绿豆、蚕豆；硬壳果类中的花生、核桃、栗子等均含有丰富的锌。

2 含维生素B_1的食物：如果在最后一个月里，孕妈妈维生素B_1不足，容易引起孕妈妈呕吐、倦怠、体乏，影响分娩时子宫收缩，使产程延长、分娩困难，因此孕妈妈多吃含维生素B_1的食物有利于顺产。维生素B_1主要存在于种子的外皮和胚芽中，谷类食物一般含维生素B_1较多，但谷类食物碾磨得越精细，维生素B_1的含量就越少；植物性食物中，豆类和花生含维生素B_1最多；在蔬菜中，苜蓿、枸杞子、毛豆的维生素B_1含量较多；动物性食物中，畜肉及内脏维生素B_1很多；干酵母中含维生素B_1最高，每100克为6.53毫克，可以作为治疗维生素B_1缺乏的补充来源。

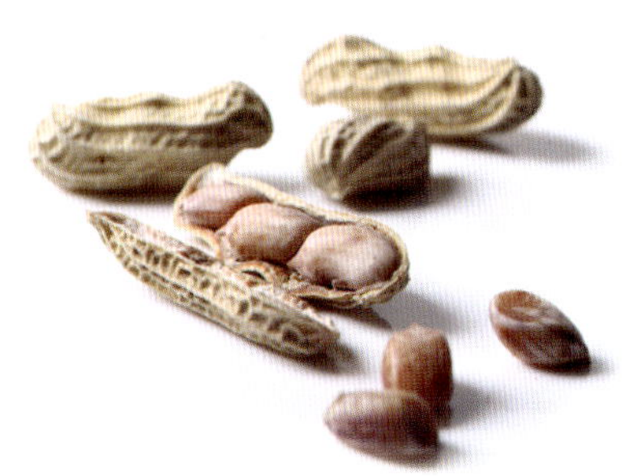

贴心小贴士

在最后一个月，孕妈妈的饮食量不需要刻意地增加，按照以前的饮食结构就足以为胎儿提供足够的营养了，因为这个阶段胎儿的身体发育已经成熟，主要是皮下脂肪在增多，若摄入营养过量，容易使胎儿长得太大，在出生时造成难产。

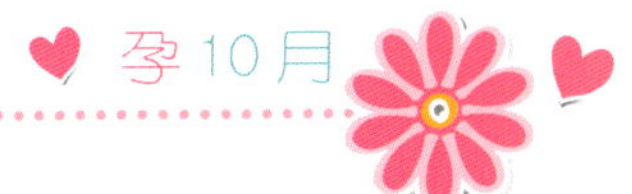

电影胎教：《好孕临门》

中文：《好孕临门》，

又名《一夜大肚》

英文：Knocked Up

导演：贾德·阿帕图

编剧：贾德·阿帕图

主演：凯瑟琳·海格尔

塞斯·罗根

保罗·路德

语言：英语

类型：喜剧/浪漫/爱情

片长：129分钟

胎教引语

这部电影表现了男女之间思考逻辑不同的地方，孕妈妈准爸爸或许会有所感悟。

胎教意境

艾莉森，女主角，有朝气，勇敢，重事业，刚刚度过24岁生日，即将成为一档非常受欢迎的娱乐节目的主播。

本，男主角，不英俊，也没钱，工作也没有，还有吸大麻的不良嗜好，是非主流的边缘人，像个长不大的男人般吃饱了混天黑，只是看起来敦实可爱。

艾莉森和本，这两个本是毫无关系毫无登对之处的男女，却在一次酒醉之后意外地被命运之绳牵在一起，一夜风流后艾莉森怀上了本的孩子，最终孩子的爸爸妈妈经过一系列又矛盾又温馨的调解后，达成了一致意见，决定好好地同孩子一起生活下去。

胎教感言

宝宝在影片中是主导心灵快速成长的催化剂，这可能就是爱的力量。这部诙谐幽默的电影令观影体验变得轻松，在皆大欢喜的喜剧体验中放松，正是孕晚期的你最需要的调节方法，假如你觉得电影很好，这有助于陶冶胎宝宝的艺术情操，而且能让自己的心情更快乐，让胎宝宝拥有一个良好的内环境。

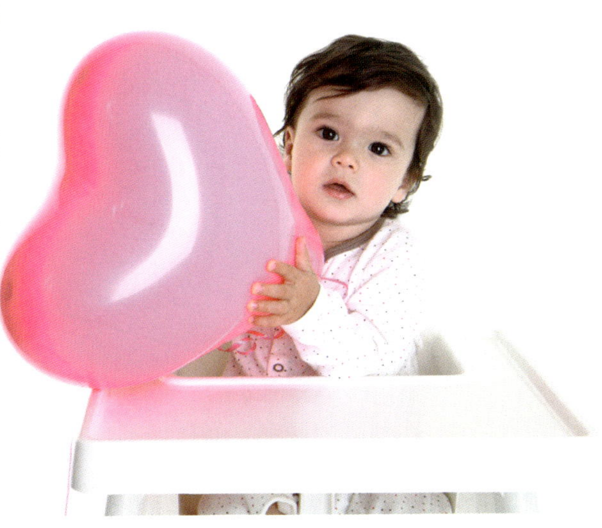

诗歌胎教：《小池》

小池

宋·杨万里

泉眼无声惜细流，
树阴照水爱晴柔。
小荷才露尖尖角，
早有蜻蜓立上头。

胎教引语

杨万里（1124—1206），南宋诗人，是我国古代写诗最多的作家之一。他的诗通俗清新、流畅自然，多以山水风光自然景色为主，他的好朋友曾经幽默地说“处处山川怕见君”。

胎教意境

这首诗抒发了作者热爱生活之情，通过对小池中的泉水、树荫、小荷、蜻蜓的描写，给读者描绘出一种具有无限生命力的朴素、自然而又充满生活情趣的生动画面：泉眼默默地渗出涓涓细流，仿佛十分珍惜那晶莹的泉水；绿树喜爱在晴天柔和的气氛里把自己的影子融入池水中；嫩嫩的荷叶刚刚将尖尖的叶角伸出水面，早就有调皮的蜻蜓轻盈地站立在上面了。

生动、细致地描摹出初夏小池中生动的富于生命和动态感的新景象，形成情趣盎然的画面，充满浓郁的生活气息，用来形容初露头角的新人。

胎教感言

对古诗的理解不能以偏概全，认为它们都是深奥难懂的，它们之中不缺乏清新自然、平易通俗的，读来生动有趣、高度凝练的语言是适合朗诵的，作为想象的题材也很有意境。

孕妈妈做手工：环保收纳盒

每过一段时间，家里总会增添很多没用的东西，如包装盒、旧台历、各种各样的旧瓶子等。这些垃圾往往质量很好，可放在家里又很占地方，成了“食之无味、弃之可惜”的“鸡肋”。

胎教引语

只要孕妈妈动一动脑筋，这些看似无用的废品就能变身为实用的生活工具，而且，最关键的是这样可以增强胎儿的动手能力，培养孕妈妈同腹中胎儿的感情。

胎教意境

旧鞋盒变收纳盒

工具：旧鞋盒、剪刀、双面胶、包装纸。

制作方法：

1 在硬纸板上画出鞋盒底部的形状，剪出来，形成盒子的底板。

2 将底板贴上内衬包装纸。

3 拆开旧鞋盒，在鞋盒内四壁贴上包装纸。

4 重新装上鞋盒，装上底板，再用包装纸贴在盒身的外面和鞋盒的盖子，完成收纳盒。

扑克牌变小收纳盒

工具：扑克牌。

制作方法：

1 两张扑克牌相对叠放，分别将多余部分折起。

2 两张叠好的纸牌相对扣合，形成一个方形小块。

3 按如上方法准备4块方形小块。

4 另外拿4张扑克牌，分别对折，作为小方块之间的连接。

5 分别将对折后的扑克牌插于两个小方块之间，形成筒状。

6 如步骤1，再叠出2张扑克牌，插于底部形成盒子。

胎教感言

能直接服务于生活实践的手工活动对推动孕妈妈的积极性是有帮助的，你可以多找一些这样的案例来做，当然也可以自己发挥更好的创意，将做和想的过程向胎儿描绘一下，为以后养成宝宝爱整理、爱整洁的好习惯打下基础。

出生后要巩固胎教成果

在胎儿出生后，也不能就此结束胎教，而是应当继续施行相关的胎教训练，比如讲故事、听音乐、对话、认识颜色等，如果宝宝出生后得不到胎教内容的巩固，胎教效果会渐渐消失。

巩固胎教成果可给宝宝带来有益的变化

接受过胎教的宝宝已经做好了学习和认知的准备，如果你能够给宝宝巩固胎儿期的胎教成果，坚持给宝宝复习以前的胎教内容，这将给宝宝的发育带来有益的影响，你会高兴地看到宝宝每天都在发生令人惊奇的变化。

巩固胎教成功的方法

1 给他读读过的故事，听听过的音乐。把那些在孕期说给胎宝宝听的小故事，再一次地说给宝宝听，以加深他的印象，说不定他还会露出满意的表情呢。还有那些胎教音乐，在宝宝出生后，妈妈可以继续放给宝宝听，这样有助于唤醒宝宝最初的记忆。

2 让宝宝看到在胎儿期“看”到的物品。在学习的时候，你不妨将以前的道具拿出来，摆放在宝宝的面前，比如闪光卡片、积木、布书等。宝宝对这些东西也许非常熟悉，这样他在胎内学过的东西有可能会慢慢地反馈回来，也许会做出令你吃惊的反应呢！

3 要记得继续跟宝宝说话。虽然宝宝现在大部分时间都在睡觉，但当他睁开眼睛时，你和老公一定要珍惜这短暂的时间，跟宝宝交流，可以说说你们的心情，也可以说说他已经到来的这个世界，话题不必拘泥，你们那充满欢乐和爱意的声音会使得宝宝很满足，他会愉悦，还可能唤起他在胎内的记忆，但记得要像他还未出世时那样跟他讲话。

图书在版编目(CIP)数据

胎教优生全知道 / 岳然编著. -- 北京: 中国人口出版社，2013.10

ISBN 978-7-5101-2009-1

Ⅰ. ①胎… Ⅱ. ①岳… Ⅲ. ①胎教-基本知识②优生优育-基本知识 Ⅳ. ①G61②R169.1

中国版本图书馆CIP数据核字(2013)第219560号

胎教优生全知道

岳然 编著

出版发行 中国人口出版社

印　　刷 沈阳美程在线印刷有限公司

开　　本 820毫米×1400毫米　1/24

印　　张 10

字　　数 300千

版　　次 2013年10月第1版

印　　次 2013年10月第1次印刷

书　　号 ISBN 978-7-5101-2009-1

定　　价 39.80元　(赠送CD)

社　　长 陶庆军

网　　址 www.rkcbs.net

电子信箱 rkcbs@126.com

总编室电话 (010) 83519392

发行部电话 (010) 83534662

传　　真 (010) 83515922

地　　址 北京市西城区广安门南街80号中加大厦

邮政编码 100054